EUSTACE MULLINS

MUERTE POR INYECCIÓN
HISTORIA DE LA CONSPIRACIÓN
MÉDICA CONTRA AMERICA

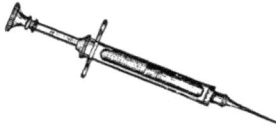

ОMNIAVERITAS.

EUSTACE CLARENCE MULLINS
(1923-2010)

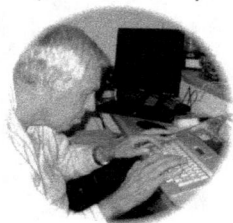

MUERTE POR INYECCIÓN
HISTORIA DE LA CONSPIRACIÓN MÉDICA CONTRA AMÉRICA

MURDER BY INJECTION
THE STORY OF THE MEDICAL CONSPIRACY AGAINST AMERICA
1988

Traducido del americano por Omnia Veritas Ltd.

© Omnia Veritas Ltd - 2022

Publicado por
OMNIA VERITAS LTD

OMNIA VERITAS®

www.omnia-veritas.com

Para **BLAIR,**
en reconocimiento a su inigualable contribución a los ideales americanos...

PRÓLOGO

Este libro, resultado de unos cuarenta años de investigación, es una extensión lógica de mi trabajo anterior: el descubrimiento del control internacional de la emisión de moneda y de las prácticas bancarias en Estados Unidos; el trabajo posterior que revela la red secreta de organizaciones a través de las cuales estas fuerzas extranjeras ejercen el poder político -los comités secretos, las fundaciones y los partidos políticos a través de los cuales se implementan sus agendas ocultas-; y ahora, la cuestión más vital de todas, cómo estas depredaciones afectan a la vida cotidiana y a la salud de los ciudadanos estadounidenses. A pesar del gran poder que ejercen sus líderes ocultos, he descubierto que sólo un grupo tiene el derecho de vida y muerte sobre los médicos americanos de nuestra nación.

Descubrí que estos médicos, a pesar de su gran poder, estaban sometidos a controles muy estrictos en todos los aspectos de su vida profesional. Estos controles, sorprendentemente, no fueron ejercidos por ninguna agencia estatal o federal, aunque casi todos los demás aspectos de la vida estadounidense están ahora bajo el control absoluto de la burocracia. Los médicos tienen su propia autocracia, una asociación profesional privada, la American Medical Association. Este grupo, con sede en Chicago (Illinois), ha ido aumentando su poder hasta asumir el control total de las facultades de medicina y la acreditación de los médicos.

El rastro de estos manipuladores me llevó directamente a las mismas guaridas de conspiradores internacionales que había expuesto en libros anteriores. Sabía que ya habían saqueado a Estados Unidos, reducido su poder militar a un nivel peligrosamente bajo e impuesto controles burocráticos a todos los estadounidenses. Ahora estaba descubriendo que sus conspiraciones también afectaban directamente a la salud de todos los estadounidenses.

Esta conspiración ha conducido a un deterioro comprobado de la salud de nuestros ciudadanos. Ahora estamos muy abajo en la lista de las naciones civilizadas en términos de mortalidad infantil y otras estadísticas médicas importantes. He podido documentar las espeluznantes acciones de estos magnates que no sólo planifican y provocan a sangre fría hambrunas, depresiones económicas, revoluciones y guerras, sino que además obtienen enormes beneficios con su manipulación de nuestro sistema sanitario. El cinismo y la malevolencia de estos conspiradores supera la imaginación de la mayoría de los estadounidenses. Recaudan deliberadamente millones de dólares cada año a través de organizaciones "benéficas" y luego utilizan estas mismas organizaciones como grupos clave para reforzar su monopolio médico. El miedo y la intimidación son las técnicas básicas con las que los conspiradores mantienen el control sobre todos los aspectos de nuestra sanidad, ya que aplastan sin piedad a cualquier competidor que desafíe sus beneficios. Como en otros aspectos de su "control conductual" sobre el pueblo estadounidense, su arma más constante utilizada contra nosotros es el uso de agentes y agencias federales para llevar a cabo sus complots. La evidencia de este complot es quizás la revelación más inquietante de mi trabajo.

Eustace Mullins,
22 de febrero de 1988

Agradezco al personal de la Biblioteca del Congreso en Washington, D.C. su cortesía y cooperación en la preparación de este trabajo.

CAPÍTULO 1

EL MONOPOLIO MÉDICO

El ejercicio de la medicina puede no ser la profesión más antigua del mundo, pero a menudo se considera que funciona con los mismos principios. El cliente no sólo se pregunta si está recibiendo lo que paga, sino que, en muchos casos, se siente consternado al descubrir que, de hecho, ha obtenido algo que no quería en primer lugar. Un examen minucioso muestra que los métodos de la práctica médica no han cambiado mucho en siglos. El papiro de Ebers, recientemente descubierto, muestra que ya en el año 1600 a.c. el médico tenía más de novecientas referencias, incluida la prescripción de opio como analgésico. Hasta 1700, los medicamentos más utilizados eran los catárticos, como el sen, el aloe, los higos y el aceite de ricino. Las lombrices intestinales se trataron con raíz de aspidio (el helecho macho), corteza de granada o aceite de lombriz. En Oriente, se obtenía de las flores del árbol de santón; en el hemisferio occidental, se obtenía prensando los frutos y las hojas del chenopodio.

Los analgésicos eran el alcohol, las hojas de hyoscyamus y el opio. El Hyoscyamus contiene escopolamina, utilizada en la medicina moderna para inducir el "sueño crepuscular". En el siglo XVI, los árabes utilizaban el colchicum, un derivado del azafrán, para los dolores reumáticos y la gota. La corteza de quina, fuente de quinina, se utilizaba para tratar la malaria; el aceite de chaulmoogra se empleaba para la lepra y la ipecacuana para la disentería amebiana. La esponja quemada se utilizó en su día como tratamiento del bocio; su contenido en yodo servía para curar. Las comadronas utilizaban el cornezuelo para contraer el útero. Hace unos doscientos años, la era de la medicina moderna fue inaugurada por el descubrimiento de Sir Humphry Davy de las propiedades anestésicas del óxido nitroso. Michael Faraday descubrió el éter y Wilhelm Surtner aisló la morfina del opio.

Hasta finales del siglo XIX, los médicos ejercían como agentes independientes, lo que significaba que asumían todos los riesgos de sus decisiones. Los pobres rara vez consultaban a un médico, ya que la atención médica estaba generalmente reservada a los ricos y poderosos.

Curar a un monarca puede traer grandes recompensas, pero no curarlo puede ser un error fatal. Quizás fue la conciencia de los riesgos personales de esta profesión lo que dio lugar al proyecto del monopolio, para distribuir los riesgos y las recompensas entre unos pocos elegidos. Los intentos de crear este monopolio médico han creado una plaga moderna, mientras que el deseo de mantener este monopolio ha costado al público en general una gran cantidad de dinero y sufrimiento.

Hace casi cinco siglos, uno de los primeros intentos de establecer este monopolio tuvo lugar en Inglaterra. La ley de 1511, promulgada por el rey Enrique VIII en Inglaterra, tipificaba como delito la práctica de la física o la cirugía sin la aprobación de un grupo de expertos. Esta ley se formalizó en 1518 con la fundación del Real Colegio de Médicos. En 1540, los barberos y los cirujanos obtuvieron poderes similares cuando el rey concedió la aprobación a sus sociedades. Inmediatamente lanzaron una campaña para eliminar a los practicantes no autorizados que habían servido a los pobres. Aparentemente, no hay nada nuevo bajo el sol, ya que la misma campaña se lleva a cabo desde hace mucho tiempo en los Estados Unidos. Este acoso a los médicos que atendían a los pobres causó tanto sufrimiento en Inglaterra que el rey Enrique VIII se vio obligado a promulgar la Carta de los Charlatanes en 1542. Esta carta eximía a los "practicantes sin licencia" y les permitía continuar con su ministerio. Nunca se ha concedido una carta de este tipo en Estados Unidos, donde un "charlatán" no sólo es un profesional no autorizado, es decir, que no ha sido "aprobado" por la Asociación Médica Americana o por uno de los organismos gubernamentales bajo su control, sino que también está sujeto a la detención inmediata. Es interesante observar que el compromiso de los charlatanes no es una de las características de la vida inglesa que se transmitió a su colonia americana.

En 1617 se fundó en Inglaterra la Sociedad de Boticarios. En 1832, la Asociación Médica Británica recibió sus estatutos, lo que impulsó la formación de una asociación similar, la Asociación Médica Americana, en Estados Unidos. Desde su creación, el principal objetivo de la Asociación Médica Americana ha sido obtener y defender un monopolio completo de la práctica de la medicina en los Estados Unidos. Desde su creación, la AMA ha hecho de la medicina alopática la base de su práctica. La medicina alopática era un tipo de medicina cuyos practicantes se formaban en una escuela de medicina universitaria reconocida, y que se basaba en gran medida en procedimientos quirúrgicos y en el uso de medicamentos. Los líderes de esta práctica se habían formado en Alemania. Se dedicaron al uso frecuente de sangrías y altas dosis de medicamentos. Eran hostiles a cualquier forma de medicina que no procediera del mundo académico y no siguiera los procedimientos estándar u ortodoxos.

La alopatía ha creado una intensa rivalidad con la escuela médica dominante del siglo XIX, la práctica de la homeopatía. Esta escuela fue la creación de un médico llamado Christian Hahnemann (1755-1843). Se basaba en su fórmula, ''similibus cyrentur'', curas similares. La homeopatía tiene una importancia aún mayor en nuestra época, ya que actúa sobre el sistema inmunitario utilizando dosis no tóxicas de sustancias similares a las que causan enfermedades. Incluso hoy en día, la reina Isabel sigue siendo tratada por su médico homeópata personal en el Palacio de Buckingham. Sin embargo, en Estados Unidos, la medicina organizada continúa su frenética carrera para desacreditar y erradicar la práctica de la medicina homeopática. Irónicamente, el Dr. George H. Simmons, que dominó la Asociación Médica Americana de 1899 a 1924, convirtiendo a esa organización en una potencia nacional, pasó años colocando anuncios en Lincoln, Nebraska, donde ejercía, proclamando que era un "médico homeópata".

Los ensayos clínicos han demostrado que la homeopatía es tan eficaz como algunos medicamentos para la artritis ampliamente recetados, y que además tiene la ventaja primordial de no producir efectos secundarios perjudiciales.

Sin embargo, los logros de la homeopatía siempre se han pasado por alto o, si se han mencionado, han sido muy malinterpretados o distorsionados. Un caso clásico de esta técnica ocurrió en Inglaterra durante la devastadora epidemia de cólera de 1854; los registros mostraron que durante esta epidemia, las muertes en los hospitales homeopáticos fueron sólo del 16,4%, en comparación con el 50% en los hospitales médicos ortodoxos. Esta estadística fue suprimida deliberadamente por el Consejo de Salud de la ciudad de Londres.

Durante el siglo XIX, la práctica de la homeopatía se extendió rápidamente en Estados Unidos y Europa. El Dr. Hahnemann escribió un manual, Homeopathica Materia Medica, que permitió a muchos médicos adoptar sus métodos.

En 1847, cuando se fundó la Asociación Médica Americana en Estados Unidos, había el doble de homeópatas que de alópatas, médicos de la AMA. Debido a la naturaleza individualista de la profesión homeopática y al hecho de que generalmente ejercían solos, no estaban preparados para el ataque concertado de los alópatas. Desde su creación, la AMA demostró no ser más que un lobby comercial, organizado para sofocar la competencia y expulsar a los homeópatas del negocio. A principios del siglo XX, cuando la AMA comenzó a lograr este objetivo, la medicina estadounidense empezó a entrar en su época oscura. Sólo ahora está empezando a salir de estas décadas de oscuridad, ya que un nuevo movimiento holístico exige tratar todo el sistema físico, en lugar de centrarse en la parte afectada.

La escuela de medicina alopática de la AMA se caracteriza por la constante autopromoción y el fomento del mito de que su tipo de medicina es el único que funciona. Esta evolución perniciosa ha creado un nuevo monstruo, el médico loco con infalibilidad absoluta, cuyo juicio nunca debe ser cuestionado. Sin duda, sus errores no deberían mencionarse nunca. Como señaló Ivan Ilyich en su impactante libro *Némesis médica, la expropiación de la salud* (1976), no sólo la eficacia de la escuela de medicina alopática ha resultado ser un mito, sino que los médicos han creado ahora nuevas plagas, enfermedades que Ilyich define como "iatrogénicas", provocando una plaga que él denomina "iatrogénesis". Ilyich afirma que esta plaga ha contaminado ya a toda la nación. Define la iatrogenia como una "enfermedad causada por la intervención de un médico". A continuación, define tres tipos de iatrogénesis habituales: la iatrogénesis clínica, que es una enfermedad causada por un médico; la iatrogénesis social, creada deliberadamente por las maquinaciones del complejo médico-industrial; y la iatrogénesis cultural, que socava la voluntad de supervivencia de los pueblos. De los tres tipos de iatrogenia, el tercero es quizás el más extendido. Los anuncios de las distintas drogas lo llaman "estrés", la dificultad de superar los problemas de la vida cotidiana causada por el gobierno totalitario y los siniestros personajes que lo apoyan y lo explotan para su beneficio personal. Ante esta presencia monstruosa, que se inmiscuye en todos los aspectos de la vida cotidiana del ciudadano estadounidense, muchas personas se ven abrumadas por una sensación de desesperanza y están convencidas de que no pueden hacer nada. De hecho, este monstruo es extremadamente vulnerable, porque está muy abrumado, y cuando es atacado, puede ser visto como un tigre de papel.

Anuncio del charlatán jefe de la Asociación Médica Americana

Este anuncio apareció en los periódicos de Lincoln, Nebraska, años antes de que se graduara en el programa de venta por correo del Rush Medical College. En esa licencia, "Doc" Simmons se presenta como homeópata. En sus últimos anuncios se vuelve más ambicioso y afirma ser "licenciado en ginecología y obstetricia por los hospitales Rotunda de Dublín (Irlanda)". Fíjate en el falso remedio "Oxígeno Compuesto".

A pesar de las frenéticas declaraciones de la AMA sobre la mejora de la atención médica, los registros muestran que el estado de salud de los estadounidenses está disminuyendo. Durante el siglo XIX, había mejorado constantemente, probablemente debido a los cuidados prestados por los homeópatas. Una enfermedad típica de la época era la tuberculosis. En 1812 la tasa de mortalidad por tuberculosis en la ciudad de Nueva York era de 700 por cada 100.000. Cuando Koch aisló el bacilo en 1882, la tasa de mortalidad ya había descendido a 370. En 1910, cuando se abrió el primer sanatorio para tuberculosos, la tasa de mortalidad había descendido aún más, hasta 180 por cada 100.000. En 1950, la tasa de mortalidad había descendido a 50 por 100.000. Los registros médicos muestran que antes de la introducción de los antibióticos y la vacunación, entre 1860 y 1896, se produjo un descenso del 90% en la mortalidad infantil por escarlatina, difteria, tos ferina y sarampión. También fue mucho antes de la aprobación de la Ley de Alimentos y Medicamentos de 1905, que estableció el control gubernamental del comercio interestatal de medicamentos. En 1900, sólo había un médico por cada 750 estadounidenses. Por lo general, había completado un aprendizaje de dos años, tras el cual podía esperar ganar aproximadamente el mismo salario que un buen mecánico. En 1900, la *revista de la AMA,* que ya estaba bajo la dirección del Dr. George H. Simmons, hizo un llamamiento a las armas. Hay que frenar el crecimiento de la profesión para que los miembros individuales encuentren el ejercicio de la medicina como una profesión lucrativa. Sería difícil leer en la literatura de cualquier profesión una reivindicación de un monopolio más decidido. Pero, ¿cómo logramos este objetivo? El Merlín que iba a agitar su varita mágica y provocar este cambio drástico en la profesión médica resultó ser nada menos que el hombre más rico del mundo, el insaciable monopolista John D. Rockefeller. Justo después de organizar su gigantesco monopolio del petróleo, una victoria tan sangrienta como cualquier triunfo romano, Rockefeller, la criatura de la Casa de Rothschild y su emisario de Wall Street, Jacob Schiff, se dieron cuenta de que un monopolio médico podría reportarle beneficios aún mayores que su trust petrolero. En 1892, Rockefeller nombró a Frederick T. Gates como su agente, nombrándolo "jefe de todas sus empresas filantrópicas". Resultó que cada una de las "filantropías" de Rockefeller, que fueron ampliamente publicitadas, estaban específicamente diseñadas para aumentar no sólo su riqueza y poder, sino también la riqueza y el poder de los personajes ocultos que tan hábilmente representaba.

El primer regalo de Frederick T. Gates a Rockefeller fue un plan para dominar todo el sistema de educación médica en Estados Unidos. El primer paso fue la organización del Instituto Rockefeller de Investigación Médica. En 1907, la AMA "pidió" a la Fundación Carnegie que realizara un estudio de todas las facultades de medicina del país. Incluso entonces, los intereses de Rockefeller ya habían obtenido un control sustancial sobre el funcionamiento de las Fundaciones Carnegie, que se ha mantenido desde entonces. Es bien sabido en el mundo de las fundaciones que las Fundaciones Carnegie (de las que hay varias) son sólo pequeños apéndices de la Fundación Rockefeller. La Fundación Carnegie nombró a un tal Abraham Flexner para dirigir su estudio sobre las facultades de medicina. Casualmente, su hermano Simon era director del Instituto Rockefeller de Investigación Médica. El Informe Flexner se completó en 1910, tras muchos meses de viaje y estudio. La representación alopática que se formó en Alemania influyó mucho en la profesión médica estadounidense. Más tarde se reveló que la principal influencia en Flexner había sido su viaje a Baltimore. Se había graduado en la Universidad Johns Hopkins. Esta escuela fue fundada por Daniel Coit Gilman (1831-1908). Gilman fue uno de los tres fundadores del Russell Trust de la Universidad de Yale (ahora conocido como la

"Hermandad de la Muerte"[1]). Su sede en Yale tenía una carta en alemán que autorizaba a Gilman a establecer esta rama de los Illuminati en los Estados Unidos. Gilman creó el Fondo Peabody y el Fondo John Slater, que posteriormente se convirtió en la Fundación Rockefeller. Gilman también se convirtió en uno de los fundadores del Consejo General de Educación de Rockefeller, que se encargaría del sistema educativo médico estadounidense, de la Fundación Carnegie y de la Fundación Russell Sage. En la Universidad Johns Hopkins... Gilman también dio clases a Richard Ely, que se convirtió en el genio maligno de la educación de Woodrow Wilson. El último logro de Gilman en el último año de su vida fue asesorar a Herbert Hoover sobre la conveniencia de crear un think tank. Hoover siguió el plan de Gilman creando la Institución Hoover después de la Primera Guerra Mundial. Esta institución proporcionó los motores y los artesanos de la "Revolución Reagan" en Washington. Como era de esperar, el pueblo estadounidense se quedó con aún más deuda y una burocracia federal aún más opresiva, todo al servicio de la investigación de los Illuminati Daniel Coit Gilman.

Flexner pasó gran parte de su tiempo en la Universidad Johns Hopkins ultimando su informe. La facultad de medicina, que no se creó hasta 1893, se consideraba muy moderna. También fue la sede de la escuela de medicina alopática alemana en Estados Unidos. Flexner, nacido en Louisville, Kentucky, había estudiado en la Universidad de Berlín. El presidente de la Organización Sionista de América, Louis Brandies, también de Louisville, era un viejo amigo de la familia Flexner. Tras el nombramiento de Woodrow Wilson para el Tribunal Supremo, Brandeis fue nombrado delegado en París para asistir a la Conferencia de Paz de Versalles en 1918. Su objetivo era promover los objetivos del movimiento sionista en esa conferencia.

---

[1] Hermandad de los muertos.

Bernard Flexner, que entonces era abogado en Nueva York, fue invitado a acompañar a Brandeis como asesor jurídico oficial de la delegación sionista en París. Más tarde, Bernard Flexner se convirtió en miembro fundador del Consejo de Relaciones Exteriores y en administrador de la Fundación Rockefeller junto a su hermano Simon.

Simon Flexner fue nombrado primer director del Instituto Rockefeller de Investigación Médica cuando se organizó en 1903. Abraham Flexner se incorporó a la Fundación Carnegie para el Avance de la Enseñanza en 1908, donde permaneció hasta su jubilación en 1928. También fue durante muchos años miembro del Consejo de Educación General Rockefeller. Fue conferenciante en memoria de Rhodes en la Universidad de Oxford. Su obra definitiva, publicada en 1913, se titula *La prostitución en Europa*.

Abraham Flexner presentó un informe final a Rockefeller que aparentemente era satisfactorio en todos los aspectos. Su primer punto fue un acuerdo enfático con la queja de la AMA de que había demasiados médicos. La solución de Flexner era sencilla: hacer que la educación médica fuera tan elitista y cara, y tan larga, que la mayoría de los estudiantes ni siquiera se plantearan la carrera de medicina. El programa Flexner incluía cuatro años de estudios universitarios y otros cuatro de medicina. Su informe también establece unos requisitos complejos para las facultades de medicina: deben contar con costosos laboratorios y otros equipos. Cuando entraron en vigor los requisitos del informe Flexner, el número de facultades de medicina se redujo rápidamente. Al final de la Primera Guerra Mundial, el número de facultades de medicina se había reducido de 650 a sólo 50. El número de graduados anuales bajó de 7.500 a 2.500. La promulgación de las restricciones de Flexner prácticamente garantizó que el monopolio médico en los Estados Unidos daría lugar a un pequeño grupo de estudiantes elitistas de familias ricas, y que este pequeño grupo estaría sujeto a controles intensivos.

¿Cuánto ha costado el informe Flexner al ciudadano medio estadounidense? Algunas estadísticas recientes arrojan algo de luz sobre la situación. El *New York Times* informó de que en 1985 el coste de la asistencia sanitaria por persona en Estados Unidos era de 1.800 dólares al año; en Inglaterra, de 800 dólares al año; en Japón, de 600 dólares al año. Sin embargo, tanto Inglaterra como Japón se sitúan por encima de Estados Unidos en la escala de calidad de la atención médica.

En comparación con Japón, por ejemplo, que tiene un nivel de vida más alto que el de Estados Unidos pero proporciona a sus ciudadanos una atención médica de calidad por 600 dólares por persona al año, la atención médica comparativa en Estados Unidos no puede valorarse en más de 500 dólares por persona al año. ¿Cuál es la diferencia de 1.300 dólares por persona? Es el saqueo de 300.000 millones de dólares al año del público estadounidense por el monopolio médico, la sobrefacturación, las actividades de los sindicatos criminales y las operaciones del cártel de la droga.

CAPÍTULO 2

CHARLATANES

> **Charlatán**: hombre ignorante que pretende tener conocimientos médicos o quirúrgicos.
>
> **La charlatanería**. - 1783, Crabbe, Pueblo 1, "Un poderoso charlatán, largamente versado en los males humanos, que primero insulta a la víctima que mata. "
>
> *Diccionario de inglés Oxford*

Según Geoffrey Marks, la primera figura importante de la medicina estadounidense fue el teólogo Cotton Mather (1663-1728).

Hijo de Increase Mather, presidente de la Universidad de Harvard, Cotton Mather escribió muchas obras teológicas, pero también una obra médica completa, *El ángel de Bethesda*, en la que trabajó de 1720 a 1724. Sus cartas médicas se inspiraron en gran medida en las tradiciones indígenas locales; también abordó el factor mental en la enfermedad, señalando que "un corazón alegre hace bien como una medicina, pero un espíritu roto seca los huesos".

Mather parece haber sido el primer y último teólogo en interesarse por la práctica de la medicina americana. La siguiente figura importante fue un tal Dr. Nathan Smith Davis (1817-1904). Tras ser aprendiz del Dr. Daniel Clark en el norte del estado de Nueva York, Davis se trasladó a Nueva York en 1847. Ya en 1845 había pedido a la Sociedad Médica del Estado de

Nueva York que corrigiera los abusos más flagrantes en la enseñanza de la medicina, insistiendo en que los cuatro meses de enseñanza entonces en boga se ampliaran a un período de seis meses. El 11 de mayo de 1846 reunió a un grupo de médicos en Nueva York para formar el núcleo de la Asociación Médica Americana. La organización adquirió carácter oficial al año siguiente en Filadelfia, el 5 de mayo de 1847, fecha oficial de la fundación de la American Medical Association. El centenar de delegados de la reunión de Nueva York se había convertido en más de doscientos cincuenta en Filadelfia. Pronto formaron organizaciones estatales en varios países. A continuación, Smith se trasladó a Chicago, donde se incorporó al cuerpo docente de la Facultad de Medicina Rush. En 1883, cuando la AMA fundó su periódico, se convirtió en su primer director, cargo que ocupó hasta 1889.

A pesar de las buenas intenciones de su fundador, el Dr. Davis, la AMA permaneció moribunda durante unos 50 años. En 1899, la organización dio un paso de gigante con la llegada de un tal Dr. George H. Simmons de Nebraska. Simmons, que fue conocido toda su vida, quizás de forma burlona, como "Doc", es considerado ahora el mayor charlatán estadounidense de la historia. Nacido en Moreton, Inglaterra, Simmons emigró a Estados Unidos en 1870. Instalado en el Medio Oeste, comenzó su carrera como periodista. Es interesante observar que las otras dos figuras dominantes de la medicina estadounidense del siglo XX, el Dr. Morris Fishbein y Albert Lasker, también comenzaron sus carreras como periodistas; Fishbein siguió siendo periodista toda su vida. Simmons se convirtió en editor del *Nebraska Farmer en* Lincoln, Nebraska. Unos años más tarde, decidió mejorar sus finanzas embarcándose en una carrera como curandero médico de primera categoría. Es interesante señalar que en 1868, la AMA definió oficialmente el curanderismo como "la venta o administración de medicamentos o tratamientos no aprobados por las autoridades médicas legalmente constituidas". Simmons ignoró este requisito. Nadie ha podido determinar que haya estudiado en algún lugar para obtener un título de médico. Sin embargo, comenzó a anunciar que era "un graduado del Hospital Rotunda de Dublín", presumiblemente refiriéndose a Dublín, Irlanda. De hecho, el hospital de Dublín nunca había expedido una licencia y no estaba autorizado a hacerlo. (Véase la ilustración n° 2, a toda página, al lado).

Nadie se molestó en preguntar por qué Simmons, que debía haber llegado a Estados Unidos como médico titulado, eligió en cambio ejercer el periodismo durante unos años. También anunció que había pasado "un año y medio en los mayores hospitales de Londres", aunque se abstuvo de decir en qué calidad: paciente, camillero o telefonista. Años más tarde, se graduó por correo en una de las prósperas fábricas de diplomas del país, el Rush Medical College de Chicago, mientras mantenía una práctica médica a tiempo completo en Lincoln. No hay pruebas de que haya pisado el campus del Rush Medical College antes de graduarse. Su protegido, Morris Fishbein, también asistió al Rush Medical College. Se cuestionó si Fishbein se graduó realmente; años más tarde, cuando era influyente, se convirtió en "profesor" allí, especializándose en la enseñanza de las relaciones públicas en medicina.

En su libro definitivo, *The Story of Medicine in America (La historia de la medicina en América)*, una recopilación exhaustiva y detallada, los autores, Geoffrey Marks y William K. Beatty, no mencionan a Simmons ni a Fishbein, una omisión aparentemente flagrante ya que son los dos profesionales más notorios de nuestra historia médica. Aparentemente, al darse cuenta de que estos dos hombres eran los dos charlatanes más notorios de la historia de la medicina, los autores decidieron prudentemente ignorarlos.

En *Who's Who,* Simmons señala que ejerció la medicina en Lincoln de 1884 a 1899. Afirma que la referencia de su título de médico es L.M. Dublin 1884. Esto plantea otras cuestiones. Simmons había emigrado a Estados Unidos en 1870; permaneció continuamente en Lincoln desde 1870 hasta 1899, cuando se fue a Chicago. Por alguna razón, incluyó el diploma del Rush Medical College por correo en su lista de *Quién es Quién en* la edición de 1936; en la edición de 1922 había indicado que lo había recibido en 1892. De nuevo, nadie planteó más tarde la cuestión de su expediente académico, que mostraba que no había empezado a estudiar medicina en Dublín hasta después de su llegada a Estados Unidos. Los anuncios de "Doc" Simmons en

Lincoln, que hemos reproducido aquí, utilizaban la fraseología estándar de la época: "Un número limitado de pacientes puede ser alojado en mi casa. Era una notificación codificada de que estaba realizando un aborto. También gestionaba un salón de belleza y masajes en el lugar, como parte de un "Instituto Lincoln" del que, al parecer, era el único responsable. Sus anuncios también lo identificaban como "médico homeópata", aunque pronto se embarcó en una carrera con la AMA para destruir la profesión homeopática en Estados Unidos. Sus anuncios anuncian que "trata todas las afecciones médicas y quirúrgicas de las mujeres".

Anuncio charlatán del organizador y patrón de la Asociación Médica Americana en el formato utilizado por los abortistas. Las líneas "Un número limitado de pacientes puede ser acomodado en mi casa" eran el formato utilizado regularmente por los abortistas en su publicidad de la época. Los hospitales de Londres y Viena que validaron la licencia irlandesa son ficticios. Este anuncio apareció más tarde que el del Instituto Lincoln, pero años antes de que "Doc" Simmons se graduara.

Tras conocer la existencia de la Asociación Médica Americana, Simmons, siempre en busca de un estatus superior, creó una sección en Nebraska, la Asociación Médica de Nebraska. Sus dotes organizativas llamaron la atención de la sede de Chicago y se le pidió que asumiera el cargo de redactor jefe de la revista de la AMA. Así es como "Doc" Simmons llegó a la AMA, no como médico, sino como periodista. Descubrió que la AMA estaba a la deriva, sin nadie capaz de aplicar la política nacional. La situación estaba hecha a la medida de un hombre de su capacidad y dinamismo. Rápidamente se convirtió en secretario y director ejecutivo de la Asociación Médica Americana, lanzando a la organización a una creciente política dictatorial que ha mantenido hasta hoy. Todos los fondos de la AMA pasaron a manos de Simmons, que supervisó personalmente todos los detalles de las operaciones. Rápidamente encontró un lugarteniente competente y dispuesto en un hombre que anteriormente había sido secretario de la Junta de Salud del Estado de Kentucky. Al parecer, se trata de un hombre del calibre de Simmons, ya que fue detenido después de que los examinadores encontraran un déficit de unos 62.000 dólares en sus cuentas. Como miembro de pleno derecho de la burocracia estatal, se las arregló para obtener un indulto formal del gobernador de Kentucky, con la amable advertencia de que sería mejor que se estableciera en otro lugar. Chicago está a un corto viaje en tren, pero encuentra a Simmons abrumado por sus credenciales. Este caballero, el Dr. E. E. Hyde, murió en 1912 de leucemia. Resultó ser una coincidencia para otro periodista que esperaba entre bastidores, el Dr. Morris Fishbein. Al parecer, Fishbein había completado sus estudios en el Rush Medical College, pero aún no se había graduado. En cualquier caso, no quería ser médico. Desgraciadamente, había sido interno en el Hospital Durand durante unos meses, pero no quiso cumplir la normativa de la época, que exigía dos años de prácticas en un hospital acreditado. Estaba considerando seriamente una carrera como acróbata de circo, y había trabajado a tiempo parcial como extra en una compañía de ópera. También se había enterado de que había una oportunidad de empleo en la AMA y había escrito a tiempo parcial durante la enfermedad terminal del Dr. Hyde. Simmons también había encontrado en Fishbein un hombre a su imagen y semejanza. Cuando el Dr. Hyde murió. Simmons le ofreció de inmediato al joven un suculento salario inicial de 100 dólares al mes, una cifra elevada para 1913. Fishbein encontró un hogar en la AMA; no se fue hasta 1949, cuando fue literalmente expulsado.

Con la llegada de Fishbein, la Asociación Médica Estadounidense estaba ahora firmemente en manos de los dos charlatanes más agresivos del país, Simmons, que había practicado la medicina durante años sin que el hecho de no tener un título de médico le impidiera someterse a un escrutinio, y Morris Fishbein, que admitió bajo juramento en 1938 que nunca había practicado la medicina en su vida. Dado que "Doc" Simmons, como ingeniosamente le llamaban, nunca había mostrado otra motivación en su carrera que la codicia, pronto se dio cuenta de que el enorme poder del que era capaz la AMA le había puesto en el camino de la realeza. Se apresuró a pedir alguna contrapartida a cambio del favor o la buena voluntad de la AMA. En primer lugar, su "sello de aprobación" para los nuevos productos. Dado que la AMA no tenía prácticamente ningún laboratorio, equipo de pruebas o personal de investigación, el sello de aprobación se obtenía mediante "investigación verde", es decir, la laboriosa determinación de cuánto dinero podía pagar el suplicante y cuánto valor podía darle. Al principio, a algunos fabricantes de productos farmacéuticos no les gustó este acuerdo y se negaron a pagar. El líder de esa oposición era un tal Dr. Wallace C. Abbott, que fundó los Laboratorios Abbott en 1900. Simmons se enfrentó a él negándose a aprobar un solo producto de Abbott Laboratories, sin importar cuántos productos se presentaran. Este enfrentamiento se prolongó durante algún tiempo, hasta que una mañana, "Doc" Simmons se estremeció visiblemente al ver al Dr. Abbott sobrepasado en su despacho.

"Bueno, señor", balbuceó, "¿qué puedo hacer por usted? El Dr. Abbott respondió: "¿Por qué ninguno de mis productos ha sido aprobado por la AMA? "

"En realidad no es mi departamento, señor", respondió el "Doctor" Simmons, "estaré encantado de comprobarlo con nuestro departamento de investigación y averiguar cuál es el problema".

"¿Hay alguna manera de acelerar su investigación?" Preguntó el Dr. Abbott.

Simmons estaba encantado. Por fin, el testarudo químico empezaba a ver las cosas a su manera. "Estaré encantado de hacer todo lo que pueda", dijo. "Hay algo que puede hacer", dijo el Dr. Abbott, "si quiere mirar estos papeles, podría ayudarle a decidir."

Colocó una serie de documentos sobre el escritorio de "Doc" Simmons. Simmons se dio cuenta inmediatamente de que estaba consultando un registro completo de su carrera, cuidadosamente recogido por investigadores privados que habían sido contratados por el doctor Abbott. Había todos los detalles de los llamados "diplomas", registros de acusaciones sexuales hechas contra Simmons por antiguos pacientes de Lincoln, y otros elementos interesantes, como acusaciones de negligencia médica con resultado de muerte de pacientes. Sabía que le estaban tendiendo una trampa.

"Muy bien", dice Simmons, "pero ¿qué quieres?"

"Lo único que quiero es que la AMA apruebe mis productos", dijo el Dr. Abbott." ¿Crees que eso es posible ahora?"

"Desde luego", respondió Simmons. A partir de ese día, los productos de Abbott, que entonces todavía se llamaba Abbott Biologicals, pasaron por el proceso de la AMA y recibieron la designación de "Aprobado". El Dr. Abbott nunca pagó un centavo por este tratamiento especial.

A lo largo de los años, se han repetido diferentes versiones del conflicto Abbott-Simmons. Una versión blanqueada aparece en el libro de Tom Mahoney *Merchants of Life,* que afirma que Simmons se opuso a la "comercialización" de la profesión médica por parte del Dr. Abbott y quiso darle una lección. El Consejo de Farmacia y Química no sólo se negó a aprobar los medicamentos de Abbott, sino que también rechazó sus solicitudes de publicidad en la revista de la Asociación Médica Americana, y luego se negó a imprimir sus cartas de protesta. Simmons lanzó entonces ataques personales contra el Dr. Abbott en el Journal en los números de diciembre de 1907 y marzo de 1908. La piadosa afirmación de Simmons de que no deseaba que el Dr. Abbott comercializara la profesión médica suena vacía; Abbott fabricaba productos farmacéuticos para su venta. El problema era que se negaba a pagar a Simmons la extorsión habitual.

Una vez resuelto el embrollo, S. DeWitt Clough, director de publicidad de Abbott, se hizo amigo de Morris Fishbein jugando al bridge.

El Dr. Emanuel Josephson, de Nueva York, que fue un entusiasta crítico de la AMA durante la época de Simmons-Fishbein, escribió: "Los métodos utilizados por Simmons y su equipo en su lucha por el monopolio de las publicaciones médicas y la publicidad de la profesión eran a menudo burdos e ilegítimos. La AMA amenazó abiertamente a las empresas que se anuncian en medios que no son sus propias revistas con retirar la "aceptación" de sus productos. El Dr. Josephson describió las prácticas de Simmons como una "conspiración para restringir el comercio y extorsionar". También acusó, con razón, que "casi todas las ramas del gobierno federal activas en el campo de la medicina estaban completamente dominadas por la Asociación". Esto ha sido confirmado por el presente autor, que cita numerosos ejemplos de agencias gubernamentales que implementaron activamente los casos más horribles de chantaje por parte del Drug Trust. Los controles establecidos por Simmons eran tan exhaustivos que el presidente de la AMA, el Dr. Nathan B. van Etten, presentó posteriormente una declaración jurada en el Tribunal de Distrito de Nueva York en la que afirmaba que, como presidente de la Asociación Médica Americana, no tenía autoridad para aceptar dinero ni celebrar contratos. Todos estos contratos eran competencia del personal de la sede de Chicago. Más tarde se señaló que la AMA "está comprometida con la protección de los ingresos de los médicos frente a la intrusión del gobierno en la práctica de la medicina". Se trataba de tener las dos cosas. Aunque se opone firmemente a cualquier supervisión gubernamental del monopolio médico. Los monopolistas suelen obligar a los distintos organismos gubernamentales a actuar contra cualquiera que suponga una amenaza para su monopolio, haciéndoles detener, perseguir y enviar a la cárcel.

El lucrativo dominio de "Doc" Simmons sobre la Asociación Médica Americana le llevó a muchos fracasos. En 1921 fundó el Instituto de Medicina de Chicago. Al parecer, sólo era un holding para sus sobornos. También había disfrutado de los beneficios del éxito americano: una amante con los pechos descubiertos que vivía en un lujoso apartamento de la Costa Dorada. Sinvergüenza, Simmons no se contentaba con alardear de la aventura ante su mujer, sino que se mostraba cada vez más cruel en su empeño por deshacerse de ella. A continuación, se embarca en una estratagema clásica, en la que el médico intenta deshacerse de una esposa no deseada drogándola, tratando de convencerla de que se está volviendo loca y, con suerte, llevándola al suicidio. Tras unos meses de este trato, su mujer tomó represalias demandándole. Un juicio de gran repercusión en 1924 terminó con su esposa testificando que él le había dado altas dosis de narcóticos, recetados sobre la base de su "experiencia médica", y luego inició los procedimientos para que la declararan demente. Este procedimiento no era tan inusual en aquella época; se había aplicado a cientos de esposas. Sin embargo, su esposa demostró ser más resistente que la mayoría de las víctimas. Ella declaró ante el tribunal que él había intentado que la acusaran de locura. Este juicio inspiró más de una docena de libros, obras de teatro y posteriores películas basadas en la historia de un médico que intenta volver loca a su mujer mediante la administración de drogas y el terror psicológico. La más famosa es *Gaslight*, en la que Charles Boyer interpreta a la perfección el papel del "Doctor" Simmons, la desafortunada mujer que interpreta Ingrid Bergman.

El juicio supuso para Simmons un torrente de desagradable publicidad, y forzó su retirada como jefe de la AMA. Sin embargo, conservó el título de "Editor General Emérito", absteniéndose en 1924 hasta su muerte en 1937. Morris Fishbein, todavía bajo su estrella de la suerte, dominaba ahora totalmente la AMA. Entre los dos, controlaron la AMA durante más de medio siglo, perfeccionando sus técnicas para utilizar la organización para recaudar fondos, ejercer el poder político y mantener su dominio sobre los médicos, los hospitales, las empresas farmacéuticas y las agencias gubernamentales pertinentes. Simmons se trasladó a Hollywood, Florida, donde vivió hasta 1937. Su obituario en el *New York Times* se titula: "*Noted for War on* Quacks". Su antiguo crítico, el Dr. Emanuel Josephson, comentó que era un extraño homenaje a un hombre que durante mucho tiempo fue conocido como "el Príncipe de los charlatanes".

Morris Fishbein también heredó al hábil ayudante de Simmons en la AMA, el Dr. Olin West (1874-1952). West había sido director estatal en Tennessee de la Comisión Sanitaria Rockefeller de 1910 a 1918. Por lo tanto, estaba cualificado para representar a la rama Rockefeller en la sede de la AMA. El Dr. Josephson se refirió más tarde a Fishbein como el "Hitler de la profesión médica" y a West como "su Goering". Fishbein seguía siendo consciente de la capacidad de AMA para "utilizar" a los empleados del gobierno para los fines de AMA. De los quince miembros originales del Consejo de Farmacia y Química, tres habían sido miembros del gobierno federal.

Con la desaparición de Simmons, las manos de Fishbein estaban ahora libres. A partir de ese día, se aseguró de que cuando alguien mencionara la AIA, también rindiera homenaje a Morris Fishbein. Aprovechó su posición para poner en marcha una serie de negocios privados, entre ellos la publicación, las conferencias y la redacción de columnas periodísticas. Con un modesto sueldo de 24.000 dólares al año de la AIA, Fishbein se convirtió en el Playboy del mundo occidental. Sus hijos son supervisados por un ama de llaves francesa, mientras él viaja semanalmente a Nueva York para dejarse ver en el Stork Club y asistir a sus primeras noches de teatro. Las píldoras, los sobornos, las recompensas y otras sumas de dinero llegan a sus arcas en un verdadero diluvio. Durante sus veinticinco años en la AIA, nunca perdió una oportunidad de hacer publicidad y ganar dinero. Aunque nunca había ejercido la medicina en su vida, convenció al King Features Syndicate para que le contratara como columnista diario para escribir un comentario "médico" que se publicó en más de doscientos periódicos. El 23 de marzo de 1940 se publicó un anuncio a toda página en *Editor and Publisher* para celebrar su nueva empresa, en el que se decía: "Autoridad en medicina, el nombre del Dr. Fishbein es sinónimo del sello "sterling" en una moneda de plata. "No está claro si se trata de una referencia implícita a Judas.

Fishbein obtuvo ingresos adicionales al ser nombrado asesor médico de la *revista Look,* la segunda publicación más importante de Estados Unidos. En 1935, se aventuró en lo que probablemente fue su mayor golpe financiero, la publicación anual de un enorme volumen, *The Modern Home Medical Adviser.* El libro fue escrito para él por médicos en consignación, pero él escribió el texto publicitario: "Aprobado por médicos de todo el mundo". El millonario más rico no podría comprar mejores consejos de salud. Obviamente, ningún médico se atrevió a criticar el libro.

Los poderes de Fishbein en la siempre creciente AMA se han visto ensombrecidos por el hecho de que nunca ha tenido otro título que el de "redactor jefe". Mantuvo el control absoluto de todas las publicaciones de la AMA, con lo que obtuvo un poder total sobre la organización. Los que no estaban de acuerdo con él no tuvieron oportunidad de expresar su descontento. También mantuvo un control absoluto sobre la selección del personal de los distintos comités de la AMA, por lo que nadie estuvo nunca en condiciones de atacarle. El Comité de Alimentación y el Consejo de Farmacia y Química eran sus áreas de interés por el gran poder que ejercían sobre los fabricantes y anunciantes. El Consejo de Farmacia y Química se creó en 1905, al mismo tiempo que el Congreso aprobó la Ley de Alimentos y Medicamentos; los dos grupos siempre han colaborado estrechamente. Mientras los ingresos por publicidad aumentaban cada año, Fishbein siempre ha negado que la AMA obtuviera beneficios. Se le cita en *Review of Reviews,* 1926: "Lejos de ser la 'corporación sin ánimo de lucro' que recogen los estatutos, la American Medical Association ha sido extremadamente rentable para el público, tanto en dólares como en vidas. Así, Fishbein contrarrestó hábilmente las crecientes críticas a los ingresos de la AMA afirmando que era rentable para el público en general."

Bajo la dirección del Sr. Fishbein, la revista de salud de la AMA, *Hygiea, se* titulaba "HEALTHY FOOD, HONESTLY

PROMOTED". El Sello de Aceptación del Comité de Alimentos de la AMA es su mejor garantía de que las declaraciones de calidad de cualquier producto son correctas y de que la publicidad de ese producto es veraz. Busque este sello en todos los alimentos que compre. El atún de la marca White Star y Chicken of the Sea tienen esta aceptación. Al mismo tiempo que Fishbein publicaba estos anuncios, la Administración de Alimentos y Medicamentos incautó repetidamente cargamentos de estas mismas marcas de atún, condenándolas porque "consistían total o parcialmente en una sustancia animal descompuesta". Hasta aquí el valor del sello de calidad.

El Comité de Alimentación de la AMA siempre ha estado a punto de ser demandado por exposición o daño grave porque no tenía prácticamente ningún equipo de pruebas. El número del 24 de junio de 1931 de *Business Week* planteó serias dudas sobre estas operaciones, en particular sobre el poder de la AMA para censurar la publicidad de los fabricantes. *Business Week* se preguntaba "si un organismo nacional de hombres profesionales, presumiblemente inspirado por la más alta ética, no sobrepasa continuamente los límites naturales de sus acciones cuando intenta asumir poderes de vigilancia y regulación sobre la mayor industria del país". Los editores de *Business Week eran* muy conscientes de que el personal de la AMA realizaba pocas pruebas y no estaba cualificado para juzgar la "aceptación" de los productos. El artículo de la revista puede haber sido una discreta advertencia a la AMA para que cese y desista de sus actividades en este ámbito. Fue sin tener en cuenta el descaro de Fishbein. El Comité de Alimentación de la AIA, bajo la dirección de Fishbein, continuó sus actividades durante otra década. En 1939, Fishbein concedió el Sello de Aceptación a unos 2706 productos individuales, fabricados por unas 1653 empresas. Su principal rival en este campo, el Sello de Aprobación Good Housekeeping, también fue cada vez más criticado por sus tácticas agresivas para encontrar más clientes para su Sello. En mayo de 1941, la Comisión Federal de Comercio emitió órdenes de cese y desistimiento contra el Sello Good Housekeeping; Fishbein empezó a ver el muro acercarse y, poco después, dejó de emitir el Sello de Aprobación de la AMA para los alimentos de uso general.

El Consejo Farmacéutico y Químico era un asunto totalmente diferente. Era la clave del negocio. Una empresa farmacéutica podía ganar cien millones de dólares con un nuevo producto si lo sacaba al mercado bajo los auspicios adecuados; el más importante, por supuesto, era el sello de aceptación de la AMA. Las oportunidades de corrupción, conspiración y fraude a gran escala eran demasiado numerosas como para ignorarlas. Un médico que era muy consciente de esto era el Dr. Emanuel Josephson de Nueva York. Heredero de una gran fortuna, el doctor Josephson residía en una casa adosada de varios millones de dólares en la zona más cara de la ciudad, a la vuelta de la esquina de Nelson Rockefeller, en el Upper East Side. Josephson no podía ocultar su desprecio por Fishbein y sus actividades de estafa. El 2 de enero de 1932, renunció oficialmente a la Sociedad Médica de la Ciudad de Nueva York de la AMA; la AMA decidió ignorar su carta de renuncia hasta 1938, cuando Fishbein publicó una carta en la que afirmaba que la AMA "había cortado sus lazos con él". En 1939, el Dr. Josephson presentó a *la revista Science el* importante registro de su innovadora investigación, "Vitamin E Therapy of Myasthenia Gravis", que se negaron a publicar. El Dr. Josephson continuó señalando que la AMA había ocultado deliberadamente los beneficios de la terapia con vitamina E durante más de veinticinco años. Este es sólo uno de los cientos de ejemplos en los que la AMA ha ocultado información vital al público. Los beneficios de la terapia con vitamina E son ahora ampliamente reconocidos por la profesión médica.

La técnica de la AMA para controlar todos los nuevos productos fue revelada por un despacho de United Press del 20 de enero de 1940, en el que se afirmaba que la AMA tenía una política bien definida en los periódicos "de no llamar nunca a nada remedio, o de hecho anunciar cualquier remedio, sin una investigación exhaustiva". "La organización recomendaba en general que cualquier informe sobre un remedio se remitiera a la rama neoyorquina de la AMA para su investigación. Como dijo el Dr. Josephson, había intentado durante años que la rama neoyorquina de la AMA investigara sus hallazgos, pero siempre se negó.

El Consejo de Farmacia y Química de la AMA había reforzado eficazmente su control modificando el código ético oficial de la AMA para prohibir a los médicos individuales dar testimonios en apoyo de cualquier medicamento; esta modificación protegía el valioso monopolio de la sede de la AMA en Chicago. Un eminente científico y profesor, el Dr. Frank G. Lydston, publicó un folleto titulado "Por qué la AMA está retrocediendo", en el que afirma: "El logro de lo que más se ha jactado la oligarquía de la AMA ha sido su guerra tardía contra los propietarios, fabricantes de productos médicos y productos no aprobados. Cuando recuerdo la nauseabunda serie de falsos propietarios en los anuncios con los que la oligarquía construyó su prosperidad financiera, el eslogan "más sano que tú" es repugnante. Le convenía a su constitución psíquica que, después de años en que la AMA hizo todo lo posible por promulgar los intereses, y engordar, de falsos fabricantes y envenenadores profesionales de personas inocentes, mordiera la mano que la alimentaba. Los poderes despóticos como los que ejerce la oligarquía sobre los fabricantes de alimentos y medicamentos son peligrosos, y siendo la naturaleza humana lo que es, es de esperar que tarde o temprano se abuse de este poder. "

El Dr. Josephson también observó que "la historia del Sello de Aceptación de la AMA está llena de traiciones a la confianza profesional y pública. Se han rechazado medicamentos de gran valor o se ha retrasado injustificadamente su aceptación. Se han aceptado apresuradamente alimentos y medicamentos inútiles, inseguros o mortales. "

El 20 de abril de 1936, la revista *Time* informó de que la Asociación Médica Americana tenía entonces un valor de 3.800.000 dólares, incluyendo 2 millones de dólares en bonos del gobierno y 1 millón de dólares en efectivo, con una sede de 800.000 dólares en Chicago. *Time* también mencionó otro aspecto poco conocido del monopolio médico de la AMA: "Los zapatos diseñados para corregir los problemas de los pies deben ser aprobados por la AMA antes de que un médico consciente pueda recetarlos. No está claro cómo la AMA implementó este monopolio.

El 7 de julio de 1961, *Time* informó de que el *periódico* de la AMA tenía ahora una tirada de 180.000 ejemplares, con unos ingresos de 16 millones de dólares al año, "la mayor parte de la publicidad en sus publicaciones proviene principalmente de los fabricantes de medicamentos y electrodomésticos". Los estatutos de la AMA establecen que se organizó "para promover el arte y la ciencia de la medicina y la mejora de la salud pública". Sin embargo, la historia de la AMA está llena de acontecimientos que contradicen este objetivo. Según el *Literary Digest* del 11 de junio de 1927, la AMA adoptó una resolución según la cual el alcohol no tenía cabida científica en la medicina. Para ser justos, hay que decir que la resolución de 1917 se aprobó probablemente a instancias de los intereses de los Rockefeller que, por su propia agenda oculta, apoyaron firmemente la adopción de la prohibición en ese momento.

El 9 de febrero de 1977, la Comisión Federal de Comercio emitió una orden contra la AMA porque había prohibido ciertos anuncios de medicamentos. Durante los 25 años de reinado de Morris Fishbein en la AMA, la organización hizo repetidamente declaraciones desconcertantes sobre las recomendaciones de productos, siendo la razón de estos cambios conocida sólo por el propio Fishbein. También se podían obtener impresionantes beneficios invirtiendo en las acciones de cierta empresa farmacéutica justo antes de que recibiera el codiciado sello de aprobación de la AMA para un nuevo producto. Tras un anuncio de este tipo, no era raro que el precio se duplicara. Sólo el Dr. Fishbein sabía cuándo se concedería dicha aprobación.

Una de las decisiones más reprobables del Dr. Fishbein durante su largo reinado en la AMA fue silenciar los rumores de una peligrosa epidemia de disentería amebiana en Chicago en plena celebración de la Feria Mundial de 1933. Aunque la causa de la epidemia se atribuyó a una fontanería defectuosa en el Hotel de Convenciones, Fishbein se reunió con un grupo de empresarios de Chicago y prometió la cooperación de la AMA para sofocar cualquier advertencia hasta el final de la temporada de la Expo. Cientos de turistas desprevenidos que visitaron la Feria Mundial regresaron a sus ciudades de origen infectados por esta terrible enfermedad, que suele persistir durante años y es muy difícil de tratar o curar.

La lista de medicamentos peligrosos aprobados por el Sr. Fishbein durante su mandato como portavoz público de la AMA es larga y aterradora. Fishbein se apresuró a aprobar el famoso medicamento dietético, el dinitrofenol, a pesar de los informes de los laboratorios que indicaban que era peligroso para la salud. Otro fármaco, la triparsamida, fabricado por Merck bajo licencia del Instituto Rockefeller de Investigación Médica, era un peligroso medicamento a base de arsénico. Utilizado para contrarrestar los efectos de la sífilis, fue abandonado por su descubridor, Paul Ehrlich, cuando descubrió que causaba ceguera al atrofiar el nervio óptico. Las advertencias de Ehrlich no impidieron que la AMA, Merck o el Instituto Rockefeller siguieran distribuyendo el medicamento.

En el número del 21 de junio de 1937, Morris Fishbein apareció en la portada de la revista *Time*. Era una fotografía poco favorecedora en la que Fishbein parecía necesitar un médico. *Time* había publicado un artículo a principios de año en el que se decía que Fishbein sufría parálisis de Bell. El lado derecho de su cara estaba relajado y obviamente estaba en muy malas condiciones.

Uno de los errores más peligrosos de Fishbein fue su aprobación del sulfatiazol en 1941. El 25 de enero de 1941, Fishbein anunció que el sulfatiazol de Winthrop Drug Company "ha sido aceptado por la Junta de Farmacia y Química para su inclusión en su volumen oficial de remedios nuevos y no oficiales". "Winthrop era una filial del cártel internacional de la droga, I. G. Farben.

El sulfatiazol también ha sido aprobado por el Dr. J. J. Durrett, jefe de nuevos medicamentos de la FDA. El Dr. Durrett fue nombrado para este puesto vital con la aprobación de Rockefeller. En diciembre de 1940, se habían vendido 400.000 pastillas que contenían hasta 5 granos de Luminal cada una. La dosis segura era de 1 grano de Luminal. Muchas personas que tomaron la dosis de Winthrop nunca despertaron.

En 1937, la AMA aprobó un preparado extremadamente tóxico de sulfanilamida en una solución de dietilenglicol; esta mezcla causó varias muertes. Causó una pérdida de glóbulos blancos, a pesar de que se anunciaba que "ayudaba" a las enfermedades del corazón. Mucho después de la salida de Fishbein, la AMA siguió apoyando productos potencialmente peligrosos. En el número de invierno del *Journal of the American Medical Association se publicaron* anuncios de Suprol 200 mg cápsulas (suprofeno), un analgésico que fue aprobado por la FDA en diciembre de 1985. Fue producido por McNeil, una filial de Johnson and Johnson. El 13 de febrero de 1986, la empresa recibió los primeros informes de daños renales agudos, pero el 2 de diciembre, el Consejo Asesor sobre Artritis de la FDA recomendó que Suprol siguiera a la venta como "analgésico alternativo". Ya había sido prohibida en Dinamarca, Grecia, Irlanda, Italia y Gran Bretaña; McNeil acabó suspendiendo su producción el 15 de mayo.

Uno de los episodios más reprobables de la larga carrera de Fishbein fue su negativa a aceptar el sello de aprobación de la AMA para la sulfanilamida, a pesar de que había salvado vidas en Europa durante varios años. Debido a que sus productores no lograron negociar un acuerdo satisfactorio con Fishbein, muchas personas en Estados Unidos siguieron muriendo de sepsis, o envenenamiento de la sangre. La presa se rompió finalmente cuando un miembro de la familia Roosevelt, que necesitaba urgentemente un tratamiento con sulfanilamida, pidió a su médico un suministro especial. Poco después, el Consejo de la AMA se vio obligado a "validarlo". En 1935 y 1936, la Junta aceptó y publicitó en el *Journal* un estimulante cardíaco, el Digitol, al mismo tiempo que las agencias gubernamentales incautaban y condenaban los envíos interestatales de la droga como una sustancia peligrosa para la vida. Otro producto, Ergot Aseptic, fue aceptado por el Consejo, y los anuncios de este producto fueron objeto de un artículo de fondo en el *Journal, al* mismo tiempo que los organismos gubernamentales incautaban y condenaban sus envíos a causa de los adulterantes y el mal etiquetado.

Bajo la dirección de los dos charlatanes más conocidos del país, Simmons y Fishbein, se desarrolló una gigantesca operación antidroga a escala nacional que hoy supone una grave amenaza para la salud de todos los ciudadanos estadounidenses. Los precios fijos de estos medicamentos han contribuido a disparar el coste de la atención sanitaria. En 1976, la factura nacional ascendía a 95.000 millones de dólares, es decir, el 8,4% del producto nacional bruto, cifra que había aumentado al 4,5% en 1962. De 1955 a 1975, el índice de precios aumentó un 74%, mientras que el coste de la atención médica aumentó un 300%. El Dr. Robert S. Mendelsohn, médico independiente, calcula que el 30% de las radiografías que se realizan en Estados Unidos, unos 300 millones al año, se solicitan cuando no existe una necesidad médica válida. Un experto federal informa de que si redujéramos en un tercio las radiografías innecesarias, podríamos salvar la vida de 1.000 pacientes de cáncer cada año. Sin embargo, la organización responsable, la Sociedad Americana del Cáncer, ha ignorado sistemáticamente este problema. Se ha predicho que el efecto genético de los rayos X en la población en un solo año podría causar hasta treinta mil muertes anuales en los próximos años. En 1976, los médicos escribieron mil millones de dosis de somníferos, unos veintisiete millones de recetas que dieron lugar a veinticinco mil visitas a urgencias por reacciones adversas a los medicamentos, y unas mil quinientas muertes en urgencias por culpa de los tranquilizantes. El noventa por ciento de estas víctimas son mujeres. En 1978 se recetaron cinco mil millones de pastillas tranquilizantes; la más conocida de ellas, el Valium, reporta quinientos millones de dólares al año a Hoffman LaRoche y es la encarnación del mítico "soma" descrito por Aldous Huxley en su *Brave New World*[2], "la droga narcótica perfecta, agradablemente alucinante".

Un estudio inglés demostró que la aspirina causaba malformaciones fetales, muerte, defectos de nacimiento y hemorragias en los recién nacidos. Recientemente, se lanzó una

---

[2] *El mejor de los mundos* de Aldous Huxley.

campaña nacional en la que se proclamaba que nuevos estudios "demostraban" que una aspirina al día prevendría los infartos en los hombres. Una reflexión en el apéndice sugiere que podría ser prudente consultar a un médico personal antes de embarcarse en esta dieta, pero ¿cuántos miles de hombres comenzarán de repente a tomar una aspirina diaria con la esperanza de retrasar un temido ataque al corazón, sin saber que pueden sufrir otra consecuencia de la ingestión de aspirinas, a saber, una hemorragia interna? Es esta propiedad de adelgazamiento de la sangre la que ha hecho que se recomiende como medida preventiva para los ataques al corazón.

La aspirina también tiene un valor dudoso cuando se toma para bajar la fiebre; al bajar la fiebre en algunos casos, especialmente cuando se desarrolla una neumonía, oculta los síntomas de la misma para que el médico no pueda hacer ese diagnóstico. El medicamento suele tardar veinte minutos en disolverse en el estómago, y sólo si se toma con un gran vaso de agua de ocho onzas. Pocas personas saben que si la aspirina se toma con zumo de naranja, su eficacia disminuye considerablemente porque puede no disolverse.

En septiembre de 1980, la Administración de Alimentos y Medicamentos anunció que retiraría del mercado más de tres mil medicamentos no probados. El año anterior, los estadounidenses habían gastado más de mil millones de dólares en estos mismos medicamentos "no probados", muchos de los cuales habían sido "aceptados" por la AMA. En 1962, el Congreso aprobó enmiendas a la Ley de Alimentos y Medicamentos que aplicaron los requisitos de eficacia de los medicamentos ya en 1964. Los fabricantes de medicamentos se resistieron a todos los intentos de obligarles a cumplir estas enmiendas, lo que obligó a la FDA a retirarlos del mercado unos 16 años después. La vida media de un medicamento eficaz es de unos quince años; esto significa que las tácticas dilatorias de los fabricantes de medicamentos les han permitido vender estos medicamentos no probados durante toda su vida útil en el mercado.

Ahora llegamos al récord más asombroso de sindicalismo criminal de nuestra historia. Después de que el Congreso aprobara en 1962 unos requisitos estrictos para obligar a los fabricantes de medicamentos a demostrar que sus fármacos eran eficaces (un requisito que en muchos casos era imposible de cumplir porque no tenían ningún valor), los fabricantes de medicamentos fueron advertidos por sus agentes en la AMA y la industria publicitaria de que sería prudente lanzar un fuego de escoba, una táctica de distracción que llamara la atención sobre el hecho de que no habían cumplido con los nuevos requisitos del Congreso. Esta táctica de distracción se llamaría "la guerra contra la charlatanería". Unos meses después de la entrada en vigor de la nueva normativa, la Junta Directiva de la AMA se reunió para crear un nuevo comité, el Comité de Lucha contra el Charlatanismo, que se constituyó oficialmente el 2 de noviembre de 1963. El plan original era destruir toda la profesión quiropráctica en los Estados Unidos, el segundo grupo sanitario del país. Rápidamente se amplió en busca de nuevas víctimas, bajo el nombre de "Conferencia de Coordinación de la Información Sanitaria"[3]. Esta filial fue creada por una empresa con membrete de Nueva York llamada Pharmaceutical Advertising Council, que a su vez era una sucursal del presidente de la Grey Medical Advertising Company, filial de la prestigiosa Grey Advertising Company de Nueva York.

Aunque aparentemente sólo era un grupo consultivo, la Conferencia de Coordinación de la Información Sanitaria no tardó en lanzar una guerra sin cuartel contra los profesionales sanitarios independientes de todo Estados Unidos. Sus víctimas solían ser elegidas por la AMA, una organización sin ánimo de lucro apoyada por fundaciones benéficas, la Sociedad Americana del Cáncer y la Fundación de la Artritis, ambas acusadas de matar a pacientes mientras asesores médicos independientes los rescataban. Los sindicalistas criminales pudieron obtener plenos poderes policiales del gobierno federal a través de contactos en la Comisión Federal de Comercio, el Departamento de Correos, la Administración de Alimentos y Medicamentos y el Servicio de Salud Pública de Estados Unidos. Estos agentes federales han

---

[3] Conferencia coordinada sobre información sanitaria. Ndt.

sido solicitados por fundaciones benéficas para emprender acciones policiales contra cientos de profesionales de la salud en todo Estados Unidos. Fue una de las operaciones más masivas, bien planificadas y despiadadas en las que han participado los agentes federales. En muchos casos, se detuvo a personas por vender o, a veces, repartir panfletos que aconsejaban prácticas sanitarias tan inofensivas como tomar vitaminas. Estos distribuidores se han encontrado con requerimientos de la Oficina de Correos, el Departamento de Justicia y la Administración de Alimentos y Medicamentos. Otros, que distribuyeron diversos ungüentos, pomadas y otros preparados, en su mayoría con fórmulas de hierbas, fueron multados fuertemente y condenados a penas de prisión. En todos los casos, todas las existencias de esos practicantes, muchos de los cuales eran ancianos y pobres, fueron incautadas y destruidas como "sustancias peligrosas". Nunca se ha alegado que una sola persona haya resultado herida, y mucho menos muerta, por ninguno de estos preparados. Al mismo tiempo, los fabricantes de medicamentos siguieron vendiendo productos que causaban importantes efectos secundarios, como daños renales, hepáticos y la muerte. A ninguno de ellos se le prohibió distribuir estos productos en los términos utilizados contra los profesionales sanitarios independientes. En la mayoría de los casos, cuando estas peligrosas drogas se prohibieron en Estados Unidos, los fabricantes las enviaron al extranjero, a países de América Latina y Asia, donde se siguen vendiendo hasta hoy. Las acciones de Syntex Corporation pasaron de unos pocos dólares a un máximo de 400 dólares por acción cuando empezó a vender esteroides en los mercados extranjeros.

Numerosos ataques se dirigieron contra los distribuidores de un preparado anticanceroso llamado laetrilo, un producto a base de frutas. Extremadamente sensibles a cualquier rival de sus muy rentables medicamentos de quimioterapia, los especuladores del cáncer ordenaron a los agentes federales que realizaran redadas terroristas contra sus competidores. A menudo golpeando de noche, en grupos de equipos SWAT fuertemente armados, los agentes federales derribaron puertas para capturar a mujeres ancianas y sus reservas de tés de hierbas. Muchas de estas amas de casa y jubilados llevaban pequeñas cantidades de vitaminas y productos sanitarios que proporcionaban a sus vecinos o amigos a precio de coste. No tenían fondos para luchar contra las enormes agencias del gobierno federal, que eran a su vez peones del Drug Trust. En muchos casos, las víctimas perdieron sus casas, sus ahorros y todos los demás bienes embargables porque habían sido una amenaza para el monopolio médico. Este fue el uso más descarado de los poderes policiales por parte de los ricos de Big Pharma para proteger sus rentables negocios. Hasta el día de hoy, la mayoría de estas víctimas no saben que han sido eliminadas por el Monopolio Rockefeller.

Sidney W. Bishop, Subdirector General de Correos, se jactó en el Segundo Congreso Nacional sobre Charlatanería Médica en 1963: "Estoy particularmente orgulloso de los excelentes acuerdos que existen entre la Administración de Alimentos y Medicamentos, la Comisión Federal de Comercio y el Departamento de Correos para mantener la coordinación en el intercambio de información que conduce al establecimiento de procesos penales", una referencia elogiosa al éxito de la "guerra contra la charlatanería médica". Más tarde se reveló que la Conferencia de Coordinación de la Información Sanitaria había sido financiada en su totalidad por las principales empresas farmacéuticas del Monopolio Médico, Lederle, Hoffman LaRoche y otras. De 1964 a 1974, su campaña de búsqueda y destrucción se llevó a cabo como una guerra sin cuartel por parte de los agentes federales contra cualquiera que hubiera ofrecido algún tipo de consejo sobre alimentación o salud. El objetivo, por supuesto, era eliminar toda competencia a las grandes compañías farmacéuticas.

En 1967, la AMA recibió el 43% de sus ingresos totales, es decir, 13,6 millones de dólares, de la publicidad de medicamentos. A continuación, emitió una carta de acuerdo junto con la Administración de Alimentos y Medicamentos para dar a conocer una campaña para "mejorar el conocimiento público de los dispositivos y productos fraudulentos para la salud, identificándolos como ineficaces y potencialmente peligrosos para la salud". Se trata de las mismas personas que no han logrado convencer a las empresas farmacéuticas de que cumplan con los requisitos federales de demostrar la eficacia de sus productos farmacéuticos. Los peligros, como hemos dicho, eran más culpa del Drug Trust [4]que de las ancianas de California que aconsejaban a la gente comer más ajo y lechuga si querían mantenerse sanos.

El número de muertes se debe a los medicamentos "aprobados", no a los preparados distribuidos por los defensores de la salud holística.

La AMA patrocinó entonces una conferencia nacional sobre el fraude sanitario, cuyo principal portavoz fue el congresista Claude Pepper. Fue un giro irónico de los acontecimientos, porque unos años antes, el senador Claude Pepper, entonces uno de los políticos más poderosos de Washington, había enfadado a la AMA porque pensaba apoyar la medicina socializada en Estados Unidos. Portavoz durante mucho tiempo de los intereses de la izquierda, apodado "Red" Pepper por sus simpatías políticas, Pepper había sido atacado por los peces gordos de la AMA y por el dinero. Encontraron un candidato para oponerse a él en el amigo de Nixon, George Smathers, y Pepper fue derrotado en Florida. Al volver como congresista, Pepper se dedicó a lamer las botas de los que le habían destituido. Aprobó sus métodos de policía estatal contra cualquiera que se atreviera a desafiar el poder del Monopolio Médico.

Habiendo demostrado así su lealtad al poder de los Rockefeller, a Pepper se le permitió organizar otra conferencia sobre salud en 1984. Fue denunciado por observadores informados como un típico "juicio espectáculo"[5] de Moscú. El nuevo espectáculo de Pepper se llamó "Audiencias del Congreso sobre charlatanería". Pepper afirmó que el "fraude sanitario" era un escándalo de 10.000 millones de dólares al año, una cifra impresionante para lo que era esencialmente una industria artesanal a pequeña escala. Convocó a un antiguo apologista del monopolio médico, el Dr. Victor Herbert, médico del Bronx

---

[4] Cartel de la droga.

[5] Es una parodia de juicio político.

Veterans Administration Hospital. Herbert exigió que el Departamento de Justicia utilizara el grupo de trabajo RICO (Organización Criminal Inspirada en el Chantaje) contra los "charlatanes médicos" y los "fraudes sanitarios" utilizando las mismas técnicas empleadas contra el crimen organizado. La ley RICO permite al gobierno confiscar todos los bienes de los condenados por "conspiración probada". En diciembre de 1987, el mismo Dr. Victor Herbert reapareció, presentando una demanda de 70 páginas en el Tribunal de Distrito de Estados Unidos en Iowa. Acusó a funcionarios de la Federación Nacional de Salud, rival de la AMA, y a otros profesionales de la salud alternativos de difamarle. Kirkpatrick Dilling, abogado de los acusados, describió el juicio como un intento flagrante de destruir la libertad de elección en la atención sanitaria en Estados Unidos. Dilling señaló que Herbert contaba con el apoyo de un grupo en la sombra llamado Consejo Americano para la Ciencia y la Salud, una fachada de las grandes empresas de fabricación de alimentos.

Al Dr. Herbert se le unió en las audiencias de la pimienta una antigua agente del Monopolio Médico, la Sra. Anna Rosenberg. Expresó su indignación por el hecho de que todavía pueda haber competencia al cártel médico en Estados Unidos. Vasalla durante mucho tiempo de la familia Rockefeller, había sido directora de la Sociedad Americana del Cáncer durante su valiente lucha por limitar todos los tratamientos a las técnicas ortodoxas y muy rentables de "cortar, cortar y quemar", que, por desgracia para los pacientes, solían ser mortales. Anna Rosenberg había estado casada con Julius Rosenberg. Ganaba cinco mil dólares a la semana como "especialista en relaciones laborales" para mantener a los sindicatos fuera del Rockefeller Center y a sus mal pagados empleados en el trabajo.

La Conferencia de Coordinación de la Información Sanitaria hizo un lío durante una década, enviando a cientos de víctimas a la cárcel con cargos en su mayoría poco convincentes o inventados. Se consiguió el efecto deseado de aterrorizar a todos los implicados en la atención sanitaria alternativa. La mayoría de los profesionales de la salud pasaron a la clandestinidad o cerraron sus negocios; otros abandonaron el país. Comenzó una reacción inevitable contra estas operaciones terroristas; en 1974, la opinión pública pidió al Congreso que investigara las tácticas SWAT utilizadas por la Oficina de Correos y el Servicio de Salud Pública de Estados Unidos contra las amas de casa ancianas. Una investigación de este tipo habría revelado inevitablemente que estos concienzudos y dedicados servidores públicos eran en realidad las herramientas sin rostro de las siniestras figuras en la sombra que manipulaban el gobierno de Estados Unidos para su propio poder y beneficio. Ni que decir tiene que el Congreso nunca ha llevado a cabo una investigación de este tipo. En cambio, el CCHI pasó repentinamente a la clandestinidad. Estaban a salvo de las contrademandas de sus víctimas porque todas las acciones habían sido emprendidas contra ellas por agentes federales. No eran inmunes, según los estatutos, pero las posibilidades de obtener una reparación contra ellos en los tribunales federales eran escasas. (El presente autor ha intentado en repetidas ocasiones obtener reparación contra los agentes federales en los tribunales federales, sólo para ser amablemente denegado por un juez federal en cada ocasión).

Después de que la Conferencia de Coordinación de la Información Sanitaria pasara a la clandestinidad, los profesionales de la salud del estado de California se encontraron más que nunca bajo las garras de un ataque concertado. El activista era ahora el Consejo de Salud del Estado de California. Se descubrió que los sigilosos secuaces del CCHI, que seguían haciendo el trabajo del Monopolio Médico, simplemente habían abandonado sus actividades nacionales por miedo a ser descubiertos, pero ahora habían anidado en el Consejo de Salud del Estado de California como un grupo de ratas enfermas que se esconden de las inevitables represalias. Desde entonces, el CCHI ha permanecido anclado en el Consejo de Salud del Estado de California, librando una guerra constante contra los profesionales de la salud en ese estado. El cártel de la droga ha seguido operando sin ser molestado.

Esta guerra contra los ciudadanos estadounidenses es susceptible de ser perseguida por las leyes que prohíben el sindicalismo criminal en Estados Unidos. Se trata de un caso clásico de una organización supuestamente sin ánimo de lucro, la Asociación Médica Americana, que conspira con ciertas fundaciones benéficas, entre ellas la Sociedad Americana del Cáncer y la Fundación de la Artritis, para incitar a los organismos públicos a librar una guerra en beneficio del Fondo Nacional del Medicamento mientras se niega a los ciudadanos estadounidenses los beneficios de una atención sanitaria eficaz y a un precio razonable. No sólo se han violado repetidamente los derechos constitucionales de los ciudadanos activos en el movimiento sanitario, a menudo por un sentido de servicio público más que por un deseo de lucro, sino que la evidencia de una conspiración activa (RICO) para subvertir los organismos oficiales del gobierno en beneficio de las multinacionales farmacéuticas privadas es demasiado para ignorarla. Los que han sido víctimas de la conspiración RICO también pueden emprender acciones legales contra Lederle, Hoffman LaRoche y las demás empresas farmacéuticas que contrataron a estas personas para que hicieran su trabajo sucio. El rastro de la responsabilidad es claro; sería sencillo establecerlo en los tribunales.

Mientras tanto, los efectos de la depredación de la CCHI han sido devastadores. Millones de estadounidenses, especialmente los ancianos y los pobres, se han visto privados a la fuerza de una asistencia sanitaria a un precio razonable como resultado de esta conspiración. Estas víctimas se vieron obligadas a prescindir de sus asesores médicos de bajo coste y fueron entregadas a los médicos de la AMA, que les proporcionaron medicamentos caros producidos por el monopolio farmacéutico Rockefeller. El hecho de que muchos de estos medicamentos son demasiado caros, ineficaces y potencialmente peligrosos ha sido sistemáticamente ocultado por las agencias federales encargadas de proteger al público, en particular la Administración de Alimentos y Medicamentos. Cabe señalar que los cárteles de la droga nunca han sido investigados por ninguna agencia gubernamental en virtud de las disposiciones pertinentes de la Ley Antimonopolio Sherman, ya que estos cárteles son propiedad de monopolios financieros internacionales.

Esto demuestra lo que muchos observadores han estado diciendo durante años, que las regulaciones gubernamentales supuestamente promulgadas por el Congreso para proteger al público, en realidad sólo han servido para proteger a los monopolios. En 1986, este monopolio médico había alcanzado una facturación anual de 355.400 millones de dólares, es decir, el 11% del producto nacional bruto de Estados Unidos. El monopolio médico ha tenido durante mucho tiempo sus críticos entre los miembros conscientes de la profesión médica. En diciembre de 1922, el *Illinois Medical Journal* publicó un artículo en el que declaraba que "la Asociación Médica Americana se ha convertido en una autocracia". Esto fue en el apogeo del reinado del Dr. Simmons en Chicago. El artículo denunciaba la toma de posesión dictatorial de toda la profesión médica. Aunque se organizó por primera vez en 1847, la AMA no se constituyó oficialmente hasta 1897, cuando pagó una cuota de afiliación de tres dólares al Secretario de Estado de Illinois. Dos años después de su incorporación, "Doc" Simmons llegó a la escena para comenzar su toma de posesión de veinticinco años. Pronto se dio cuenta de que las facultades de medicina controlan a los hospitales; las juntas de revisión médica controlan a las facultades de medicina, así que amplió el poder de la AMA hasta tener el control total de las juntas de revisión médica.

Los registros muestran que, a medida que la AMA ha crecido, la calidad de la atención médica y la responsabilidad personal de los médicos con sus pacientes ha disminuido. La AMA ha promulgado un estricto código deontológico, que sirve para formar una falange protectora para cualquier médico que se enfrente a las críticas por sus errores, que en muchos casos han provocado la discapacidad o la muerte de los pacientes. Este mismo "código" suele impedir que cualquier médico, enfermera u otro empleado del hospital testifique ante un tribunal sobre los errores de un médico.

Un médico de renombre, el Dr. Norman Barnesby, que ha sido durante mucho tiempo un miembro destacado del personal médico del Ejército de Estados Unidos y del Servicio de Salud Pública de Estados Unidos, dijo: "El caos y el crimen son inevitables mientras los médicos se atengan al código deontológico de la AMA, el código del silencio. *(Esto es similar a la famosa Omerta, el código de silencio de la Mafia, que invoca la pena de muerte para cualquier miembro que revele los secretos de la Cosa Nostra. Los gnósticos médicos, la AMA, han creado su propia Cosa Nostra, que condena a la pena de muerte profesional a cualquier médico que revele omisiones o delitos médicos, lo que conlleva el ostracismo de la profesión, la denegación de privilegios hospitalarios y otras formas drásticas de castigo. Nota del editor).* La ética a la que se adhieren los médicos es repugnante. Es una vergüenza para cualquier civilización que se precie. El médico debe ser especialmente reservado con el público en lo que respecta a los asuntos profesionales y, dado que hay muchas cuestiones de ética y etiqueta médica que pueden herir dolorosamente los sentimientos de los médicos en sus prácticas y que no pueden ser comprendidas o apreciadas por la sociedad en general, ni pueden ser objeto de disputa o cuestionar su arbitraje, nunca deben hacerse públicas.

La última parte de este párrafo es una cita directa del Dr. Barnesby del Código Ético de la AMA. Obsérvese la arrogancia de la AMA al afirmar que la "ética y la etiqueta médica" no pueden ser entendidas por la sociedad en general. El Dr. Barnesby continúa: "Estoy convencido de que la cura radica en la abolición total de todos los códigos y prácticas antisociales, y en una revisión completa del sistema basada en la supervisión legal o de otro tipo de responsabilidad. "Las recomendaciones del Dr. Barnesby han sido ignoradas por el Monopolio Médico.

Un despacho de AP del 11 de febrero de 1988 informaba de que "el 5% de los médicos mienten sobre sus diplomas", un titular de periódico que informaba los hechos descubiertos por una importante empresa de atención sanitaria, Humana, Inc. 39 de los 727 médicos que habían solicitado trabajar en sus clínicas durante un periodo de seis meses, es decir, el 5%, tenían diplomas falsos. Peor aún, muchos médicos, condenados por delitos de drogas o sexuales en un estado, simplemente se van a otro estado y establecen sus prácticas allí, protegidos por el monopolio médico. En los últimos años, hemos escuchado historias de horror de delincuentes sexuales reincidentes, condenados en un estado, que van a otro estado y, a través de su práctica profesional, comienzan a violar niños de nuevo.

El Dr. Ernest Codman, un médico dotado, procedente de una distinguida familia de Nueva Inglaterra, se dirigió a la Reunión Anual de la AMA el 2 de marzo de 1924 de la siguiente manera

"Tengo notas sobre cuatrocientos casos registrados de supuestos sarcomas óseos. Todos estos cuatrocientos casos registrados, con pocas excepciones, son registros de errores y fallos; tengo muchos de los principales cirujanos y patólogos del país que han sido condenados por errores graves en estos casos. Se han amputado piernas cuando no debían, y se han dejado en su sitio cuando debían. "

El discurso del Dr. Codman dejó a su audiencia atónita. Ninguno de ellos discutió sus declaraciones, pero su discurso fue deliberadamente sofocado por los funcionarios de la AMA. Observa con ironía que nunca más en su distinguida carrera profesional se le ha pedido que intervenga en una reunión de la AMA.

De vez en cuando, otros disidentes aparecen en las reuniones de la AMA, se enzarzan en una breve escaramuza al expresar sus objeciones y luego desaparecen, olvidados en la guerra sin cuartel para mantener el monopolio médico. La revista *Time* hizo un breve resumen de uno de estos episodios el 6 de junio de 1970, con el titular "AMA esquizofrénica". El artículo indicaba que unos treinta o cuarenta disidentes, jóvenes médicos idealistas, se habían apresurado a subir al estrado y habían tomado las riendas de la reunión anual de la AMA durante unos momentos de angustia.

Su líder denunció a la A.M.A. desde lo alto de su escritorio en términos contundentes: "La A.M.A. no representa a la Asociación Médica Americana - ¡representa a la Asociación Americana de Asesinos! "Los guardias armados apartaron a los miembros de otros grupos que intentaban expresar su descontento. El joven becario abandonó el podio, y probablemente ahora sea jefe de cirugía en un hospital, habiendo aprendido que no se puede luchar contra el sistema.

Otro disidente, el Dr. Robert S. Mendelsohn, señaló que en 1975, 787.000 mujeres se sometieron a histerectomías y 1.700 de ellas murieron a consecuencia de ello. Calculó que la mitad de estas mujeres podrían haberse salvado porque sus operaciones eran innecesarias. El *Washington Post* señaló el 21 de enero de 1988 que "la mayoría de los marcapasos pueden ser innecesarios; más de la mitad no son claramente beneficiosos". El artículo afirmaba que uno de cada 500 estadounidenses tiene ahora un marcapasos. Esta actividad sólo tiene veinte años, pero ya se realizan 120.000 implantes al año, una actividad que reporta 1.500 millones de dólares anuales. Greenspan se quejó de que "muchos internistas los ordenan sin consultar a un cardiólogo".

El Dr. Mendelsohn también se quejó de que la terramicina era un antibiótico ineficaz, ya que su principal resultado era que dejaba a los niños con los dientes de color amarillo verdoso y depósitos de tetraciclina en los huesos. Cita el Programa de Colaboración para la Vigilancia de Medicamentos de Boston, que descubrió que el riesgo de morir a causa de un tratamiento farmacológico en un hospital de EE.UU. era de uno entre mil, y que 30.000 estadounidenses mueren cada año por reacciones adversas a los medicamentos recetados por sus médicos. Mendelsohn no se anda con rodeos en su opinión sobre la medicina moderna. La llama la Iglesia de la Muerte, cuyas cuatro aguas sagradas son: 1) las vacunas, 2) el agua fluorada, 3) los líquidos intravenosos y 4) el nitrato de plata. Mendelsohn rechaza los cuatro por ser "de dudosa seguridad".

A principios de la década de 1940, los miembros de la AMA habían llegado a la conclusión de que la mayoría de sus problemas de afiliación se debían al abrasivo Morris Fishbein. La mayoría de los médicos eran ultraconservadores en su pensamiento y encontraban las payasadas de Fishbein repugnantes. Sin embargo, había tejido tan bien su red en la AMA que involucraba a todos en la sede. Su poder se basaba en la censura, la intimidación y el ejercicio de sus poderes hasta el límite.

Sus rivales tardaron casi una década en deshacerse de él. La oportunidad surgió cuando el capaz lugarteniente de Fishbein, el Dr. Olin West, enfermó y ya no pudo mantener un control férreo sobre la sede de la AMA para el régimen de Fishbein. Aparentemente ajeno a la cábala que se dirigía contra él, Fishbein continuó con su alegre vida de viajes y recreo, y siguió cosechando numerosos premios y galardones por su labor de relaciones públicas médicas. Fue nombrado Oficial de la Cruz en la exclusiva orden de Orange-Nassau, una organización altamente secreta que conmemora la invasión y toma de Inglaterra por Guillermo de Orange, y la posterior creación del Banco de Inglaterra. Fishbein viajaba con frecuencia a Inglaterra, donde era invitado a beber y comer por miembros prominentes del establishment; debían creer que podía serles útil.

Sin embargo, ninguno de estos honores resultó útil cuando el hombre descrito por *Newsweek* como "el hombre de los cien enemigos" (sin duda el eufemismo del año), fue expulsado de forma aún más desconsiderada que su predecesor, el repugnante charlatán "Doc" Simmons. A pesar de las reiteradas críticas públicas por sus numerosos viajes y el abuso de sus cuentas de gastos, Fishbein anunció con confianza en un almuerzo el 4 de junio de 1949 que seguiría por lo menos otros cinco años. Se apoyó mucho en el tradicional cisma entre dos grupos de la AIA, los liberales y los conservadores, que, según Fishbein, nunca podían ponerse de acuerdo en nada. Se equivocó porque aceptaron echarlo. Unidos por su odio compartido hacia Morris Fishbein, formaron su conspiración para asesinar a su César. Al describir este episodio, Martin Mayer señala que, desde 1944, una importante facción de la AMA estaba decidida a sacar a Fishbein a toda costa. A principios de 1949 se le expuso en un programa de radio nacional, Town Meeting of the Air, como un mentiroso patológico. Afirmó que había estado volando por toda Inglaterra, visitando las consultas de los médicos de cabecera todos los días. La emisión radiofónica reveló que, de hecho, había asistido a los Juegos Olímpicos, había cenado con varios miembros de la aristocracia británica y había asistido a varias obras de teatro en Londres, para luego ir a París a una gira de clubes nocturnos, todo ello en nombre de la promoción de la medicina. El programa, emitido el 22 de febrero de 1949 por Nelson Cruikshank, echó por tierra la reputación de Fishbein, señalando que no se había acercado a ninguna consulta médica en Inglaterra durante su estancia. En cuanto al relato de Fishbein sobre su viaje, Cruikshank lo calificó de mentira y dijo que era "una calumnia para una profesión que se enorgullece de su tradición de servicio a sus pacientes". La vida de Fishbein ha sido descrita como "una serie constante de visitas a obras de teatro en Nueva York, al Stork Club y a clubes nocturnos en Londres y París". "

Como resultado de esta publicidad, la AMA, en su convención de 1949, aprobó una resolución unánime para que el Dr. Morris Fishbein fuera retirado de todos los cargos en los que había escrito y hablado. Esta resolución pedía que se aplicara "lo antes posible", lo que resultó ser el caso esa misma tarde. Esa misma tarde, Fishbein abandonó la sede de la AMA y nunca regresó. Una de las pérdidas literarias de la partida de Fishbein fue su columna, que él mismo llamó "Diario del Dr. Pepys". Un crítico lo describió como "un relato actual o logorreico de la vida privada de Morris Fishbein". Cada Navidad, el diario se colocaba entre dos cuadros y se distribuía como tarjeta navideña de Fishbein a casi todos los que tenían una dirección postal permanente. Como todas las extravagancias de Fishbein, los gastos de esta generosidad fueron sufragados en su totalidad por los miembros que pagan las cuotas de la AIA.

Durante años, Fishbein ha utilizado el impresionante poder del Sello de Aceptación de la AMA para obligar a las empresas farmacéuticas a acceder a sus deseos. La *revista Harper's* comentó (en noviembre de 1949) que "el sello de aprobación es probablemente el mayor 'extractor' de publicidad jamás ideado". El *Journal* es, con diferencia, la publicación más rentable del mundo. El poder absoluto de Fishbein -a menudo hablaba como si llevara el sello en el bolsillo- era también la fuente de poder de otros funcionarios menos destacados. "

Tras la salida forzada de Fishbein, los responsables de la AMA decidieron diluir el centro de poder en la sede de Chicago. El Consejo de Farmacia y Química cambió su nombre por el de Consejo de Medicamentos en 1956; el sello de aceptación se abandonó por completo. Ben Gaffin y Asociados dijo a la AMA: "Los anunciantes, en general, sienten que la AMA, en particular a través de los Consejos, desconfía de ellos y los ve como potenciales estafadores que se convertirían en una falta de ética activa si no se les controla constantemente. Este era el enfoque paranoico de Fishbein, pero su actitud se basaba en la necesidad de mantener el control y obligar a los fabricantes de medicamentos éticos a "contribuir". Una vez eliminado el sello de aprobación, los ingresos de la AMA procedentes de los anunciantes se duplicaron en cinco años; en diez años, se triplicaron, pasando de 4 millones de dólares al año a más de 12 millones. En retrospectiva, la arrogancia y las políticas miopes de Fishbein le costaron a la AMA millones de dólares al año en pérdidas de ingresos.

El Dr. Ernest Howard, de la AMA, dio razones gratuitas para abandonar el sello, diciendo que "era demasiado arbitrario y un organismo tenía demasiada autoridad". "

A pesar de la salida de Fishbein, algunos aspectos de su influencia maliciosa persistieron en la sede de la AMA durante años, costando a la organización varios millones de dólares y mucha publicidad adversa. La ardiente determinación de Fishbein de destruir cualquier posibilidad de "medicina socializada" en Estados Unidos fue especialmente virulenta. Resulta paradójico que la dirección de la AMA, bajo el liderazgo de Fishbein, se oponga tan ferozmente a la "intervención del gobierno" en el ámbito médico, cuando durante años ha utilizado las agencias gubernamentales para sus propios fines, como la Administración de Alimentos y Medicamentos, el Servicio de Salud Pública de Estados Unidos y el Instituto Nacional del Cáncer. Una autoridad, James G. Burrow, traza la posición de la AMA sobre el seguro médico obligatorio desde un interés exploratorio hasta una violenta hostilidad entre 1917 y 1920. Esta posición se justificó por razones de "anticomunismo", ya que era bien sabido que la medicina socializada había sido durante mucho tiempo un objetivo primordial del Partido Comunista. Un grupo selecto de prominentes izquierdistas estadounidenses había sido convocado a Moscú para un adoctrinamiento especial con este fin. Asistieron a un curso de verano en la Universidad de Moscú sobre "Organización de la medicina como función estatal". El grupo incluía a destacados liberales como George S. Counts y John Dewey. A su regreso, iniciaron una campaña de agitación pública en apoyo de la asistencia sanitaria nacional. Su primer converso fue un "republicano liberal", el senador Henry Cabot Lodge. De hecho, representaba al grupo de banqueros de Nueva Inglaterra que se aliaron con Rockefeller para mantener el monopolio médico. El [1 de] marzo de 1940, el senador Lodge presentó un proyecto de ley de seguro médico, que preveía 40 dólares anuales para la atención sanitaria. El proyecto de ley fue rápidamente archivado, pero el guante había sido lanzado. Fishbein no tenía intención de ceder su feudo a ningún departamento gubernamental. Durante las siguientes décadas, la AMA gastó varios millones de dólares en la lucha contra la "medicina socializada", todo ello gracias a los gravámenes especiales sobre los médicos estadounidenses. También se vio envuelta en varios costosos casos antimonopolio como resultado de sus actividades.

Ya en 1938, la AMA había sido acusada por el Departamento de Justicia en el caso de la Group Health Association. En 1937, un grupo de empleados públicos pidió un préstamo de 40 dólares a la Home Owners Loan Company para crear un hospital colectivo. El plan ofrecía atención médica de grupo por 26 dólares al año para un individuo, o 39 dólares al año para una familia. Esta asociación, que cambió su nombre por el de Asociación de Salud Colectiva, contrató a nueve médicos. La Sociedad Médica del Distrito de Columbia denegó entonces a estos médicos el permiso para utilizar los hospitales o consultar a los especialistas. El 4 de abril de 1941, un jurado declaró a la AMA y a la Sociedad Médica del Distrito culpables de violaciones antimonopolio. Ambas organizaciones y 11 médicos fueron acusados de obstruir el comercio. Entre los condenados estaba el Dr. Morris Fishbein. Dos años y medio después, el Tribunal Supremo confirmó su condena en 1943. Se impuso una multa de 2.500 dólares y se ordenó a la AMA que dejara de interferir en las actividades de la Group Health Association.

A la AMA no le ha ido mucho mejor en su lucha de 20 años contra el seguro médico. Preservar la integridad del médico local era un objetivo loable; sin embargo, ya estaba bajo el control del Monopolio Médico Rockefeller; es difícil ver cómo el establecimiento de la medicina socializada en los Estados Unidos cambiaría algo, y eso no ha cambiado. El 10 de diciembre de 1948, *Time* señaló que la AMA había pedido a cada uno de sus miembros 25 dólares para una campaña de gasto de 3½ millones de dólares en "educación médica", una campaña diseñada para poner a la gente en contra de la medicina socializada. Fue la primera evaluación de este tipo de la AMA en sus 100 años de historia. Casi dos décadas después, el *Saturday Evening Post* señaló en su edición del 1 de enero de 1966 que la AMA había gastado 5 millones de dólares en 1964 y 1965 para luchar contra el lobby de los seguros médicos en Washington. Se observó que la AMA había ganado 23 millones de dólares ese año gracias a sus cuotas anuales de 45 dólares al año, y a la venta de anuncios en las publicaciones de la AMA a empresas farmacéuticas y proveedores de equipos médicos.

El 1 de diciembre de 1978, *Time* informó de que el juez Fred Barnes, un juez de derecho administrativo de la Comisión Federal de Comercio, había dictaminado que el Código de Ética de la AMA restringía ilegalmente la competencia entre los médicos al impedirles hacer publicidad. Además, dictaminó que las directrices éticas de la AMA deberían ser aprobadas en el futuro por la FTC. La AMA emitió un comunicado de prensa indignado contra esta decisión: "No existe ningún precedente legal en los Estados Unidos para que la burocracia federal redacte o apruebe un código deontológico para ninguna de las profesiones doctas."

El tema del Código Ético de la AMA ya se había planteado en varias ocasiones. El 21 de junio de 1940, la revista *Science* señalaba, en referencia a la "oficina de investigación de fraudes y charlatanes", que se planteaba la siguiente cuestión: "¿Debe cambiarse la ética médica? El principio de la ética médica, tal y como está definido actualmente, puede mejorarse en su formulación y disposición, pero también cree que no ha llegado el momento de reescribirlo. Parece prudente dejar que las aguas turbias se asienten antes de considerar una naturaleza tan fundamental de nuestra organización como son nuestros principios de ética médica. Aunque no se ha identificado al orador, esta piadosa pronunciación sólo podía proceder del propio Fishbein. El orador admitió a continuación, de forma bastante tímida, que "el principio de la ética médica puede mejorarse", pero con ello se puso fin a la cuestión.

La aprobación de Medicare, después de que la AMA enviara a tantos millones de personas a oponerse a ella, aparentemente no ha cambiado nada. Resultó ser una ganancia inesperada para muchos de los miembros más inescrupulosos de la profesión médica. No tuvieron ningún problema en inflar las facturas de los honorarios con millones de dólares al año por profesional. En 1982, Medicare pagó unos 48.300 millones de dólares, mientras que Medicaid pagó 38.200 millones. Las estimaciones más conservadoras calculan que unos 11.000 millones de dólares de estos fondos fueron sustraídos como beneficios ilegales. Puede que los herederos de Morris Fishbein en la AMA hayan perdido la batalla para "detener la medicina socializada", pero han ganado la guerra.

Como ya se ha señalado, los administradores de la AMA, en una reunión celebrada el 2 de noviembre de 1963, decidieron "eliminar la quiropráctica", su mayor competidor, mediante una comisión de charlatanería. El secretario de este comité informó a los administradores el 4 de enero de 1971 de que "su misión principal era, en primer lugar, contener la quiropráctica y, en última instancia, eliminarla". Es difícil encontrar una admisión más flagrante de conspiración en los archivos de una organización. La Unidad de Investigación Especial del Comité, dirigida por el Consejero General de la AMA, Robert Throckmorton, convocó a compañías de seguros, hospitales, organismos públicos de concesión de licencias médicas, colegios públicos y privados y grupos de presión. Se utilizaron todos los métodos de intimidación y censura. El Dr. Philip Weinstein, neurólogo californiano, había dado numerosas conferencias a grupos de quiroprácticos sobre el diagnóstico de las enfermedades de la columna vertebral y la AMA le ordenó que cesara todas esas apariciones. Envió una nota de disculpa tras cancelar una próxima conferencia: "Por favor, acepte nuestras más sinceras disculpas por esta cancelación tardía debido a circunstancias ajenas a nuestra voluntad. No sabíamos que las conferencias médicas (en su organización) estaban prohibidas."

Throckmorton también trató de llevar a la quiebra a las escuelas de quiropráctica al impedir que el gobierno concediera préstamos estudiantiles garantizados o subvenciones gubernamentales para la investigación en las escuelas de quiropráctica. Impidió que obtuvieran la acreditación; presionó en todos los estados para impedir la creación de un organismo de acreditación creado por el gobierno, y se enfureció cuando el Consejo de Educación de la HEW, al ser un organismo de educadores y no de médicos, se resistió a sus esfuerzos y en 1974 sancionó al Consejo de Educación Quiropráctica como organismo nacional de acreditación para las escuelas de quiropráctica. La AMA presionó a la Universidad C. W. La Universidad de Post, una división de la Universidad de Long Island, dejó de impartir un curso para estudiantes de preoperatorio en 1972.

A finales de la década de 1960, la Comisión Conjunta de Acreditación de Hospitales de la AMA impuso nuevos requisitos a los hospitales; los Principios de Ética Médica de la AMA prohibían a sus miembros cualquier forma de intercambio con los quiroprácticos. Una carta del 13 de agosto de 1973 de la JCAH al administrador de un hospital afirmaba que "cualquier acuerdo que usted pudiera hacer con los quiroprácticos y su hospital sería inaceptable para la Comisión Conjunta". Sería una violación de los principios de ética médica publicados por la AMA, que también es un requisito de la JCHA. El 9 de enero de 1973, la JCAH escribió a un hospital de Silver City, Nuevo México: "Esto es en respuesta a su carta del 18 de diciembre en la que se refiere a un proyecto de ley que podría aprobarse en Nuevo México y que exigiría a los hospitales aceptar a los quiroprácticos como personal médico. Tiene usted toda la razón: los desafortunados resultados de esta legislación tan desacertada significan que el comité conjunto podría retirar y denegar la acreditación a un hospital que tuviera quiroprácticos en plantilla."

La AMA obligó entonces a la Administración de Veteranos a denegar los pagos a los veteranos por los servicios quiroprácticos. Estas tácticas se habían comunicado a la AMA como resultados positivos. Un memorando confidencial fechado el 21 de septiembre de 1967, escrito por el Comité de Charlatanería, se jactaba ante los administradores de que "los objetivos a corto plazo del comité para contener el culto a la quiropráctica, y cualquier reconocimiento adicional que pudiera obtener, giran esencialmente en torno a cuatro puntos: 1) Hacer todo lo que esté en nuestro poder para asegurar que la quiropráctica NO esté cubierta por el Título 18 de la Ley de Medicare. 2) Hacer todo lo que esté en nuestras manos para garantizar que NO se obtenga el registro, ni la inclusión en la lista de la Oficina de Educación de los Estados Unidos, ni el establecimiento de una agencia de acreditación quiropráctica. 3) Fomentar la continuidad de la separación de las dos asociaciones nacionales de quiroprácticos. 4) Animar a las sociedades médicas estatales a que tomen la iniciativa dentro de sus legislaturas estatales con respecto a la legislación que pueda afectar a la práctica de la quiropráctica.

Como resultado de las flagrantes actividades de la AMA, varios quiroprácticos acabaron demandando, acusándola de conspiración. El caso se prolongó durante años, y el 27 de agosto de 1987, tras 11 años de litigio ininterrumpido, la jueza federal Susan Getzendammer del Tribunal de Distrito de los Estados Unidos declaró a la AMA, al Colegio Americano de Cirujanos y al Colegio Americano de Radiólogos culpables de conspiración para destruir la profesión quiropráctica. Durante el proceso, la AMA reconoció libremente que nunca había tenido, ni tiene, conocimiento alguno del contenido o la calidad de los cursos impartidos en el Colegio de Quiroprácticos. El juez Getzendammer redactó un dictamen de 101 páginas y emitió una orden judicial permanente en la que se exigía a la AMA que cesara y desistiera de "restringir, regular o impedir o ayudar y alentar a otros a restringir, regular o impedir la libertad de cualquier miembro de la AMA o de cualquier institución u hospital para tomar una decisión individual sobre si el miembro de la AMA, la institución o el hospital deben asociarse profesionalmente con quiroprácticos, estudiantes de quiropráctica o instituciones de quiropráctica".

Así termina el legado de malevolencia y obstruccionismo que Morris Fishbein dejó a la AMA. Aunque fue relevado oficialmente de todas sus funciones en la 98ª reunión de la AMA, el 20 de junio de 1949, la AMA se vio lastrada por sus obsesiones durante otras cuatro décadas. Otra de sus obsesiones fue su negativa a admitir a ningún médico negro como miembro de la AMA. A menudo se le oía hablar despectivamente de "der schwartzers", un término yiddish para referirse al desprecio por los negros, cada vez que se planteaba la cuestión de la admisión de negros, como ocurrió varias veces bajo su régimen. Su política continuó en la AMA durante otras dos décadas, hasta 1968, cuando la AMA se vio obligada a admitir a los negros. Anteriormente, los negros habían mantenido su propia organización, la Asociación Médica Nacional. Al celebrar esta decisión, *Time se refirió* con condescendencia a "la AMA apoyada por la mayoría".

El hecho de que Simmons y Fishbein hayan podido imponer sus mezquinas preocupaciones a esta organización nacional durante medio siglo da poco crédito a sus miembros. Uno de los comentarios más elocuentes lo hizo T. Swann Hardy en el *Foro* de junio de 1929. En un artículo titulado "¿Qué tan científicos son nuestros médicos?"[6], Hardy escribió: "La medicina, como profesión, no se distingue por la mentalidad de sus miembros. La inteligencia media es más baja que en cualquier otra profesión. La medicina organizada en Estados Unidos se opone de forma inalterable a cualquier norma de reorganización que (1) haga que el monopolio médico sea completamente científico; (2) haga que esta terapia esté disponible de forma general para todos los que la necesiten; (3) amenace los ingresos de los médicos incompetentes. "

Obsérvese que la insignia de la profesión médica consiste en dos serpientes entrelazadas en un palo. Sin embargo, la Universidad de Rochester, considerando esta tradición excesiva, ha reducido recientemente las dos serpientes a una. El caduceo es el símbolo mitológico del dios romano Mercurio. Era el patrón de los mensajeros, pero también tenía una reputación algo dudosa como asociado de los forajidos, los comerciantes y los ladrones. En la antigüedad, los comerciantes eran sinónimo de las otras dos categorías.

---

[6] Qué científicos son nuestros médicos.

CAPÍTULO 3

LOS BENEFICIOS DEL CÁNCER

En el año 400 a.C., Hipócrates dio el nombre de Cáncer
o cangrejo a una enfermedad encontrada en su época,
por su propagación en el cuerpo como la del cangrejo.
Su nombre griego era "karkinos". En el año 164 d.C., el médico
romano Galeno utilizó el nombre de "tumor" para describir esta
enfermedad, del griego "tymbos" que significa *"túmulo"*, y del
latín *"tumor"*, "hincharse". La enfermedad no pudo estar muy
extendida; no se menciona en la Biblia, ni en el antiguo libro de
medicina de China, el Clásico de Medicina Interna del
Emperador Amarillo. Desconocida en la mayoría de las
sociedades tradicionales, se extendió con el auge de la revolución
industrial. En la década de 1830, el cáncer era responsable del
dos por ciento de las muertes en el área de París; en 1900, el
cáncer causaba el cuatro por ciento de las muertes en Estados
Unidos.

Con la aparición del cáncer llegaron los métodos "modernos"
para tratarlo. El Dr. Robert S. Mendelsohn, uno de los principales
críticos del establishment médico, ha declarado que "la cirugía
moderna del cáncer será considerada algún día con el mismo tipo
de horror que el uso de sanguijuelas en la época de George
Washington". La cirugía de la que hablaba es el método de
tratamiento del cáncer, ampliamente aceptado e impuesto, que
ahora está en boga en todo Estados Unidos. Se llama la técnica
de cortar, cortar y quemar. Este método de tratamiento del cáncer
es en realidad la culminación de la escuela de medicina alopática
alemana en los Estados Unidos. Se basa casi exclusivamente en
la cirugía, las hemorragias y el uso de fármacos pesados, con el
añadido exótico del tratamiento con radio. El templo del método
moderno de tratamiento del cáncer en Estados Unidos es el

Memorial Sloan Kettering Cancer Institute de Nueva York. Sus sumos sacerdotes son los cirujanos e investigadores de este centro.

Conocido originalmente como Memorial Hospital, este centro de tratamiento del cáncer estuvo presidido en sus inicios por dos médicos que eran los estereotipos de los "científicos locos" de Hollywood. Si Hollywood tuviera la intención de hacer una película sobre este hospital, se habría molestado por el hecho de que sólo el difunto Bela Lugosi sería apropiado para interpretar no a uno, sino a los dos médicos. El primero de estos médicos "locos" fue el Dr. J. Marion Sims.

Hijo de un sheriff y tabernero de Carolina del Sur, Sims (1813-1883) fue un "médico para mujeres" del siglo XIX. Durante años se dedicó a la "cirugía experimental" realizando experimentos con esclavas en el Sur. Según su biógrafo, estas operaciones fueron "casi todas mortales". Cuando los propietarios de las plantaciones se negaron a permitirle realizar más experimentos con sus esclavos, se vio obligado a comprar una esclava de 17 años por 500 dólares. En pocos meses, había realizado una treintena de operaciones a esta desafortunada muchacha, llamada Anarcha. Como en aquella época no había anestesia, tuvo que pedir a unos amigos que sostuvieran a Anarcha mientras la operaba. Después de una o dos experiencias de este tipo, normalmente se negaban a tener nada más que ver con él. Siguió experimentando con Anarcha durante cuatro años, y en 1853 decidió trasladarse a Nueva York. No se sabe si su pequeño hospital para negros en Carolina del Sur fue rodeado por aldeanos que gritaban una noche cuando blandían antorchas, como en una vieja película de Frankenstein. Sin embargo, su decisión de trasladarse parece haber sido bastante repentina. El Dr. Sims compró una casa en Madison Avenue, donde encontró un apoyo en la heredera del imperio Phelps, la Sra. Melissa Phelps Dodge. Esta familia siguió siendo una de las principales promotoras del actual centro oncológico. Con su ayuda financiera, Sims fundó el Women's Hospital, un hospital benéfico con 30 camas que se inauguró el 1 de mayo de 1855.

Al igual que un curandero posterior, el "doctor" Simmons, Sims se presentaba como especialista en mujeres, en particular en la "fístula vesicovaginal", un paso anormal entre la vejiga y la vagina. Hoy sabemos que esta afección siempre ha sido "iatrogénica", es decir, causada por los cuidados de los médicos. En la década de 1870, Sims comenzó a especializarse en el tratamiento del cáncer. En Nueva York empezaron a circular rumores sobre operaciones bárbaras realizadas en el Women's Hospital. El "médico loco" estaba de nuevo presente. Los administradores de la institución informaron de que "la vida de todos los pacientes se ve amenazada por experiencias misteriosas". El Dr. Sims fue despedido del Hospital de Mujeres. Sin embargo, gracias a su poderoso apoyo financiero, fue rápidamente reincorporado. Entonces se pusieron en contacto con él los miembros de la familia Astor, cuya fortuna se basaba en los vínculos del viejo John Jacob Astor con la Compañía de las Indias Orientales, el servicio de inteligencia secreto británico y el comercio internacional de opio. Uno de los Astor había muerto recientemente de cáncer y la familia quería establecer un hospital oncológico en Nueva York. Primero se dirigieron a los administradores del Hospital de Mujeres con una donación de 150.000 dólares si querían convertirlo en un hospital oncológico. Tras su reciente despido, Sims traicionó a los administradores mediante negociaciones privadas con los Astor. Les convenció para que le apoyaran en un nuevo hospital, al que llamó New York Cancer Hospital. Abrió sus puertas en 1884. El Dr. Sims viajó entonces a París, donde visitó a la emperatriz Eugenia. Posteriormente fue condecorado con la Orden de Leopoldo por el Rey de los belgas. Aparentemente, no había perdido nada de su valor. Regresó a Nueva York, donde murió poco antes de la inauguración de su nuevo hospital.

En la década de 1890, tras recibir donaciones de otros benefactores, el hospital pasó a llamarse Memorial Hospital. A mediados del siglo XX se añadieron los nombres de Sloan y Kettering. A pesar de estos nombres, durante muchos años este centro oncológico fue un importante apéndice del Monopolio Médico Rockefeller. En la década de 1930, los Rockefeller donaron un terreno en el elegante barrio del Upper East Side para construir su nuevo edificio. Los secuaces de los Rockefeller han dominado el consejo de administración desde la apertura del centro. En 1913, un grupo de médicos y legos se reunió en mayo en el Harvard Club de Nueva York para crear una organización nacional contra el cáncer. No es de extrañar que la organización recibiera el nombre de Sociedad Americana para el Control del Cáncer[7]. Nótese que no se llamaba sociedad para la cura del cáncer, ni para la prevención del cáncer, y que estos nunca fueron los objetivos principales de esa organización. 1913, por supuesto, fue un año muy importante en la historia de Estados Unidos. En ese fatídico año, el presidente Woodrow Wilson firmó la Ley de la Reserva Federal, que se puso en marcha para proporcionar financiación para la próxima guerra mundial; se impuso al pueblo estadounidense un impuesto nacional progresivo sobre la renta, tomado directamente del Manifiesto Comunista de Marx de 1848; y se despojó a las legislaturas de su derecho constitucional a nombrar senadores; ahora todos eran elegidos por votación popular. Fue durante esta embriagadora época de planificación socialista cuando nació la Sociedad del Cáncer. Naturalmente, fue financiado por John D. Rockefeller, Jr. Sus abogados, Debevoise y Plimpton, siguieron dominando la administración de la nueva sociedad durante toda la década de 1920. Su financiación procedía de la Fundación Laura Spelman Rockefeller y de J. P. Morgan.

Desde su creación, la Sociedad Americana del Cáncer ha seguido el modelo establecido por sus formadores originales. La CHA también tenía un Consejo de Administración, una Cámara de Delegados y, en los años 50, también creó un Comité de Charlatanería. Este comité cambió más tarde su nombre por el de "Comité de Métodos No Probados de Tratamiento del Cáncer" (nótese que se llamaba "manejo, no cura"), pero la sociedad siguió utilizando libremente el término "curandero" para referirse a cualquier método no aprobado por sus directores, o que se desviara del método de "cortar, cortar y quemar"[8] del tratamiento del cáncer.

---

[7] La Sociedad Americana para el Control del Cáncer.

[8] Cortar y quemar.

En 1909, el magnate de los ferrocarriles E. H. Harriman (cuya fortuna, al igual que la de los Rockefeller, había sido financiada en su totalidad con el dinero de los Rothschild que le había dado Jacob Schiff de Kuhn, Loeb Co.) Su familia creó entonces el Instituto de Investigación Harriman. En 1917, el vástago de la familia, W. Averell Harriman, decidió repentinamente dedicarse a la política, o más bien a gestionar nuestros partidos políticos entre bastidores. El Instituto se cerró de repente. Su apoyo financiero se transfirió entonces al Memorial Hospital. El principal financiador del hospital en aquella época era James Douglas (1837-1918). Era presidente de la Phelps Dodge Corporation, cuya heredera en 1853, Melissa Phelps Dodge, había sido la primera financiadora de lo que sería el Memorial Hospital. Se había casado con un comerciante de productos secos llamado William Dodge, que utilizó la fortuna de los Phelps para convertirse en un gigante de la producción de cobre.

El Dictionary of National Biography describe a James Douglas como "el decano de las propiedades mineras y metalúrgicas". Era dueño de la mina de cobre más rica del mundo, la Copper Queen Lode. Nacido en Canadá, era hijo del Dr. James Douglas, un cirujano que llegó a ser director del manicomio de Quebec. Su hijo se incorporó a la empresa Phelps-Dodge en 1910 y más tarde se convirtió en su presidente. Como había descubierto vastos depósitos de pechblenda en sus propiedades mineras del oeste, quedó fascinado por el radio. En colaboración con la Oficina de Minas, organismo gubernamental que controlaba a todos los efectos, fundó el Instituto Nacional del Radio. Su médico personal era el Dr. James Ewing (1866-1943). Douglas ofreció donar 100.000 dólares al Memorial Hospital, pero con varias condiciones. La primera era que el hospital debía contratar al Dr. Ewing como patólogo jefe; la segunda era que el hospital debía comprometerse a tratar únicamente el cáncer y que utilizaría rutinariamente el radio en sus tratamientos contra el cáncer. El hospital aceptó estas condiciones.

Con el dinero de Douglas detrás, Ewing se convirtió rápidamente en el jefe de todo el hospital. Douglas estaba tan convencido de los beneficios de la radioterapia que la utilizaba con frecuencia para su hija, que se estaba muriendo de cáncer, su mujer y él mismo, exponiendo a su familia a la radioterapia para las dolencias más mundanas. Debido a la importancia de Douglas, el *New York Times* dio gran publicidad al nuevo tratamiento del cáncer con radio. El reportero tituló su artículo de portada "Tratamiento de radio gratuito para todos". A Douglas le molestó mucho esta afirmación, y el 24 de octubre de 1913 hizo publicar una corrección en el *Times*: "Toda esta historia sobre la humanidad y la filantropía es una tontería. Quiero que se entienda que haré lo que quiera con el radio que me pertenece. Fue una rara visión de la verdadera naturaleza del "filántropo". Sus rivales en este campo, Rockefeller y Carnegie, siempre dan su dinero sin condiciones. Con esta seguridad, pudieron establecer sigilosamente su poder secreto sobre la nación. Douglas había revelado la verdadera naturaleza de nuestros filántropos.

Los comunicados de prensa originales del Memorial Hospital habían sugerido, en efecto, que los tratamientos con radio serían gratuitos. Al parecer, creían que el gran filántropo James Douglas donaría sus acciones. El reglamento del Memorial Hospital se modificó inmediatamente para establecer que "se cobraría un recargo por los gases de radio utilizados en el tratamiento de los pacientes". En 1924, el departamento de radio del Memorial Hospital realizó tratamientos con radio por valor de 18.000 dólares a los pacientes, por los que cobró 70.000 dólares, su principal fuente de ingresos para ese año.

Mientras tanto, James Douglas, que se había jactado de poder hacer lo que quisiera con su radio, seguía tratándose con frecuencia. Unas semanas después del artículo del *New York Times, en* 1913, murió de anemia aplásica. Las autoridades médicas creen ahora que fue sólo una de las muchas personalidades asociadas al desarrollo temprano del radio que murieron por sus efectos, siendo las más famosas Marie Curie, esposa de su descubridor, y su hija, Irene Joliot-Curie. En 1922, más de cien radiólogos habían muerto de cáncer inducido por los rayos X.

El Dr. Ewing, protegido de Douglas, permaneció en el Memorial Hospital durante varios años más. Desarrolló una serie de dolencias, la más molesta de las cuales era un tic de comportamiento que le dificultaba la interacción con los demás. Se retiró del hospital, convirtiéndose en un recluso en Long Island, donde finalmente murió de cáncer de vejiga en 1943.

El hijo y heredero de Douglas, Lewis Douglas, heredó una de las mayores fortunas estadounidenses de la época. Se casó con Peggy Zinsser, hija de un socio de J.P. Morgan Co. Las dos hermanas de Peggy también contrajeron buenos matrimonios; una se casó con John J. McCloy, que llegó a ser el abogado jefe de los intereses de los Rockefeller; la otra se casó con Konrad Adenauer, que llegó a ser canciller de la Alemania de posguerra. Lewis Douglas se convirtió en presidente de Mutual Life of New York, una empresa controlada por Morgan. Al estallar la Segunda Guerra Mundial, se convirtió en un protegido de W. Averell Harriman en la Administración de Préstamos. Douglas fue nombrado entonces Presidente de la Junta de Transporte Marítimo de Guerra, uno de los famosos funcionarios "simbólicos" de la administración Roosevelt. Posteriormente sucedió a Harriman durante la guerra como embajador de Estados Unidos en Inglaterra. Tras la caída de Hitler, Douglas iba a convertirse en Alto Comisionado para Alemania, pero renunció para permitir que su cuñado, John J. McCloy, ocupara el puesto. Los dos estadounidenses se llevaron una grata sorpresa cuando su cuñado, Konrad Adenauer, fue nombrado Canciller. Los intereses familiares en la empresa J. P. Morgan estaban firmemente controlados. De hecho, las actividades políticas anteriores de Adenauer en Alemania durante la guerra se habían concentrado en un pequeño grupo de cohortes de J. P. Morgan en Alemania. Estaban listos para tomar el control cuando Hitler muriera.

En los años 30, se convenció a dos gigantes de la industria automovilística para que contribuyeran al Hospital Memorial. Alfred P. Sloan había sido presidente de General Motors durante varios años. También fue director de J.P. Morgan Co. En 1938, poseía 750.000 acciones de General Motors. Poseía un yate de 235 pies valorado en más de un millón de dólares en 1940.

Charles Kettering fue un verdadero genio de la inventiva, responsable de gran parte de los actuales sistemas de encendido automático, luces, motores de arranque y otros sistemas eléctricos. Fortune estimó en 1960 que Sloan valía entre 200 y 400 millones de dólares, mientras que Kettering valía entre 100 y 200 millones.

Las credenciales de Alfred Sloan como filántropo se han visto algo empañadas por su carrera en General Motors. Se había opuesto firmemente a la instalación de cristales de seguridad en los coches Chevrolet. En la década de 1920, la ausencia de cristales de seguridad significaba que un accidente de coche relativamente menor, si provocaba la rotura del parabrisas o de las ventanillas, podía provocar una horrible desfiguración o la muerte de los ocupantes.

Los fragmentos de vidrio que salieron despedidos en el interior, hirieron a los pasajeros dependiendo de la gravedad del impacto. Por una cantidad relativamente pequeña, el vidrio ordinario utilizado en los automóviles durante este periodo podía ser sustituido por un vidrio de seguridad. Hoy en día, los cristales de seguridad son obligatorios en todos los coches. Sloan hizo una declaración pública sobre esta cuestión el 13 de agosto de 1929. La llegada del vidrio de seguridad hará que nosotros y nuestra sociedad absorbamos una parte muy considerable de los costes adicionales con nuestros beneficios. No creo que General Motors deba adoptar cristales de seguridad para sus coches y subir sus precios, aunque sólo sea una parte del coste adicional. El 15 de agosto de 1932, Sloan reiteró su oposición a la instalación de cristales de seguridad en los coches de General Motors. Se quejó: "No es mi responsabilidad vender vidrios de seguridad. Preferiría gastar la misma cantidad de dinero en mejorar nuestro coche de otras maneras porque creo que desde un punto de vista estrictamente empresarial sería una inversión mucho mejor. La Fundación Alfred P. Sloan va bien; en 1975 contaba con 252 millones de dólares, que aumentaron a 370 millones en 1985. Ella y la Fundación Charles F. Kettering (75 millones de dólares) siguen siendo los principales benefactores del Sloan Kettering Cancer Centre. Un editor liberal, Norman Cousins, dirige la Fundación Kettering. La Fundación Alfred P. Sloan está dirigida por R. Manning Brown, Jr. Entre los directores se encuentran Henry H. Fowler, ex secretario del Tesoro, ahora socio de Goldman Sachs Co., banqueros de inversión de Nueva York - el director es también Lloyd C. Elam, presidente de la única escuela de medicina para negros del país, Meharry College en Nashville, Tennessee; Elam es también director del gigante médico Merck; Kraft, South Central Bell Telephone y el Banco de Nashville; Franklin A. Long representa la conexión necesaria con Rockefeller como director de Exxon; también es director de United Technologies, de la Junta de Asesoramiento Científico Presidencial, profesor de química en Cornell desde 1936, becario Guggenheim, galardonado con el Premio de la Paz Albert Einstein - es miembro de la junta directiva estadounidense de Pugwash, creada por el financiero notoriamente procomunista Cyrus Eaton que era un protegido de Rockefeller - Pugwash sería dirigido por la KGB; Herbert E. Longenecker, presidente de la Universidad de Tulane; forma parte del comité de selección de estudiantes Fulbright, un cargo muy poderoso - su lista de premios y honores en el *Who's Who se* extiende durante varios párrafos ; Cathleen Morawetz, directora de la Caja Nacional, también becaria Guggenheim; está casada con Herbert Morawetz, químico de Praga; Thomas Aquinas Murphy, presidente de General Motors durante muchos años, también director de PepsiCo, y de la National Detroit Corporation; Ellmore E. Patterson, que trabajaba en la empresa J. P. Morgan desde 1935, es también tesorero del Sloan-Kettering Cancer Center y director de Bethlehem Steel, Engelhard Hanovia y Morgan Stanley; Laurance S. Rockefeller, que es director de *Reader's Digest, de la* National Geographic Society y de la Caneel Bay Plantation; Charles J. Scanlon, director de la GM Acceptance Corporation, del Arab-American Bank of New York y fiduciario del Roosevelt Hospital de Nueva York; y Harold T. Shapiro, presidente de la Universidad de Michigan, director de Dow Chemical Corporation, y de Ford Motor Co, Burroughs, Kellogg y el Banco de Canadá-Shapiro es miembro del Comité Asesor de la Agencia Central de Inteligencia desde 1984; también es asesor del Departamento del Tesoro de Estados Unidos.

El Consejo de Administración del Memorial Sloan Kettering Cancer Institute, llamado "Board of Managers", parece un estado financiero de las distintas participaciones de Rockefeller. Su principal director durante muchos años fue el difunto Lewis

Lichtenstein Strauss, socio de Kuhn, Loeb Co, los banqueros de los Rothschild en Estados Unidos.

Strauss figura en el *Who's Who* como "asesor financiero del Sr. Rockefeller". También ha sido director de Studebaker, Polaroid, NBC, RCA, y ha ocupado cargos gubernamentales como Secretario de Comercio y jefe de la Comisión de Energía Atómica. Durante muchos años canalizó los fondos de Rockefeller hacia el infame frente comunista, el Instituto de Relaciones del Pacífico. Strauss también fue presidente del Instituto de Estudios Avanzados, un think tank de Rockefeller en Princeton, y director financiero del Comité Judío Americano, para el que recaudó fondos para publicar el órgano de propaganda, la revista *Commentary*.

Otra eminente directora del Sloan Kettering es Dorothy Peabody Davison, una mujer de la alta sociedad neoyorquina desde hace unos 50 años. Se había casado con F. Trubee Davison, hijo de Henry Pomeroy Davison, un pariente de los Rockefeller que había sido la mano derecha de J. P. Morgan. Davison fue uno de los cinco grandes banqueros que se reunieron con el senador Nelson Aldrich (su hija se había casado con John D. Rockefeller, Jr.) en la isla Jekyl en una conferencia secreta para redactar la Ley de la Reserva Federal en noviembre de 1910. El Dictionary of National Biography señala que Davison "fue rápidamente reconocido por J. P. Morgan, que le consultó con frecuencia, especialmente durante la crisis monetaria de 1907.... En asociación con el senador Aldrich, Paul M. Warburg, Frank A. Vanderlip y A. Piatt Andrew, participó en la redacción del Informe de Jekyl Island, que condujo a la cristalización de los sentimientos que llevaron a la creación del Sistema de la Reserva Federal. Como jefe del Consejo de Guerra de la Cruz Roja durante la Primera Guerra Mundial, Davison recaudó 370 millones de dólares, una parte considerable de los cuales se desvió a Rusia para salvar al maltrecho gobierno bolchevique. Su hijo y tocayo, Henry P. Davison, se casó con Anne Stillman, hija de James Stillman, director del National City Bank, que gestionaba las enormes reservas de efectivo de la Standard Oil Company. H. P. también se convirtió en socio de la J. P. Morgan Company; su hermano, F. Trubee Davison, se casó con Dorothy

Peabody, la principal familia filantrópica del país. Se puede decir que los Peabody inventaron el concepto de fundación filantrópica, siendo la primera fundación importante el Fondo de Educación Peabody, creado en 1865 por George Peabody, fundador de la compañía bancaria J. P. Morgan; posteriormente se convirtió en la Fundación Rockefeller. El padre de Dorothy Peabody era el famoso Endicott Peabody, fundador de la Establishment Training School de Groton, donde se formaron Franklin D. Roosevelt y muchos otros hombres de paja. Dorothy Peabody fue miembro de la Junta Directiva Nacional de la Sociedad Americana del Cáncer durante muchos años, así como directora del Sloan Kettering. También fue una renombrada cazadora de caza mayor, haciendo numerosas incursiones en la India y África y ganando muchos trofeos por sus animales favoritos. Su marido fue Secretario de Guerra Aérea de 1926 a 1922 y fue Presidente del Museo Americano de Historia Natural durante muchos años. Era la organización benéfica favorita de Theodore Roosevelt. Su hijo, Endicott Peabody Davison, llegó a ser secretario de J.P. Morgan Co. y más tarde director general de la sucursal londinense de la firma; es presidente de U.S. Trust desde 1979, y director de las empresas de defensa Scovill Corporation y Todd Shipyards, también de Discount Corporation. Es administrador del Museo Metropolitano de Arte y de la Fundación Markle, que concede importantes subvenciones en el ámbito de los medios de comunicación. El secretario de Estado de Eisenhower, John Foster Dulles, también estaba vinculado a los Rockefeller por la familia Pomeroy.

El actual Consejo de Administración del Memorial Sloan Kettering Cancer Center incluye a Edward J. Beattie, investigador de la Universidad George Washington y miembro del personal del Hospital Rockefeller desde 1978, miembro de la Sociedad Americana del Cáncer y director médico del Memorial desde 1965; Peter O. Crisp, que es director de inversiones de los Rockefeller Family Associates; Harold Fisher, presidente de Exxon Corp, el buque insignia de la fortuna Rockefeller; Clifton C. Garvin, Jr., presidente de Exxon Corporation, director de Citicorp, Citibank (antes National City Bank), PepsiCo, J. C. Penney, TRW, Equitable Life, Corning Glass y la empresa farmacéutica Johnson and Johnson; Louis V. Gerstner, Jr., presidente del gigante farmacéutico Squibb, director de American Express, Caterpillar y Melville Corp; miembro del Comité de Visitas de la Universidad de Harvard; Ellmore C. Patterson, en J. P. Morgan desde 1935, se casó con Anne Hyde Choate, de la familia de abogados de Nueva York; Patterson es tesorero del Memorial Sloan Kettering; también es director de la Fundación Carnegie para la Paz Internacional, antes dirigida por Alger Hiss; el cuñado de Patterson, Arthur H. Choate, Jr. fue socio del bufete J. P. Morgan durante unos años; luego se incorporó a Clark Dodge & Co. Roosa, socio de la banca de inversión Brown Brothers Harriman, un becario de Rhodes que fue el cerebro del sistema de la Reserva Federal durante muchos años, formando a Paul Volcker y nombrándolo después presidente de la Junta de Gobernadores de la Reserva Federal en Washington; Roosa también ayudó a David Rockefeller a crear la Comisión Trilateral, de la que sigue siendo director; Benno C. Schmidt, socio director del banco de inversión J. H. Whitney Co. banco de inversiones durante muchos años, con importantes participaciones en Schlumberger, Freeport Minerals y CBS; Schmidt fue consejero general de la Junta de Producción de Guerra durante la Segunda Guerra Mundial y dirigió la Oficina de Liquidaciones Extranjeras en 1945 y 1946, que vendió equipos por valor de miles de millones de dólares a precios irrisorios; Schmidt fue miembro del Panel del Cáncer del Presidente desde 1971 hasta 1980; Es director de la Fundación General Motors para la Investigación del Cáncer, la Fundación Carnegie para la Paz Internacional y el Museo Whitney; Recibió el Premio Cleveland al Servicio Distinguido en la Cruzada para el Control del Cáncer de la Sociedad Americana del Cáncer en 1972 (estos grupos siempre se conceden honores y premios, no hace falta que nadie más se presente); Schmidt también recibió el Premio Bristol Myers al Servicio Distinguido en la Investigación del Cáncer en 1979; su hijo, Benno Schmidt, Jr., Se casó con la hija del jefe, Helen Cushing Whitney, y ahora es presidente de la Universidad de Yale; fue secretario del juez Warren en el Tribunal Supremo y más tarde fue asesor jurídico del Departamento de Justicia.

Los demás miembros del Consejo de Administración son H. Virgil Sherrill, Presidente de la empresa de inversiones Bache

Halsey Stuart Shields, ahora Prudential Bache; Frank Seitz, Director de Organon, Ogden Corp. ambas empresas químicas; es Presidente del principal grupo político, el Instituto de Estudios Estratégicos, desde 1975; M. Seitz forma parte del Consejo de Administración de la National Cancer Advisory Board y de la Fundación Rockefeller; también es miembro de la Belgian American Educational Foundation, creada por Herbert Hoover tras la Primera Guerra Mundial para ocultar los beneficios de su labor benéfica en Bélgica; Seitz también forma parte del Consejo de Administración de la Fundación John Simon Guggenheim, que tenía activos por valor de 105 millones de dólares en 1985 y sólo ha gastado 7½ millones en su labor benéfica; William S. Sneath, presidente del gigante químico Union Carbide Corp, que ha sufrido varios accidentes en sus plantas químicas en los últimos años; también es director de Metropolitan Life, controlada por los intereses de Morgan, Rockwell International y el gigante de la publicidad, JWT Group; Lewis Thomas, cuyas hazañas se recogen íntegramente en *Who's Who ;* es asesor de inversiones del Instituto Rockefeller, decano de la Facultad de Medicina de Yale, profesor de medicina en Cornell desde 1973; Thomas es director de la empresa farmacéutica Squibb, presidente emérito del Memorial Sloan Kettering, director del Instituto Rand, de la Universidad Rockefeller, de la Fundación John Simon Guggenheim, de la Fundación Menninger, de la Fundación Lounsbery, del Instituto del Cáncer Sidney Farber y de la Fundación Aaron Diamond; J. S. Wickerham, que es vicepresidente del Morgan Bank, Morgan Guaranty Trust; Harper Woodward, que es miembro de Rockefeller Family Associates, socio de Laurance Rockefeller desde hace mucho tiempo.

Es sólo la junta directiva del Memorial Sloan Kettering, el principal centro oncológico del país. Cada miembro del Consejo de Administración tiene muchos vínculos directos o indirectos con los intereses de los Rockefeller. La junta directiva del centro incluye a la Sra. Elmer Bobst, viuda del prominente fabricante de medicamentos y organizadora de la Sociedad Americana del Cáncer; el Dr. James B. Fisk, presidente de Bell Telephone Laboratories, director de American Cyanamid, Corning, Equitable Life, la Fundación John Simon Guggenheim, el Chase

Manhattan Bank (el banco de los Rockefeller), el Consejo de Administración de Harvard y director de la Cabot Corporation; Richard M. Furlaud, presidente del gigante farmacéutico Squibb, director y consejero general de Olin Corporation, el gigantesco fabricante de municiones, y director de American Express; el Dr. Emanuel Rubin Piore, nacido en Wilno, Rusia, dirigió el Grupo de Trabajo sobre Armas de Estados Unidos. Armada 1942-46, jefe de la Oficina de Electrónica de la Armada 1948, director de investigación de IBM desde 1956, profesor de la Universidad Rockefeller, consultor del MIT y de Harvard, director de Paul Revere Investors, director de Sloan Kettering desde 1976 y galardonado con el Premio Kaplan de la Universidad Hebrea; Su mujer, Nora Kahn, ha sido durante mucho tiempo analista de salud en el Departamento de Salud de la ciudad de Nueva York desde 1957, directora del Fondo de la Commonwealth, miembro principal de la Cruz Azul, del Fondo Unido de Hospitales, de la Fundación Robert Wood Johnson (de la empresa farmacéutica Johnson y Johnson), del Pew Memorial Trust, de la Fundación Vera, de la Liga Urbana, becaria de la Universidad de Nueva York. S. Servicio de Salud Pública; James D. Robinson III, Presidente de American Express, que ahora ha incorporado las dos empresas de banca de inversión de Kuhn, Loeb Co. y Lehman Brothers en Shearson Lehman Hutton; anteriormente estuvo en Morgan Guaranty Trust, y ahora es director de la empresa farmacéutica Bristol Myers, Coca Cola, Fire-mans Fund Insurance, Presidente del Memorial Sloan Kettering y de la Universidad Rockefeller; James S. Rockefeller, director de Cranston Print Works; Laurance Rockefeller, director de *Reader's Digest*, con 18 millones de ejemplares, y de *National Geographic*, con 10 millones de ejemplares -lo que significa que influye en 28 millones de hogares estadounidenses de clase media cada mes-, el Dr. Ralph Moss, antiguo director de relaciones públicas del Memorial Sloan Kettering, señaló que Reader's Digest suele ser un barómetro del pensamiento ortodoxo sobre el problema del cáncer. Los Rockefeller siguen siendo los principales contribuyentes del Memorial Sloan Kettering; William Rockefeller también es supervisor: es socio de Shearson Sterling, los abogados de los intereses de los Rockefeller; también es director de Cranston Print Works y

Oneida Ltd. F. Walkowicz, que trabaja con los Rockefeller Family Associates; es presidente de la National Aviation and Technology Corporation, CCI, Itek y Mitre Corporation, Safetrans Systems y Quotron Systems; Arthur B. Treman, Jr., director general de la banca de inversión de Dillon Read durante muchos años.

Los consejos de administración del Memorial Sloan Kettering no sólo tienen vínculos directos con los Rockefeller, sino que también están estrechamente relacionados con las industrias de defensa, la CIA y las empresas químicas y farmacéuticas. No es casualidad que formen parte del consejo de administración de una institución cuyas recomendaciones sobre el tratamiento del cáncer representan literalmente miles de millones de beneficios para quienes están bien situados para beneficiarse de ellas. ¡Y tú pensabas que era una obra de caridad! El hecho es que el Memorial Sloan Kettering y la Sociedad Americana del Cáncer, junto con la Asociación Médica Americana, son los principales organizadores del Monopolio Médico Rockefeller. En 1944, la Sociedad Americana para el Control del Cáncer cambió su nombre por el de Sociedad Americana del Cáncer y se puso en manos de dos de los más famosos vendedores de patentes médicas de Estados Unidos, Albert Lasker y Elmer Bobst.

Albert Lasker, nacido en Friburgo, Alemania (1880-1952), fue llamado "el padre de la publicidad moderna". Se centró en eslóganes fáciles de recordar y en la repetición constante para hacer llegar sus mensajes al pueblo estadounidense. Al igual que otros vendedores de éxito homenajeados en estas páginas, comenzó su carrera como periodista. Fue traído a este país por sus padres, que se establecieron en Galveston, Texas. Su padre, Morris Lasker, se convirtió en representante de los intereses bancarios de Rothschild y pronto llegó a ser presidente de cinco bancos en Texas. Vivía en una lujosa mansión en Galveston, era un importante comerciante de grano y algodón y, debido a sus grandes intereses en el oeste de Texas, llegó a ser conocido como el "Padrino del Panhandle". Murió en 1916, dejando a su hijo Albert como albacea. Al necesitar dinero para ampliar su negocio de publicidad, Albert Lasker se apresuró a vender el terreno a un precio de ganga, que en 1916 no era muy alto. Su perspicacia en los negocios le falló aquí, ya que más tarde se descubrió petróleo por valor de más de 1.000 millones de dólares en esas tierras.

A los dieciséis años, Albert Lasker se convirtió en reportero del *Galveston News y* pronto ocupó un puesto mejor pagado en Dallas, en el *Dallas Morning News,* el mayor periódico de Texas. Pronto se dio cuenta de que el verdadero dinero del negocio periodístico no estaba en el periodismo, sino en la publicidad, que aportaba la mayor parte de los ingresos. Lasker se fue a Chicago, donde consiguió un trabajo en Lord and Thomas, la mayor agencia de la ciudad. Sólo tenía 19 años. Como había acordado que su salario dependería de la cantidad de negocios que pudiera aportar a la empresa, se convirtió en un fanático de la estafa. A los veinticinco años, había ahorrado suficiente dinero, junto con el de su familia, para comprar el veinticinco por ciento de la agencia. En ese momento, ganaba 1.000 dólares a la semana; el Presidente de los Estados Unidos cobraba 10.000 dólares al año. A los treinta años, Lasker compró toda la agencia. A continuación, participó en algunas de las campañas publicitarias más memorables de la historia de la empresa. Construyó una finca de tres millones y medio de dólares en el exclusivo suburbio de Lake Forest, Mill Road Farm, una propiedad de 480 acres con veintisiete edificios, y un campo de golf de un millón de dólares que Bob Jones describió como uno de los tres mejores campos de golf de Estados Unidos. Había llegado a la edad de 42 años. La finca empleaba a cincuenta trabajadores, que mantenían seis millas de setos recortados cada semana. El chateau francés en el centro de todo este lujo era más magnífico que cualquier cosa construida por sus vecinos, que lo gratificaban con una aversión apenas disimulada. Durante años fue el único residente judío, y se alegró de la idea de dar a conocer su intención de legar la finca en su testamento como centro comunitario judío.

Lasker siempre ha sido muy activo en las principales organizaciones judías, como el Comité Judío Americano y la poderosa Liga Antidifamación. Su hermana Florine fundó el Consejo Nacional de Mujeres Judías y el Comité de Libertades Civiles de Nueva York; otra hermana, Etta Rosensohn, fue una apasionada sionista que dirigió la organización Hadassah.

Durante la Primera Guerra Mundial, su amigo Bernard Baruch convenció a Lasker para que se uniera al gabinete de Woodrow Wilson como subsecretario; éste sería su único puesto en el gobierno. Aunque había convertido a Lord and Thomas en una gigantesca agencia de publicidad, sintió que Chicago se le quedaba pequeña; pronto trasladó su sede a Nueva York. Cuando se incorporó a la agencia, ésta sólo disponía de 900.000 dólares anuales, un tercio de los cuales procedían de un producto, Cascarets, un laxante. Tras trasladarse a Nueva York, se dio cuenta de que podía lanzar campañas nacionales para vender productos cuyo valor de inventario aumentaría entonces de forma espectacular. Fue capaz de invertir grandes sumas de dinero en productos que aún no eran bien aceptados por el público, siendo su triunfo más notable la promoción de Kotex. La prensa tuvo durante mucho tiempo fobia a cualquier mención de Kotex, y rara vez se anunciaba. Lasker compró International Cellulose, su fabricante, por un millón de dólares y luego lanzó una tremenda campaña en periódicos y revistas. Obtuvo varios millones de dólares de beneficios sólo con esa operación. No sólo hizo que la empresa pagara su campaña publicitaria, sino que ganó millones con la operación bursátil. Repitió esta fórmula con otros productos, amasando una fortuna de cincuenta millones de dólares. A continuación, se jacta de que "nadie ha ganado tanto dinero con la publicidad como yo".

Lasker ha sido responsable de muchos de los programas de radio más exitosos del país. Hizo una audición a Bob Hope y lo lanzó a una carrera que duró más de sesenta años. Fue Lasker quien convirtió a Amos y Andy en el programa de radio más popular de Estados Unidos. Los contrató para Pepsodent porque decía que la mitad de la población estadounidense que escuchaba el programa cada noche se imaginaba unos dientes blancos brillando "en esos mostradores oscuros". El patrocinador del programa era la pasta de dientes Pepsodent. Aunque el programa es ahora denostado por considerarlo ofensivo para los negros estadounidenses, si Lasker siguiera vivo, lo haría parecer el programa de televisión más exitoso del país.

Lasker era dueño de los Chicago Cubs y era un gran jugador. Se sabe que llegó a apostar hasta 40.000 dólares en una sola partida de golf. También era un adicto al trabajo. Durante la Gran Depresión de 1931, obtuvo un beneficio personal de un millón de dólares. Esto no le convenció para reducir los gastos de su negocio. Aprovechó el desempleo generalizado y la depresión para despedir a cincuenta miembros de la plantilla de Lord y Thomas; los que se quedaron vieron reducidos sus salarios en un cincuenta por ciento.

Una de las promociones más exitosas de Lasker ha sido su campaña de popularización del zumo de naranja para Sunkist. Se le recuerda sobre todo por su asociación con George Washington Hill, de American Tobacco. Cuando Lasker entró en escena, Percival Hill aún era el presidente de la empresa. Hijo de un importante banquero de Filadelfia, había creado un exitoso negocio de alfombras, que vendió invirtiendo los beneficios en una empresa tabacalera, Blackwell Tobacco, y luego la vendió al rey del tabaco, James Duke. Duke reorganizó la empresa en 1911 y pidió a Hill que se convirtiera en presidente, y su hijo, George Washington Hill, en vicepresidente. Lasker se hizo cargo de ella después de la Primera Guerra Mundial, cuando las empresas tabaqueras se volvieron muy conservadoras en sus gastos de publicidad. Rara vez gastan grandes sumas de dinero para promocionar una sola marca, prefiriendo publicitar toda su línea de productos. Lasker convenció a los Hills para que concentraran su publicidad y aumentaran su presupuesto.

Eso es lo que hicieron, y las ventas se dispararon. En un solo año, Lasker aumentó su presupuesto de publicidad de 1 millón de dólares a 25 millones. Consiguió mantener buenas relaciones con el arrogante y dominante George Washington Hill, cuya rudeza fue recordada por Sidney Greenstreet en la película "The Hucksters". Greenstreet retrató a Hill como un odioso paleto que se hizo notar escupiendo en la mesa delante de sus directores.

Lasker creó el pegadizo eslogan de Lucky Strikes, "It's Toasted[9]. Al comienzo de la Segunda Guerra Mundial, trató de

---

[9] Es un paquete completo.

imponer al público estadounidense un eslogan supuestamente patriótico: "Lucky Strike Green ha ido a la guerra". La campaña fue un fracaso. Fue una pobre excusa decir que el color verde utilizado en el paquete fue requisado para el esfuerzo de guerra.

El mayor éxito de Lasker ha sido su campaña nacional para convencer a las mujeres de que fumen en público. Podría decirse que es el padre del cáncer de pulmón femenino. En aquella época, pocas mujeres se atrevían a ser vistas fumando en público. Con la ayuda de sus secuaces en Hollywood, Lasker se aseguró de que en muchas escenas de películas se viera a mujeres importantes fumando en público. Su mayor éxito se debe a Bette Davis, que pronuncia sus líneas en casi todas las escenas a través de una espesa nube de humo. Fumar en público se convirtió entonces en algo habitual, creando un amplio mercado para los cigarrillos, que por supuesto era el único objetivo de Lasker. Unos 20 años después, muchas de estas mujeres morían de enfisema o cáncer de pulmón.

El ritmo frenético de Lasker pasó factura. Tuvo tres crisis nerviosas, pero su mayor impacto fue la muerte de su esposa en 1936. Al año siguiente, conoció a una actriz, Doris Kenyon, con la que se casó impulsivamente. El matrimonio duró sólo unos meses. Volvió a Hollywood, se divorció de él y se casó con el cuñado del pianista Arthur Rubinstein, que resultó ser un matrimonio exitoso. En 1939, mientras almorzaba con Wild Bill Donovan en el 21 Club, que pronto se convertiría en el jefe de la OSS, la organización que más tarde se convertiría en la CIA, le presentaron a una encantadora divorciada, una marchante de arte llamada Mary Woodard. Hija de un banquero de Wisconsin, había fundado una empresa de ropa, Hollywood Patterns, que creaba vestidos económicos para mujeres trabajadoras, y luego se dedicó al negocio del arte. Unos días más tarde, mientras almorzaba con el editor Richard Simon, se encontró con ella por segunda vez y decidió casarse con ella. Estaba empezando a crear una colección de arte y sabía muy poco de pintura. Luego afirmó que se había casado con ella para ahorrarse un millón de dólares en comisiones de venta, lo que probablemente hizo. Intentó aflojarle, y pronto le hizo ver a un psicoanalista. Estaba almorzando de nuevo con Richard Simon cuando se levantó y dijo: "Llego tarde a mi psicoanalista. Simon parecía perplejo, y Lasker le explicó: "Lo hago para librarme de todo el odio que me ha inspirado el mundo de la publicidad. Es probable que él haya puesto más odio en la publicidad que ella en él. A pesar de que prácticamente todos sus amigos cercanos eran judíos prominentes, como Bernard Baruch, Anna Rosenberg, David Sarnoff, el ejecutivo de publicidad de Nueva York Ben Sonnenberg y Lewis Strauss de Kuhn, Loeb Company, rara vez contrataba a judíos en su empresa de publicidad. Cuando le reprocharon esto, se limitó a sonreír y decir: "Mira, entré en esa empresa y me hice cargo de ella. ¿Crees que quiero que alguien me haga esto? "

Entre sus protegidos había publicistas de gran éxito como Emerson Foote, William Benton y Fairfax Cone, todos ellos buenos chicos. A Lasker le gustaba llamarlos sus pequeños goyim. Solía bromear diciendo que podía hacerlos volar cuando ladraba.

En 1942, Lasker, habiendo hecho una fortuna, decidió cerrar Lord and Thomas. Sus protegidos fundaron entonces la firma Fairfax Cone and Belding; William Edward, abogado, se casó con Carla, la hija de Bernard Gimbel, de la fortuna de los grandes almacenes. En esta boda, Lasker cita un viejo proverbio judío: "No se puede hacer una tortilla con dos huevos podridos". Tenía razón, se divorciaron. Su hija, Mary, se casó con el magnate del acero de Chicago, Leigh Block, de Inland Steel. Amasaron una colección de arte multimillonaria. También llegó a ser vicepresidenta de Foote, Cone y Belding. Joseph, hermano de Leigh Block, se convirtió en presidente de la Federación Judía.

Lasker se había cansado de llevar camisas blancas; inició la moda de las camisas azules en Nueva York, que se convirtieron en el sello de la profesión publicitaria. Nunca aprendió a conducir un coche y no tenía conocimientos de mecánica. Tras trasladarse a Nueva York, lamentó el enorme mantenimiento de su finca de Lake Forest; en 1939 la donó a la Universidad de Chicago. Los fideicomisarios la vendieron rápidamente para construir lotes; la mansión del millón de dólares se vendió por 110.000 dólares.

La importancia de Lasker en esta historia radica en que él y su compinche, un vendedor de patentes médicas llamado Elmer Bobst, tomaron la Sociedad Americana del Cáncer, un grupo moribundo a principios de los años 40, y en cuestión de meses la transformaron en una poderosa fuerza nacional. Utilizaron todas sus técnicas de promoción, recaudación de fondos y marketing para convertir a este grupo en la fuerza más poderosa del nuevo mundo del tratamiento del cáncer, de mil millones de dólares, un logro que el Monopolio Médico Rockefeller agradeció enormemente. Se deshicieron sumariamente de una engorrosa organización conocida como el Ejército de Mujeres, que estaba muy descentralizada, y situaron todo el poder de la Sociedad Americana del Cáncer en la ciudad de Nueva York. Todas sus reuniones se celebran allí. También utilizaron sus contactos empresariales para crear un nuevo consejo de administración formado por los principales nombres de la banca y la industria, cobrando 100.000 dólares a cada uno por el privilegio de formar parte del consejo.

Tras lanzar la Sociedad Americana del Cáncer como una organización viable, el propio Lasker enfermó de cáncer. Fue operado de cáncer de intestino en 1950, sin saber que extirpar el cáncer lo propaga inmediatamente por todo el cuerpo. Murió en 1952 en el Pabellón Harkness Rockefeller. Antes de su muerte, había creado la Fundación Albert y Mary Lasker, que convertiría a Mary Lasker en la mujer más poderosa de la medicina estadounidense. Rápidamente controló un vasto imperio de subvenciones, fundaciones, grupos de presión en Washington y otras organizaciones. Su lugarteniente más hábil para conseguir este poder fue la empleada de Rockefeller, Anna Rosenberg, que trabajó estrechamente con ella durante años.

Elmer Bobst, que fue socio de Lasker para llevar a la Sociedad Americana del Cáncer a lo más alto, también era un magnate. A diferencia de Lasker, Bobst procedía de una familia pobre, pero también tenía una mentalidad de vendedor ambulante nato, tomada de aquel empresario norteamericano, P. T. Barnum, que decía: "Hay un vendedor ambulante nato cada minuto". Bobst se incorporó a la compañía farmacéutica Hoffman LaRoche en 1911, donde sus habilidades comerciales le valieron la presidencia de la empresa. También era un astuto hombre de negocios; justo después de la Primera Guerra Mundial, sabiendo que los precios de las materias primas iban a bajar, se sorprendió al ver que la empresa había acumulado enormes existencias en el almacén de Nueva Jersey. Rápidamente hizo un trato con Eastman Kodak para comprar cinco toneladas de bromuro, un ingrediente clave no sólo en los analgésicos sino también en los suministros fotográficos. Comercializó los bromuros a sesenta céntimos la libra, diez céntimos por debajo del precio de mercado. En pocas semanas el precio de mercado había bajado a dieciséis céntimos la libra.

El gran éxito de Bobst en Hoffman LaRoche fue su campaña publicitaria de vitaminas. Tuvo tanto éxito que fue apodado "el rey de las vitaminas". Ganó millones de dólares en la bolsa y decidió dejar Hoffman LaRoche por pastos más verdes. En 1944, recurrió a Cravath, Swaine y Moore, los abogados de Kuhn, Loeb Company, para negociar sus condiciones; obtuvieron un acuerdo muy favorable de 150.000 dólares en el primer año y 60.000 dólares anuales hasta que cumpliera setenta y cinco años. Tras hacer fortuna en el negocio de las vitaminas, se dedicó a las píldoras más caras, convirtiéndose en director de Warner-Lambert. El producto más importante de la empresa era Listerine. Gerald Lambert, que no era un mercachifle, había convertido a Lambert Pharmacal en un gigantesco imperio, principalmente por sus incesantes advertencias sobre los peligros del "mal aliento". Su padre había inventado un enjuague bucal, del que se había apropiado el nombre más famoso de la medicina, el barón Joseph Lister, inventor de los antisépticos y la asepsia en los hospitales. El barón Lister, un cirujano de renombre, había operado a la propia reina Victoria, la única vez que se sometió a una operación con bisturí. Gerald Lambert hizo que su nombre se hiciera conocido con anuncios de página completa para Listerine. Los titulares de los banners advertían que "ni siquiera tu mejor amigo te lo dirá". Lambert inventó una nueva palabra para esta plaga, halitosis, del latín que significa mal aliento. En pleno auge bursátil de los años 20, Gerald Lambert vendió su empresa a la Warner Corporation por 25 millones de dólares, el equivalente a 500 millones en 1980. La operación se cerró en

1928; en un año, el valor de la empresa había descendido a 5 millones de dólares.

La Warner-Lambert Corporation resultante experimentó un lento crecimiento en la década de 1930. Bobst fue contratado principalmente por sus habilidades de marketing, pero pronto demostró ser un constructor de imperios, comprando más de cincuenta otras empresas. En un movimiento inteligente, nombró a Albert Driscoll como presidente de la empresa. Driscoll acababa de pasar siete años como gobernador de Nueva Jersey. Como directores, Bobst recurrió a las mentes más astutas de Wall Street, Sidney Weinberg, de Goldman Sachs, y Frederick Eberstadt, de Eberstadt and Company. Como Director de Relaciones Públicas, recurrió a Anna Rosenberg, que durante mucho tiempo había sido Directora de Relaciones Laborales de los Rockefeller en el Rockefeller Center, su principal holding. Esto significaba que Bobst había establecido un vínculo clave con los Rockefeller, y que Anna Rosenberg seguía manteniendo estrechas relaciones con sus antiguos empleadores.

Como era el único consciente de sus ambiciosos planes, Bobst había comprado muchas acciones de Warner-Lambert antes de comenzar su gran expansión. Como resultado, el valor de las acciones se multiplicó varias veces. Ahora era el mayor accionista, con varios millones de dólares. *Fortune* describió su estilo de vida señorial, sus vastas propiedades en Nueva Jersey, su yate de 87 pies en Spring Lake y su suite en el Waldorf. De hecho, Bobst fue propietario de cinco yates sucesivos, cada uno más grande que el anterior, todos ellos bautizados como Alisa, siendo el último el Alisa V. También se casó por segunda vez, contrayendo matrimonio con la delegada libanesa ante las Naciones Unidas. Fue presidente de la Campaña de Bonos de Guerra en Nueva Jersey durante la Segunda Guerra Mundial, y se convirtió en un importante contribuyente a las campañas políticas. Como resultado, se convirtió en una figura muy influyente entre los bastidores del Partido Republicano, tanto que eligió a su propio hombre para la presidencia.

El Secretario del Tesoro de Eisenhower, George Humphrey, del Rothschild Bank, National City Bank de Cleveland, iba a hablar en un acto de recaudación de fondos en Nueva Jersey, del que Bobst era presidente. Cayó enfermo y el vicepresidente Richard Nixon fue enviado en su lugar. Así comenzó una estrecha relación entre Bobst y Nixon, que era casi una relación padre-hijo. Nixon estaba deslumbrado por el estilo de vida millonario de Bobst, y se aseguró de que los Bobst fueran invitados con frecuencia a las cenas de la Casa Blanca. En 1957, Nixon pudo presentar a Bobst a la Reina de Inglaterra en una reunión en la Casa Blanca.

Tras el desacertado, aunque justificado, ataque de Nixon a la prensa tras su campaña en California, parecía que su carrera política estaba acabada. Sin embargo, Bobst no estaba dispuesto a renunciar a un aliado potencial. Nixon recordaría más tarde con emoción el mejor consejo que le dio Bobst. Bobst lo había apartado, durante lo que fue un período de gran depresión para Nixon, y le dijo seriamente: "Dick, es hora de que aprendas los hechos de la vida. Verás, en realidad sólo hay dos tipos de personas en el mundo, los que comen y los que son comidos. Sólo tienes que decidir en qué grupo vas a estar. "

En un momento en el que Nixon tenía pocas o ninguna perspectiva, Bobst recurrió a su abogado, Matt Herold, el socio principal del bufete de abogados de Wall Street Mudge, Rose and Stern. Warner Lambert era su principal cliente, y cuando Bobst "sugirió" a Herold que trajera a Nixon de California como socio del bufete, Herold estuvo encantado de hacerlo. Con este trampolín, Nixon pudo lanzar con éxito su campaña presidencial.

Esta decisión ha resultado ser una sabia inversión. Tras la victoria de Nixon, los gobernadores republicanos de Nueva Jersey, Nebraska, Kentucky y Virginia Occidental vendieron todas sus operaciones de bonos libres de impuestos a Mudge Rose, lo que permitió a la empresa obtener un millón de dólares de ingresos adicionales al año. En enero de 1971, Mudge Rose compareció ante el Departamento de Justicia para discutir la fusión de Warner-Lambert y Parke-Davis, una decisión que representaba millones de dólares para Bobst. El fiscal general John Mitchell, también protegido de Bobst, se descalificó a sí mismo; su adjunto, Richard Kleindienst, permitió entonces que la fusión siguiera adelante. Estos son los únicos acuerdos que se han hecho públicos; probablemente ha habido muchos otros. En una brillante maniobra fiscal, Mitchell aconsejó a Bobst que donara 11.000.000 de dólares a la Universidad de Nueva York para la Biblioteca Bobst.

En 1973, Bobst publicó su autobiografía en la David McKay Company de Nueva York. Se trata de una obra popular, un relato elogioso de los logros de Bobst que no se ve empañado por ningún comentario desfavorable. Cuando Bobst murió en 1978, no apareció ninguna necrológica en el *New York Times*. Se trata de una circunstancia sorprendente que afecta a uno de los mayores magnates de Nueva York. El *Times* conmemoraba con regularidad incluso a los ejecutivos más noveles de las empresas neoyorquinas. Curiosamente, en el *Times* apareció una declaración pública sobre Bobst, un elogio de su viejo amigo, Laurance Rockefeller, presidente del Sloan Kettering. Rockefeller dijo: "Sus esfuerzos en la lucha contra el cáncer le han hecho merecedor de la sincera gratitud de los pacientes e investigadores del cáncer, así como del público en general. Quizá el verdadero monumento de Bobst sea la etiqueta de Listerine, que siempre lleva el mensaje "Para el mal aliento, las picaduras de insectos, la caspa infecciosa; 26,9% de alcohol".

Rockefeller se refería a la revitalización de la Sociedad Americana del Cáncer por parte de Bobst. Bajo su dirección, la Sociedad obtuvo unos nuevos estatutos el 23 de junio de 1944 y se sometió a una completa reorganización. El número de miembros aumentó a 300 y los dos vendedores ambulantes lanzaron una campaña nacional para reclutar a dos millones y medio de "voluntarios" que patrullarían el país para recaudar fondos para la "lucha contra el cáncer". Como las órdenes de emprender esta campaña siempre venían de los magnates de los negocios, los líderes sociales y los políticos, las masas no tenían otra opción; tenían que obedecer. Las habilidades de Bobst y Lasker como vendedores ambulantes dieron lugar al espectáculo, a menudo ridículo, de millones de campesinos reunidos en las calles para una marcha anual en la que se rompían latas y se pedían donaciones para los superricos. Probablemente, la única campaña que estuvo a la altura de este espectáculo fue la campaña anual del partido nazi en Alemania para recaudar contribuciones para la campaña Winterhilfe. La campaña de la

AEC siguió el mismo modelo. Los millones de "voluntarios" se embarcaron en esta tarea anual porque su trabajo, su posición social y sus familias dependían de su voluntad de hacer el sacrificio al Dios de Mammón, que en ese momento se hacía pasar por "el fantasma de los cánceres pasados y futuros".

El Presidente de la Sociedad Americana del Cáncer, Clarence D. Little fue nombrado para el cargo en 1929 por los Rockefeller, asociados desde hacía mucho tiempo que habían establecido un laboratorio para él en su casa de verano en Desert Mountain Island. Parecía no estar interesado en el cáncer, y pasaba la mayor parte de su tiempo como presidente de la Liga Americana de Control de la Natalidad, la Sociedad de Eutanasia y la Sociedad de Eugenesia, esta última un proyecto de la familia Harriman. Admitió que en 1943 la Sociedad Americana del Cáncer no realizaba ninguna investigación. Little había sido presidente de la Universidad de Michigan, y ahora era supervisor en la Universidad de Harvard. Bajo su liderazgo, el grupo del cáncer no era más que un pequeño grupo de elitistas que se reunían ocasionalmente en Nueva York.

A pesar de su reorganización sobre una base más comercial, la Sociedad Americana del Cáncer, mucho después de la marcha de los Little, siguió acumulando un número impresionante de fracasos. Un crítico, funcionario federal de larga trayectoria, ha declarado públicamente que debería llamarse "la sociedad de niños para la parálisis nacional". Sin embargo, la incapacidad de esta sociedad para encontrar una cura para el cáncer no fue del todo accidental. La influencia de Bobst-Lasker lo llevó a la órbita del Instituto Sloan Kettering, cuyo lema ha sido durante mucho tiempo "Millones para la investigación, pero ni un centavo para la cura". Charles McCabe, el irreverente cronista del *San Francisco Chronicle,* escribió el 27 de septiembre de 1971: "Uno puede preguntarse si el personal de la Sociedad Americana del Cáncer, o de las fundaciones de investigación del cáncer, y otras organizaciones sagradas, están realmente interesados en la cura del cáncer. O si quieren que siga existiendo un problema que les engorda."

La nueva Junta Directiva Bobst-Lasker de la Sociedad Americana contra el Cáncer incluía a los miembros habituales de la cohorte Rockefeller, Anna Rosenberg, Eric Johnston, durante mucho tiempo jefe de la Cámara de Comercio y ahora jefe de la Asociación Cinematográfica, portavoz de relaciones públicas de los magnates de Hollywood ; John Adams, socio de Lazard Brothers y director de Standard Brands; el general William Donovan, el abogado de Wall Street elegido por el servicio de inteligencia británico para dirigir la nueva Oficina de Servicios Estratégicos[10], la red de espionaje del país; Luego fue enviado a Tailandia como embajador de Estados Unidos para supervisar las operaciones de la red mundial de narcotráfico dirigida por Emerson Foote, el protegido publicitario de Lasker, Ralph Reed, el presidente de la American Express Company, Harry von Elm, el superbanquero que era presidente de Manufacturers Trust, y Florence Mahoney, la heredera de la multimillonaria fortuna del periódico *Cox,* y una vieja amiga de Mary Lasker.

En 1958, los líderes de la Sociedad Americana del Cáncer eran Alfred P. Sloan, presidente; Monroe J. Rathbone, presidente de Standard Oil; la señora Anna Rosenberg Hoffman, de la Fundación Rockefeller; el general Donovan y Eric Johnston. El senador Ralph Yarborough de Texas, defensor de la medicina socializada, creó un grupo nacional de 26 consultores para el control del cáncer, presidido por Benno Schmidt, director del Banco de Inversiones J.H. Whitney. Los otros miembros eran Laurance Rockefeller, el Dr. Sidney Farber, antiguo presidente de la Sociedad Americana del Cáncer, G. Keith Funston, presidente de la empresa de municiones Olin, y Mathilde J. Krim, antigua terrorista sionista.

Es interesante la revelación de las relaciones íntimas que se desarrollaron entre los altos cargos nazis y los fundadores de la red terrorista sionista, la Haganá y el Irgún Zvai Leumi, en los últimos días de la Segunda Guerra Mundial. Los sionistas intentaban expulsar a los británicos de Palestina; los nazis también estaban en guerra con Inglaterra, dando lugar a la alianza política más curiosa del siglo XX. Uno de los principales

---

[10] OSS, Oficina de Servicios Estratégicos, precursora de la CIA.

defensores de la colaboración con el Abwehr, el servicio de inteligencia alemán, era un tal Yitzhak Shamir, actual Primer Ministro de Israel [11]. Después de la guerra, los sionistas emplearon a muchos antiguos nazis para ayudarles a establecer su oposición militar a los británicos. El líder de esta alianza era el veterano de la antigua banda terrorista Stern, ahora Irgun Zvai Leumi, nada menos que Menachem Begin. Una de las protegidas de Begin era una joven llamada Matilda J., como se la conocía en los círculos terroristas. Nació en Suiza después de que su padre abandonara Italia debido a "las malas condiciones económicas", por lo que no tiene ideología política. La actual señora Krim es descrita por *Current Biography* como "genetista" y "filántropa". Fue bióloga residente en la Sociedad Americana del Cáncer durante muchos años. En su juventud, se unió al Irgun Zvai Leumi, casándose con un compañero terrorista en señal de solidaridad. Rápidamente se convirtió en la favorita de Begin y se divorció de su marido. Fue en Begin cuando un sonriente Mike Wallace preguntó en el programa "Sixty Minutes": "¿Realmente introdujo el terrorismo en la política de Oriente Medio? Begin respondió con rotundidad: "No sólo en Oriente Medio, sino en todo el mundo. Se refería a las operaciones terroristas mundiales del Mossad, el grupo de inteligencia israelí financiado en su totalidad por la CIA con fondos de los contribuyentes estadounidenses.

A continuación, Mathilde J. se fue a trabajar al Instituto Weizmann de Israel. Un día le presentaron a uno de los directores más ricos de Estados Unidos, el magnate del cine Arthur Krim. Se casaron, lo que la convirtió en ciudadana estadounidense. Krim ha sido durante muchos años el principal lobista en Washington de las principales compañías cinematográficas; también es el principal recaudador de fondos para la red de agitprop sionista. Como recaudador de fondos, también fue un amigo cercano del presidente Lyndon B. Johnson. Krim y su esposa eran los invitados de Johnson en la Casa Blanca cuando

---

[11] El libro fue escrito en 1988.

los israelíes atacaron el barco estadounidense U.S.S. Liberty, matando a muchos de sus tripulantes. Cuando otros barcos estadounidenses enviaron aviones para ayudar al Liberty, la Casa Blanca ordenó inmediatamente que los aviones dieran la vuelta. Los israelíes pudieron continuar su ataque durante varias horas más en un intento desesperado de hundir el Liberty, para destruir las pruebas de radio que habían reunido y que indicaban que los israelíes habían iniciado la Guerra de los Seis Días. Aunque se cree que Krim ordenó a los aviones estadounidenses que dieran la vuelta, nunca se llevó a cabo ninguna investigación.

Johnson ya está muerto, y ellos son los únicos testigos vivos de este horrible ejemplo de alta traición por parte de la Casa Blanca. La CIA sabía desde hacía veinticuatro horas que se planeaba un ataque contra Liberty, con la esperanza de que Estados Unidos entrara en la guerra del lado de Israel; ya se habían colocado pruebas falsas para demostrar que el ataque provendría de los "egipcios".

Mathilde Krim es ahora directora de la Fundación Rockefeller; ella y su marido son directores del Instituto Afroamericano.

Arthur Krim ha apoyado durante mucho tiempo las causas de la izquierda en Nueva York, la New York School of Social Research, el Henry Street Settlement y la Field Foundation. Krim es presidente de United Artists (ahora Orion Films). Como abogado personal de Armand Hammer, conocido por ser amigo del sanguinario terrorista Lenin, Krim es también director de las dos principales empresas de Hammer, Iowa Beef y Occidental Petroleum. Krim también ha sido presidente de la Comisión de Finanzas Democrática; es presidente del consejo de la Universidad de Columbia y director de la Fundación Lyndon B. Fundación Johnson.

En 1976, los críticos señalaron que al menos dieciocho miembros de la junta directiva de la Sociedad Americana del Cáncer eran ejecutivos de bancos. La CHA gastó 114 millones de dólares ese año, pero tenía activos por valor de 181 millones. A 31 de agosto de 1976, el 42% del efectivo y las inversiones de CHA, unos 75 millones de dólares, estaban depositados en bancos a los que estaban afiliados estos ejecutivos. El presupuesto de la AEC de 1975 indicaba que 570 eran para la administración; la cantidad asignada a la investigación era inferior a los salarios de sus 2.900 empleados. La Sociedad Americana del Cáncer controlaba a todos los efectos el Instituto Nacional del Cáncer, una agencia gubernamental. El antiguo director del NCI, Frank J. Rauscher, se convirtió en el primer vicepresidente de la CHA, duplicando su salario hasta los 75.000 dólares anuales. Un portavoz de la CHA admitió que el 70% de su presupuesto de investigación de 1976 se destinó a "personas o instituciones" a las que estaban afiliados los miembros de su Consejo. Pat McGrady, que fue editor científico de la ACS durante 25 años, dijo al escritor Peter Chowka: "La medicina se ha vuelto venal, justo después de la ley. El lema de la AEC, controlar el cáncer con un chequeo y un control. Es falso, porque no controlamos el cáncer. Este lema está a la altura de los conocimientos científicos, médicos y clínicos de la CHA. Nadie en los departamentos científicos y médicos es capaz de hacer ciencia de verdad. Son magníficos profesionales que saben cómo recaudar fondos. No saben cómo prevenir el cáncer o curar a los pacientes; al contrario, cierran la puerta a las ideas innovadoras. El dinero de la CHA va a parar a los científicos que dan el mejor espectáculo para conseguir subvenciones o que tienen amigos en los paneles de subvenciones. "

Este es probablemente el resumen más fiable de lo que se hace con sus contribuciones a la Sociedad Americana del Cáncer. Como hemos señalado antes, son las masas las que dan limosna a los Grandes Ricos, que saben distribuir estos fondos entre ellos mismos, sus amigos y sus organizaciones favoritas exentas de impuestos, que en muchos casos son refugios para los miembros más incompetentes de sus familias. Los directores de la CHA proceden de la "mejor gente" de la ciudad de Nueva York, de la jet-set, de la gente de moda de Park Avenue que ha sido caricaturizada por el novelista Tom Wolfe como "radical chic". Hubo un tiempo en que el Poder Negro estaba de moda; hoy es la homosexualidad y el cáncer. Este grupo se presenta constantemente como obsesionado con la "compasión y el cuidado", que siempre se hace con el dinero de otras personas. Sus propias carteras permanecen selladas. Así lo ilustran los corazones sangrantes de los telediarios nacionales, que nos agasajan cada noche con su versión de los sin techo, los hambrientos de África o cualquier otro lugar donde puedan encontrar una víctima fotogénica con moscas arrastrándose. Estos "periodistas", que cobran millones de dólares al año, nunca han tenido la costumbre de lanzar la moneda a estas víctimas. En política, su moral está ejemplificada por el gordo playboy envejecido, el senador Teddy Kennedy; y en Hollywood, por la igualmente gorda Elizabeth Taylor.

Mathilde Krim es ahora el genio que guía la nueva Fundación Americana para la Investigación del Sida. Gracias a sus poderosos contactos en Hollywood, pudo convencer fácilmente a Elizabeth Taylor y a otras estrellas para que recaudaran millones para su proyecto favorito. También reclutó a su vieja amiga Mary Lasker como primer miembro del consejo de la fundación. Mary Lasker pagó al actual "genio de la publicidad", Jerry della Femina, para que creara una campaña publicitaria nacional de buen gusto para la distribución y el uso de preservativos.

El Memorial Sloan Kettering Cancer Center sigue siendo la organización benéfica más "en boga" entre la alta sociedad neoyorquina; sin duda, es la más influyente. Está catalogada en el elegante Upper East Side como "The Society of Memorial Sloan Kettering Cancer Center". Durante muchos años ha gestionado una popular tienda de segunda mano en la Tercera Avenida, que se llena de donaciones de familias adineradas. Como muchos otros jóvenes escritores y artistas, el actual escritor compró allí su ropa durante años, toda ella etiquetada en las tiendas más caras de Nueva York.

Como la "lucha contra el cáncer" está totalmente controlada por el monopolio médico de los Rockefeller, se conceden regularmente subvenciones que no son más que estafas. Según una persona, la ACS sólo concede una beca de investigación si el beneficiario firma un documento en el que se compromete a no encontrar la cura del cáncer. Aunque sólo se ha revelado la punta del iceberg, hay muchas pruebas de que la mayoría de las investigaciones sobre el cáncer son falsas y están plagadas de resultados falsos. En uno de los incidentes más sonados, el

Instituto Nacional del Cáncer concedió 980.000 dólares a un investigador de la Universidad de Boston que se vio obligado a dimitir tras ser acusado de falsificar los datos de su investigación; otro conocido incidente en el Centro Memorial reveló que se pintaron ratones de diferentes colores para "verificar" ciertas pruebas de cáncer. El Dr. William Summerlin, del Sloan Kettering, admitió haber pintado los ratones para darles la apariencia de injertos de piel exitosos.

La Oficina Nacional de Estándares informa de que la mitad o más de los datos numéricos publicados por los científicos en los artículos de la revista son inutilizables porque no hay pruebas de que los investigadores hayan medido precisamente lo que creían estar midiendo. Alarmados por estas estadísticas, los funcionarios instituyeron una encuesta; 31 autores de informes científicos recibieron cuestionarios en los que se pedían sus datos brutos. Los 21 que respondieron dijeron que sus datos se habían "perdido" o "destruido accidentalmente". Qué pérdida para la profesión de investigador!

La fiabilidad de los investigadores del país se vio erosionada por un mordaz reportaje en "Sixty Minutes" el 17 de enero de 1988, titulado "Los hechos eran ficción". El tema de la presentación era "uno de los mayores científicos de la nación". Afirmó haber realizado una amplia investigación sobre el retraso mental en una institución estatal, donde los registros mostraban claramente que sólo había trabajado con peces de colores. El reportaje de "Sixty Minutes" estimó que entre el diez y el treinta por ciento de todos los proyectos de investigación realizados en Estados Unidos son completamente falsos, debido a las condiciones exigidas para ganar la carrera de las subvenciones. Hay que alegar resultados "sorprendentes" antes de considerar seriamente las solicitudes de financiación, que no son insignificantes en sí mismas; a menudo ascienden a subvenciones de varios millones de dólares. Un investigador científico entrevistado para "Sixty Minutes" dijo: "Me lo pensaría dos veces antes de creer lo que leo en las revistas médicas... es información deshonesta y fraudulenta". El espíritu que subyace a todo este engaño es la negativa de los muy ricos a permitir que sus beneficios se vean comprometidos por el progreso médico real. Por lo tanto, cuanto más falsa sea la investigación, menos probable es que se elimine un fármaco actualmente en el mercado, que aporta 100 millones de dólares al año o más. La falsificación al por mayor en la investigación estadounidense se debe casi en su totalidad a la presión del Monopolio Médico Rockefeller y de las empresas farmacéuticas bajo su control, que presentan de forma rutinaria elaboradas y falsificadas "pruebas" a la Administración de Alimentos y Medicamentos para la aprobación de nuevos productos, ocultando los efectos secundarios perjudiciales, que a menudo incluyen daños hepáticos y renales, o la muerte. El control de las universidades por parte del Monopolio Médico crea un caldo de cultivo para la aparición de nuevos secuaces robóticos, dispuestos a rebajarse de cualquier manera para conseguir una beca o un trabajo que requiera poco o ningún rendimiento. Un largo historial de investigaciones falsas es un "Panamá" o control ideal para mantener a estos secuaces a raya.

Resulta aterrador considerar que este tipo de investigaciones amañadas suelen ser la base para la aceptación o el rechazo de nuevos fármacos, al tiempo que protegen al establishment, que sigue cosechando más beneficios con panaceas y procedimientos que hace tiempo que están desfasados y desacreditados. Sin embargo, este es el contexto y la *justificación* del nuevo y valiente presupuesto del Presidente Reagan para 1989, que destina 64.600 millones de dólares a "investigación y desarrollo". Aunque sólo es un aumento del 4% con respecto a 1988, representa un incremento del 52% desde que Reagan llegó al poder.

El presupuesto de los Institutos Nacionales de Salud se ha duplicado hasta alcanzar los 6.200 millones de dólares; la investigación sobre el cáncer recibirá 1.500 millones, mientras que el sida recibirá 2.000 millones. Mathilde Krim debe estar muy feliz.

Los críticos señalaron que el Memorial Sloan Kettering no había realizado prácticamente ninguna investigación sobre la prevención del cáncer, sino sólo sobre sus modos preferidos de "tratamiento". La premisa básica de sus investigadores, que la célula es la única responsable de la multiplicación de las células cancerosas, es probablemente errónea; sin embargo, es la base de todo su trabajo, incluido el fomento de la quimioterapia. De hecho, es probable que la célula responda a la infección o a las presiones externas, y que el fallo no esté en la célula. El enfoque del Sloan Kettering mantiene la promesa de una "bala mágica" [12]que devuelva a la célula una dieta saludable mediante fármacos o quimioterapia. Los fármacos quimioterapéuticos incluyen agentes alquilantes que realmente inhiben el crecimiento celular. Se trata de alcaloides que inhiben la mitosis o división celular. El Sloan Kettering también evita la posibilidad de estimular el sistema inmunitario para que responda al crecimiento del cáncer, que es el método normal del cuerpo para combatir la enfermedad. Esta institución recibe 70 millones de dólares al año de varias fundaciones exentas de impuestos, incluida la Fundación Alfred P. Sloan, lo que significa que el contribuyente estadounidense subvenciona toda esta investigación. Ciento treinta científicos a tiempo completo realizan investigaciones en el Centro; los 345 médicos del Centro también están muy involucrados en la investigación. ¿Y cuáles son los resultados de toda esta actividad? El uso continuado de las técnicas, ya obsoletas, de "cortar, acuchillar y quemar", que siguen recordando las prácticas de "científico loco" del difunto Dr. J. Marvin Sims y del Dr. James Ewing, fallecido hace muchos años. Aunque están comprometidos con la observación ritual de estos procedimientos costosos, dolorosos e inútiles, los "científicos" del Sloan Kettering mantienen una fuerte línea de opinión que denuncia los diversos procedimientos holísticos basados en la dieta, la nutrición y las vitaminas.

La Dra. Muriel Shimkin, de los Institutos Nacionales de Salud, escribió en 1973 en el manual oficial del Instituto sobre el cáncer que "tratar el cáncer sólo con la dieta es una charlatanería". "Sin embargo, la Sociedad Americana del Cáncer, ante la creciente evidencia de lo contrario, emitió un informe

---

[12] Referencia a la "bala mágica" que, según los medios oficiales, causó la muerte del presidente Kennedy.

especial en 1984 aconsejando el siguiente programa: "1. Evitar la obesidad. 2. Reducir la ingesta total de grasas al 30% de las calorías totales. 3. Coma más alimentos ricos en fibra. 4. 4. Consumir alimentos ricos en vitaminas A y C. 5. Incluir en la dieta verduras crucíferas, vegetales verdes, etc. 6. Consumir alcohol con moderación. 7. Moderar el consumo de alimentos salados, ahumados y con nitritos. Esta es una dieta muy razonable, pero no ha sido promovida por la CHA o los NIH, ni muchos médicos incluyen este consejo en sus recomendaciones a sus pacientes.

La Sociedad Americana del Cáncer siempre ha tenido un único mantra sobre el laetrilo. El Dr. Lewis Thomas, durante mucho tiempo jefe del Sloan Kettering, dijo en el Seminario de Editores Científicos de la Sociedad Americana del Cáncer el 2 de abril de 1975: "El laetrilo no tiene absolutamente ningún valor en la lucha contra el cáncer. "Esto contradecía el trabajo realizado por los científicos del Centro, cuyos resultados reales habían sido suprimidos. El Dr. Thomas volvió a declarar en 1975: "Se ha demostrado, tras dos años de pruebas, que el laetrilo no tiene ningún valor en la lucha contra el cáncer". "El Dr. Robert Good, presidente del Sloan Kettering, también declaró en enero de 1974: "En la actualidad no hay pruebas de que el laetrilo tenga ningún efecto sobre el cáncer. Lloyd Schoen y Elizabeth Srockett, que trabajaban de forma independiente en el Centro, habían descubierto que las enzimas de la piña combinadas con el Laetrilo provocaban una regresión total del tumor en el 50% de sus experimentos con 34 animales de laboratorio.

Uno de los beneficiarios más famosos del tratamiento con laetrilo fue el actor Steve McQueen. Había sido abandonado por sus médicos como un caso terminal cuando probó el laetrilo. Reaccionó bien hasta que un médico le convenció para que se operara de un tumor; entonces murió de una embolia en la mesa de operaciones. El establishment afirma que esto demuestra que el tratamiento con laetrilo no sirve para nada.

Harold Manner, del Centro del Cáncer, también descubrió que una combinación de laetrilo, enzimas y vitamina A tenía un efecto positivo similar en ratones con cáncer. El Dr. Kinematsu Suiguira, que trabajaba en el Memorial desde 1917, tras haber trabajado previamente en el cáncer en el Instituto Harriman, también había obtenido resultados sorprendentes que demostraban que el laetrilo era eficaz contra el cáncer en animales de laboratorio. El 13 de junio de 1973, los resultados de las pruebas de cáncer con laetrilo, llevadas a cabo por el Dr. Kinematsu Suiguira durante un período de nueve meses, afirmaban: "Los resultados muestran claramente que la amigdalina inhibe de forma significativa el desarrollo de metástasis pulmonares en ratones. Aunque esto fue anunciado por el Instituto Sloan Kettering el 10 de enero de 1974, el Dr. Robert Good, presidente del Sloan Kettering, denunció la noticia de estos resultados como una "filtración prematura". El Dr. Ralph Moss, entonces Director de Relaciones Públicas del Centro del Cáncer, consideró que el trabajo de Suiguira era un verdadero avance y un bienvenido cambio respecto a la singular falta de éxito del Sloan Kettering en su trabajo sobre el cáncer. El 17 de noviembre de 1977 dio una conferencia de prensa en el Hotel Hilton de Nueva York. En lugar de recibir elogios por dar a conocer el éxito del Centro, fue despedido al día siguiente. Posteriormente escribió un excelente libro, *El síndrome del cáncer*, que revela muchos de los extraños sucesos ocurridos en el Sloan Kettering. Su libro es muy objetivo y está escrito sin ningún tipo de rencor hacia los que le echaron.

Como Elmer Bobst había desempeñado un papel crucial en el ascenso de Nixon a la presidencia, no le costó convencerle de que autorizara una nueva y costosa "guerra contra el cáncer". A instancias de Bobst, Nixon firmó la Ley Nacional del Cáncer en 1971, que transformó el Instituto Nacional del Cáncer de Bethesda en una nueva burocracia gubernamental monolítica. Durante los siguientes 15 años, la NCA iba a gastar más de 10.000 millones de dólares en diversos programas de control del cáncer, ninguno de los cuales tuvo efecto alguno en la cura o prevención del cáncer. En 1955, el NCI había creado un Centro Nacional de Servicios de Quimioterapia con una subvención de 25 millones de dólares para promover el uso de la quimioterapia. Un anuncio a toda página en el *New York Times* del 9 de diciembre de 1969 proclamaba que "la cura del cáncer está al alcance de la mano". El artículo prometía que la cura del cáncer para 1976 era una "clara posibilidad". El presidente del panel nacional del presidente sobre el cáncer presentó un informe en el que admitía que los primeros cinco años del programa nacional de control del cáncer habían sido un fracaso; el número de cánceres había aumentado cada año de su funcionamiento. En 1985, el número de muertes anuales era de 485.000.

Más de 43.000 personas inundaron Nixon con peticiones para que el NCI probara el laetrilo. Benno Schmidt eligió entonces a un grupo de científicos para llevar a cabo las pruebas; se sabía que todos se oponían fanáticamente al laetrilo. Cuando pidió los resultados científicos, dijo: "No pude conseguir que nadie me mostrara su trabajo. "Si sus pruebas hubieran demostrado que el laetrilo no tenía ningún valor, habrían estado encantados de publicar sus resultados. La lucha contra el laetrilo continuó en el marco de una campaña nacional. Un miembro del grupo de presión, Charles Ofso, tenía un trabajo a tiempo completo en Sacramento, California, haciendo presión contra el letrilo; le pagaban 25.000 dólares al año. Se informó a los propietarios de farmacias que exhibían libros de letrados de que ningún miembro de la AMA les enviaría recetas en el futuro hasta que los libros fueran retirados. Desde 1963, la Comisión Federal de Comercio ha estado presionando a los editores de libros favorables al laetrilo. Los estatutos del gobierno no sólo prohíben el envío interestatal de laetrilo, ¡sino incluso de libros que lo recomiendan!

Después de la quiropráctica, el laetrilo ha sido el objetivo más importante de la operación criminal sindicalista de la Conferencia Coordinadora de Información Sanitaria, la conspiración lanzada por la Sociedad Americana del Cáncer, la Asociación Médica Americana y la Administración de Alimentos y Medicamentos. Se trataba principalmente de una guerra de censura e intimidación, destinada a impedir cualquier debate público sobre el laetrilo. Los programas de televisión que incluían foros sobre el laetrilo, para debatir ambos lados de la controversia, fueron cancelados repentinamente.

Las pruebas que demuestran la eficacia del laetrilo han sido suprimidas; nunca llegaron al público. La desesperación de la campaña contra el laetrilo es sólo financiera; supone la mayor amenaza para los beneficios del Monopolio Médico Rockefeller.

Los tratamientos hospitalarios contra el cáncer cuestan varios miles de dólares. A pesar de los 70 millones de dólares que el Centro del Cáncer gasta cada año en "investigación", el Hospital Memorial cobra 470 dólares al día por una cama; una estancia de diez días cuesta casi 5.000 dólares, más otros 4.000 por el tratamiento y la atención médica.

Los registros de los tratamientos de "corte, tala y quema" fueron regularmente distorsionados y falsificados. El Dr. Hardin James, profesor de física médica de la Universidad de California en Berkeley, en su intervención en la Conferencia de Editores Científicos de la CHA de 1969, reveló que los peores casos de cáncer se describían generalmente como "inoperables" y se dejaban deliberadamente sin tratar. Los estudios publicados sobre curaciones o remisiones del cáncer eran los casos "adorables", que tenían un alto índice de curación. No obstante, el Dr. James señaló que "la esperanza de vida de estos casos no tratados era en realidad mayor que la de los casos tratados". "

A pesar de las revelaciones de la Dra. James, los hospitales siguieron eligiendo los casos de cáncer que tratarían; incluso el estimado Centro del Cáncer señaló que su política es no aceptar ciertos casos terminales; los pacientes son enviados amablemente a un hospicio donde pueden morir tranquilamente. De hecho, estas visitas pueden haber sido un regalo del cielo para los moribundos, ya que el tratamiento que habrían recibido en el Memorial Hospital habría hecho que el Conde Drácula babeara de envidia. El Dr. Ralph Moss reveló algunas de las técnicas quirúrgicas utilizadas allí. Dijo que los cánceres de cabeza y cuello se trataban con una operación llamada "comando", basada en una técnica de combate utilizada por los comandos durante la Segunda Guerra Mundial, que consistía en extirpar toda la mandíbula. El cáncer de páncreas se trataba extirpando la mayor parte de los órganos de la zona cercana a la glándula infectada; la tasa de supervivencia, a pesar de este drástico tratamiento, seguía siendo la misma, apenas un tres por ciento. En 1948, el Dr. Alex Brunschweig inventó una operación llamada "exenteración total", que consistía en extirpar el recto, el estómago, la vejiga, el hígado, el uréter, todos los órganos reproductores internos, el suelo y la pared pélvica, el páncreas, el bazo, el colon y muchos vasos sanguíneos. El propio Dr. Brunschweig calificó esta técnica de vaciado como un "procedimiento brutal y cruel" (*New York Times*, 8 de agosto de 1969).

La cumbre de las operaciones del "científico loco" se conoce como hemicorporectomía. Concebido por el Dr. Theodore Miller en el Centro del Cáncer, consistía en cortar todo lo que había debajo de la pelvis. Estas técnicas recuerdan con creces a algunos de los procedimientos utilizados por los revolucionarios comunistas en América Latina; los revolucionarios sandinistas se inspiraron en la máxima poética de sus líderes de que "la libertad no se gana con flores, sino con balas, y por eso utilizamos el método de cortar el chaleco, cortar la calabaza y cortar las flores". En el corte del chaleco, a la víctima se le cortó la cabeza con un machete y los brazos a la altura de los hombros; en el corte de la calabaza, a la víctima se le cortó la parte superior de la cabeza; el corte de las flores requirió partir ambas piernas a la altura de las rodillas, dejando a la víctima desangrada. "

Los registros del síndrome del científico loco llenarían varios libros. Un informe especial del Congreso hizo un seguimiento de unos 31 experimentos con "cobayas humanas" durante un periodo de 30 años. La comisión, presidida por el doctor Woodward D. Markey, dijo que sus conclusiones "sacuden la conciencia y representan un punto negro en la historia de la investigación médica". El informe mostraba que de 1945 a 1947, como parte del Proyecto Manhattan, los científicos inyectaron regularmente plutonio a dieciocho pacientes; de 1961 a 1965, en el MIT[13], veinte pacientes ancianos recibieron inyecciones de radio o torio o fueron alimentados con estas sustancias. De 1946 a 1947, en la Universidad de Rochester, seis pacientes con riñones sanos recibieron inyecciones de sales de uranio "para determinar la concentración susceptible de causar daños renales"; de 1953 a 1957, en el Hospital General de Massachusetts, en Boston, doce pacientes recibieron inyecciones

---

[13] Instituto Tecnológico de Massachusset, Ndt.

de uranio para determinar la dosis susceptible de causar daños renales. Entre 1963 y 1971, 67 reclusos de la prisión estatal de Oregón y 64 reclusos de la prisión estatal de Washington se sometieron a radiografías testiculares para determinar el efecto de la radiación en la fertilidad humana.

Entre 1963 y 1965, en la Estación de Pruebas del Reactor Nacional de la Comisión de Energía Atómica de Idaho, se derramó deliberadamente yodo radiactivo en siete ocasiones, y siete sujetos humanos bebieron deliberadamente leche de vacas que pastaban en tierras contaminadas con yodo. De 1961 a 1963, en la Universidad de Chicago y en el Laboratorio Nacional de Argonne, en Illinois, se alimentó a 102 sujetos humanos con la lluvia radiactiva del sitio de pruebas de Nevada, con partículas radiactivas simuladas y con soluciones de cesio y estroncio radiactivos. A finales de la década de 1950, doce pacientes de los hospitales Presbyterian y Montefiore de Nueva York recibieron inyecciones de partículas radiactivas de calcio y estroncio para el tratamiento del cáncer. La prisión estatal de Oregón administró dosis de radio de 600 roentgens en exposiciones únicas a los órganos reproductores, mientras que la dosis segura era de 5 roentgens por año. Durante una década, los científicos fueron alimentados con materiales radiactivos para que otros científicos pudieran calibrar sus instrumentos para medir estas dosis.

Por mucho que los locos médicos se hayan animado con estas experiencias, la tasa de cáncer siguió siendo la misma, o aumentó.

El congresista Wydner ha señalado que "se me ha facilitado información que demuestra que hace veinte años, en 1957, la misma proporción de casos de cáncer, uno de cada tres, se estaba recuperando. Esto plantea la cuestión de por qué, a pesar de todo el dinero y el esfuerzo dedicados a la investigación del cáncer... la tasa de curación sigue siendo la misma. A pesar de estas críticas, el NCI ha seguido derrochando miles de millones de dólares en programas inútiles. Se informó de que George R. Pettit, de la Universidad de Arizona en Tempe, pasó seis años y 100.000 dólares extrayendo sustancias químicas de un cuarto de millón de mariposas en un programa del NCI; no hubo resultados identificables. Otros investigadores siguieron comprobando que la guerra contra el cáncer era una guerra rentable.

El *Saturday Review* informó en su edición del 2 de diciembre de 1961 que un importante colaborador financiero de la Sociedad Americana del Cáncer en Massachusetts estaba molesto porque nunca pudo encontrar al director estatal en su oficina. Finalmente le dijeron que el director, James V... Lavin, probablemente estaba en su otra oficina al otro lado de la calle, donde dirigía una empresa privada de recaudación de fondos, la James C. Lavin Company; representaba a un grupo selecto de clientes. Inquietado por esta revelación, el vicepresidente ejecutivo de la Sociedad Americana del Cáncer, Lane W. Adams, escribió una carta al *Saturday* Review *el* 6 de junio de 1962, en la que revelaba que el acuerdo por el que la James C. Lavin Company se había constituido como empresa privada de recaudación de fondos era una "farsa". Lavin organizaba eventos privados de recaudación de fondos mientras era director ejecutivo de la Sociedad Americana del Cáncer de Massachusetts, era conocido por la Sociedad Nacional. Adams declaró que el salario de Lavín era de 17.000 dólares, más otros 10.000 dólares anuales pagados a su sociedad. Saul Naglin, de la Sociedad Lavin, fue el controlador de la rama de Massachusetts de la AEC durante varios años. Los gastos generales anuales de la sucursal de Massachusetts fueron de 548.000 dólares en 1960, con unos ingresos totales de 1,1 millones de dólares.

La carta de Adam también se jactaba de que "hemos ayudado a apoyar la investigación del Dr. Sterling Schwartz, que inyecta un extracto de cerebro humano para tratar la leucemia en sujetos humanos, y del Dr. Chester Southam, que inyecta células cancerosas vivas bajo la piel de seres humanos". Adams, que ha trabajado para la Sociedad Americana del Cáncer desde 1948, dirige ahora las oficinas nacionales en el 90 de Park Avenue, en Nueva York. Ha recibido el premio Albert Lasker al servicio público de la CHA y es también vicepresidente del Zion First National Bank de Salt Lake City, director de Paul Revere Investors y del Energy Fund. El abogado de Lavín, James Mountzos, ha sido secretario de la CHA de Massachusetts y también ha formado parte del Consejo Nacional.

En 1978, la Sociedad Americana del Cáncer tenía 140 millones de dólares de ingresos, de los cuales menos del 30% se dedicaba a la investigación del cáncer, y el 56% se destinaba a cubrir los gastos administrativos. La Sociedad tenía una inversión de 200 millones de dólares. Antes de la adquisición de Bobst-Lasker en 1944, sus ingresos nunca habían superado los 600.000 dólares anuales; al año siguiente, recaudó 5 millones. En 1982, Allan Sonenshein lanzó una advertencia: "¡Cuidado, la Sociedad Americana del Cáncer puede ser peligrosa para su salud! En 1955, en un golpe de fuerza, la CHA se hizo cargo de toda la investigación del Consejo Nacional de Investigación, dando un gran golpe de efecto al crear un nuevo Consejo Asesor Científico que representara a los hospitales y universidades estadounidenses. El Dr. Samuel Epstein, en su libro *The Politics of Cancer (La política del cáncer)*, señaló que "además del hecho de que no están involucrados en la prevención del cáncer, con la excepción, hasta cierto punto, del tabaco, los altos funcionarios del gobierno (CHA) se han ganado una reputación para la sociedad de ser indiferentes, si no activamente hostiles, a las necesidades de regulación para la prevención de la exposición a sustancias químicas cancerígenas en el entorno general y en el lugar de trabajo". Epstein indicó que CHA se opone a la regulación de sustancias potencialmente cancerígenas como el Tinte Rojo n° 2, el TRIS y el DES. CHA se negó a apoyar la Ley de Aguas Limpias y culpó a las víctimas del cáncer. La EPA había informado de que los contaminantes de interior causaban seis mil muertes por cáncer al año y que 38 millones de estadounidenses bebían agua con niveles peligrosos de plomo y otros materiales tóxicos, incluidos los subproductos del cloro. El DES, dietilbestrol, se utilizó ampliamente desde la década de 1940 hasta principios de la de 1970 como hormona femenina sintética, prescrita habitualmente por los médicos para evitar abortos; no se probaron sus posibles efectos secundarios, y nadie sabía cuáles eran. Finalmente, un estudiante del Centro Médico de la Universidad de Chicago demostró que no sólo era ineficaz para prevenir el aborto espontáneo, sino que además podía tener efectos secundarios. Este descubrimiento no impidió su uso. En 1972 empezaron a aparecer sus efectos a largo plazo, con cáncer de mama, cáncer vaginal en las hijas de las pacientes tratadas con

DES y otras malformaciones y anomalías genitales. También se ha relacionado con daños en el hígado.

Lee Edson, en *The Cancer Rip-off*[14] , señala que 74 empresas privadas cercanas al Instituto Nacional de Salud de Bethesda cobraron al gobierno un 144% de gastos generales más un 9% de beneficios por realizar investigaciones sobre los virus. Nixon había colocado a su protegido, el Dr. Frank Rauscher, al frente del NCI; era un virólogo que empezó a promover la quimioterapia como respuesta al cáncer. El Dr. Rauscher dijo que el programa de quimioterapia del NCI "ha proporcionado un tratamiento eficaz a los pacientes con cáncer en todo el país y en todo el mundo". Esta afirmación fue rápidamente cuestionada por Dean Burk, jefe de la Sección de Cicloquímica del NCI, quien señaló que "prácticamente todos los agentes quimioterapéuticos aprobados ahora por la FDA para su uso o prueba en pacientes con cáncer son altamente tóxicos, incluso inmunosupresores y altamente cancerígenos en ratas y ratones, produciendo ellos mismos cánceres en una amplia variedad de órganos". A pesar de estas críticas, el Dr. Rauscher fue nombrado director del Consejo Consultivo Nacional sobre el Cáncer del Presidente.

Los efectos secundarios de la quimioterapia han sido descritos gráficamente por muchas de sus víctimas, terribles náuseas, caída del cabello, pérdida repentina de peso y muchos otros factores desfavorables. Un libro de M. Morra, *Choices; Realistic Alternatives in Cancer Treatment,* Avon, 1980, informa favorablemente sobre todas las técnicas de corte y quema del establishment. Morra menciona la dieta sólo en relación con las náuseas debidas a la quimioterapia; aconseja sobriamente "dejar que otra persona cocine para que el olor de la comida no le produzca náuseas". Morra no da ningún consejo sobre cómo servir la comida sin olor.

---

[14] *La estafa del cáncer.*

Desde que el primer benefactor del Memorial Sloan Kettering, James Ewing, inyectó radio en 1913, éste ha seguido siendo el tratamiento de elección en este centro oncológico. El *New York Times* informó el 4 de julio de 1979 que el 70% de los pacientes con cáncer del Memorial reciben tratamiento de radioterapia, con un coste de 500.000 dólares al año. Hoy en día realiza 11.000 intervenciones quirúrgicas y 65.000 tratamientos con radio al año. En 1980, el Memorial adquirió todo el equipo nuevo para su tratamiento con radio, con un coste de 4,5 millones de dólares. Sin embargo, el tratamiento con radio sigue siendo un tratamiento horrible por sus efectos.

En 1937, el Dr. Percy Furnivall, un destacado cirujano del Hospital de Londres, diagnosticó su propio tumor como cáncer. El 26 de febrero de 1938, publicó un apasionado alegato en el *British Medical Journal* basado en su experiencia: "Las tragedias asociadas al tratamiento con radio son frecuentes, y la publicidad que rodea al tratamiento del cáncer con radio es una vergüenza para el Ministro de Sanidad y para los grupos de interés que cobran precios fantásticos por esta sustancia destructiva para el organismo. No le deseo a mi peor enemigo el infierno prolongado que pasé con la neuritis por radio y la mialgia durante seis meses. Este relato de mi propio caso es un alegato a favor de una consideración muy cuidadosa de todos los factores antes de decidir qué forma de tratamiento es la más apropiada. Murió poco después, pero su alegato no influyó en la continuación del tratamiento con radio para el cáncer.

El difunto senador Hubert Humphrey, que murió de cáncer, se cita a menudo como un anuncio del tratamiento con radio. Jane Brody, en su libro del *New York Times You Can Fight Cancer and Win (Puede luchar contra el cáncer y ganar),* escrito en colaboración con el vicepresidente de la Sociedad Americana del Cáncer, el Sr. Holleb, en 1977, cita a Hubert Humphrey como "un famoso beneficiario de la radioterapia moderna". No menciona el hecho de que "este famoso beneficiario" estaba totalmente desilusionado con la radioterapia antes de su muerte. En 1973 se le descubrió un cáncer de vejiga; fue tratado con rayos X y, en 1976, su médico, el Dr. Dabney Jarman, declaró triunfalmente que "para nosotros, el senador está curado". *(New*

York Times, 6 de octubre de 1976). Humphrey siguió empeorando, sometiéndose a más quimioterapia, hasta que se negó rotundamente a volver al Memorial Cancer Center para recibir más tratamiento.

Citado en el *Daily News del* 14 de enero de 1978, describió la quimioterapia como "la muerte en una botella".

En febrero de 1988, The *Washington Post* publicó un artículo titulado "El tratamiento del cáncer es tóxico": "Nos salvamos de muy poco cuando vemos que personas sanas se convierten ante nuestros ojos en paquetes de miseria temblorosos y nauseabundos. Los éxitos, aunque escasos, han sido espectaculares. "

Un factor que se ha ignorado sistemáticamente en el desarrollo del cáncer es el papel del estrés inusual. Todos nos enfrentamos a tensiones diarias en nuestras vidas, que afrontamos lo mejor que podemos. Sin embargo, el estrés inusual y prolongado pone a prueba nuestro sistema más de lo que podemos soportar. Esto es especialmente cierto hoy en día, cuando siniestras fuerzas ocultas están envenenando todas nuestras comunicaciones con su oscura propaganda, mientras aseguran que sólo representan "compasión y cuidado". En 1926, un escritor llamado Morley Roberts propuso una sorprendente teoría sobre el cáncer. Científico inglés, Roberts no pertenecía a ninguna escuela de pensamiento conocida y, debido a su independencia, su trabajo fue ampliamente ignorado. Su teoría del materialismo orgánico plantea los siguientes puntos:

"Malignidad y evolución: La malignidad es el desvío de energía de la diferenciación de alto grado a la proliferación de epitelios de bajo grado que pueden soportar la irritación pero se diferencian con dificultad. El epitelioma, una forma común de cáncer, es la multiplicación de células del tipo más simple del cuerpo que, como las de la piel exterior, la epidermis, tienen una vida relativamente corta y no pueden diferenciarse. Un organismo con cáncer es incapaz de diferenciarse para cumplir las condiciones de su existencia porque su energía se ha desviado para multiplicar las células de bajo grado. El cáncer es la proliferación de colonias de células de bajo grado en el organismo. Migran por el cuerpo buscando un lugar para ellos, aunque no tienen ninguna función. Allí donde se congregan, privan a las células de alto grado de su alimento, donde se reúnen en colonias de células que constituyen los órganos del cuerpo. Estos órganos se asfixian y mueren de hambre, lo que finalmente conduce a la muerte del cuerpo. El Estado moderno es un organismo maligno dedicado a la proliferación de unidades de grado inferior a expensas de los tipos superiores, más diferenciados. Los organismos más productivos se ven sometidos a una fuerte presión para mantener un gran número de crecimientos improductivos y poco diferenciados. La presión cada vez mayor sobre los miembros productivos del Estado conduce a su muerte prematura, al igual que la proliferación de células de grado inferior en el organismo canceroso mata a las células más diferenciadas. Roberts se pregunta: "¿Podemos ir más allá e incluso decir que la tendencia común a la malignidad es el resultado de refinamientos sociológicos que exigen un mayor papel para los epitelios? "

Morley Roberts avanzó una teoría del desarrollo del organismo, según la cual otras células comienzan a reunirse alrededor de las colonias de células excretoras de los organismos primitivos, y finalmente estas colonias de células emiten secreciones que son tóxicas para el organismo. En defensa propia, el organismo vomitó fortificaciones, u otras colonias de células, alrededor de la presencia viciosa, que con el tiempo se convirtieron en parte del organismo, y cuyas secreciones fueron útiles para el organismo. Roberts llama a esto una teoría del desarrollo de los órganos del cuerpo.

El papel de la nutrición en el cáncer aún no ha sido investigado seriamente por el multimillonario boondoggle del Instituto Nacional del Cáncer y el Rockefeller. Sin embargo, en 1887 un médico de Albany, Nueva York, Ephraim Cutter, M.D., escribió un libro titulado *Diet in Cancer, en* el que declaraba: "El cáncer es una enfermedad de la nutrición."

Hipócrates inventó la palabra diaitia, que significa "una forma de vida", es decir, lo que es una dieta. En el mundo clásico, el término "carne" se refería a la comida diaria e incluía avena, cebada, centeno, trigo, frutas y frutos secos.

La confusión sobre el significado de la palabra "carne" se produce en las traducciones bíblicas. En el Génesis, dice: "He aquí que os he dado toda hierba que da semilla, que está sobre la faz de toda la tierra, y todo árbol que es fruto de un árbol que da semilla; será para vuestro sustento. "El consejo de Hipócrates a los médicos era que primero debían saber qué alimentos se dan a un paciente y quién los da.

La controversia actual sobre el laetrilo gira en torno al hecho de que es una sustancia llamada nitrilósido. En 1952, el Dr. Ernest A. Krebs, Jr., un bioquímico, descubrió que el cáncer estaba causado por una deficiencia de nitrilósidos, que están presentes de forma natural en más de mil doscientos alimentos y plantas. Los animales suelen buscar instintivamente las hierbas y otras plantas que contienen nitrilósidos, pero cuando los humanos hacen lo mismo, son atacados por los agentes federales. Algunos investigadores creen que los efectos nocivos de los carcinógenos, la radiación y las quemaduras solares en el ser humano se deben a su mala alimentación. Estos expertos en nutrición sostienen que el alquitrán de hulla no causa cáncer y que el sol no causa cáncer de piel.

Más bien, estas afecciones se deben al efecto del sol en la piel de una persona que consume demasiados azúcares, grasas y productos lácteos. Los rayos del sol crean una condición ácida que hace que estas sustancias suban a la superficie de la piel, provocando una irritación que puede convertirse en un catalizador. Hay que tener en cuenta que los habitantes de los países tropicales, que están expuestos a una fuerte luz solar, rara vez padecen cáncer de piel porque comen poca carne y grasa. También se descubrió, tras el bombardeo atómico de la población civil japonesa, que los que seguían su dieta tradicional de arroz integral, sal marina y verduras de miso resultaban poco dañados por la misma cantidad de radiación atómica que mataba a los que seguían una dieta más moderna de grasas y carne.

Algunos expertos señalan que pueden detectar el cáncer por el olor particular de una persona en sus primeras etapas, el olor a descomposición. Otros señalan que el cáncer puede detectarse por una mancha verdosa en la piel. La epidemia de cáncer de próstata en los hombres estadounidenses parece ser el resultado de una dieta rica, con una ingesta frecuente de huevos, carne y productos lácteos, y pasteles hechos con harina refinada. Un remedio sugerido es una dieta basada en frutas y arroz, la misma que se recomienda para bajar la presión arterial y que se presenta en la Universidad de Duke desde hace muchos años. La carne de vacuno sería especialmente peligrosa para el cáncer de próstata y de colon. Los nutricionistas creen que el cáncer es un proceso evolutivo inverso en el que las células se descomponen o se transforman en un tipo de vida vegetal más primordial. En cierto modo, esto se corresponde con las teorías de Morley Roberts.

Cabe señalar que sólo el 4% de las facultades de medicina del país ofrecen un curso de nutrición. Esto refleja la obsesión del Monopolio Médico Rockefeller por los medicamentos y su compromiso con la escuela médica alopática, en contraposición a la medicina homeopática u holística.

El premio Nobel James Watson dijo en un simposio sobre el cáncer celebrado en el MIT que "al público estadounidense se le ha vendido una desagradable mercancía sobre el cáncer... una orgía soporífera", según informó el *New York Times* el 9 de marzo de 1975. En enero de 1975, el Dr. Charles C. Edwards, un investigador, escribió al secretario de HEW que la guerra contra el cáncer tenía una motivación política y se basaba en dotaciones económicas. El eminente oncólogo francés, Dr. Lucien Israel, declaró: "El radio es un método no probado en muchos casos. De hecho, no ha habido ensayos concluyentes" sobre la radioterapia. Israel lo llama "paliativo para aliviar el dolor, etc.". "La comunidad médica se ha visto confundida por estudios recientes que han demostrado que las metástasis pueden ser más frecuentes en los casos que han recibido radiación", señala. En resumen, la radiación aumenta la propagación del cáncer. Hace tiempo que se sabe que cortar un tumor hace que se extienda por todo el cuerpo. La cirugía exploratoria para determinar si tiene cáncer suele garantizar la muerte.

No obstante, la Sociedad Americana del Cáncer sigue apoyando todos los métodos de tratamiento del cáncer que están perdiendo terreno. Desde hace 20 años, repite sin tapujos sus famosas "Siete señales de alarma del cáncer"... [15]s, que ignoran las sustancias químicas presentes en el medio ambiente y hacen caso omiso de las advertencias de la FDA sobre el alquitrán de hulla y los tintes para el cabello. En 1976, la ACS emitió un comunicado de prensa titulado "Mensaje urgente; mamografía; beneficios y riesgos". El Dr. John Bailar, de la Escuela de Salud Pública de Harvard y editor de la prestigiosa revista NCI Cancer Journal, se mostró horrorizado. Escribió una carta al director en funciones del NCI, el Dr. Guy Newell: "Acabo de darme cuenta de un problema que lleva las semillas de una gran catástrofe. El mensaje de emergencia en sí mismo es pura bazofia, la declaración está gravemente tergiversada y, por tanto, supone un grave peligro para la mayoría de las mujeres que deberían evitar las mamografías. No obstante, el folleto de la CHA se distribuyó a todos los hospitales de Nueva York y a 15.000 médicos. A pesar de los riesgos conocidos de la exposición de las mujeres a los rayos X repetidos, la CHA sigue haciendo hincapié en las mamografías anuales como una de las técnicas más pregonadas para "controlar" el cáncer. El libro de Jane Brody, *You Can Fight Cancer and Win*, recomienda éste y muchos otros objetivos de la CHA.

La Sociedad Americana del Cáncer también apoya firmemente la mastectomía radical, la extirpación total de la mama en los casos de cáncer de mama femenino. Esta técnica, considerada excepcionalmente brutal e ineficaz, está mal vista y hace tiempo que se abandonó en la mayoría de los países europeos, especialmente en Inglaterra, Francia y Escandinavia, así como en el vecino Canadá. En 1975, cuando Rose Kuttner publicó su libro definitivo, *Cáncer de mama*, que criticaba la mastectomía radical, la CHA se negó a incluirla en la lista o a recomendarla.

El objetivo de Elmer Bobst era hacer que el Instituto Nacional del Cáncer fuera "autónomo", al igual que el Sistema de la Reserva Federal. Pudo lograr este objetivo gracias a su larga

---

[15] Los siete signos de advertencia del cáncer.

relación personal con el presidente Richard Nixon. Como jefe de la Sociedad Americana del Cáncer, tenía toda la intención de hacerla "autónoma" de la influencia de Washington, al tiempo que la subordinaba completamente a la Sociedad Americana del Cáncer de Nueva York. El representante David Obey, demócrata de Wisconsin, señaló que "la Sociedad Americana del Cáncer quiere que el Instituto Nacional del Cáncer siga siendo fuerte en términos de financiación y débil en términos de personal para que pueda dirigir su gasto sin demasiadas interferencias". Una observación muy acertada. Una de sus directoras es Mary Lasker, quien, treinta y seis años después de su muerte, sigue siendo descrita por los observadores de Washington como la mujer más poderosa de la medicina estadounidense. Los Institutos Nacionales de la Salud compraron el Convento de la Visitación de Bethesda a la Iglesia Católica por 4,4 millones de dólares; ahora alberga el Centro Mary Lasker. Gracias a su acceso a la financiación, la AEC mantiene grupos de presión a tiempo completo en Washington, D.C., dirigidos por el coronel Luke Quinn y asistidos por Mike Gorman. La Asociación de Fabricantes Farmacéuticos, con el lobista de Washington Lloyd Cutler, también trabaja con Mary Lasker.

Independientemente de lo que pueda decirse de la Sociedad Americana del Cáncer, no cabe duda de que permanece bien aislada de la realidad. Un eminente periodista de Washington, Daniel S. Greenberg, escribió en la *Columbia Journalism Review* en 1975 que las tasas de cáncer para la mayoría de los tipos de cáncer se habían mantenido estáticas desde la década de 1950; algunas tasas incluso han disminuido, probablemente porque el uso de quimioterapia tóxica ha aumentado las tasas de mortalidad. Un investigador le dijo a Greenberg que había habido pocas mejoras desde 1945. El Dr. Frank Rauscher desafió a Greenberg en el Seminario de Escritores Científicos de la ACS de 1975, diciendo que estas cifras estaban desfasadas; sin embargo, cuando se publicaron las nuevas cifras, confirmaron las conclusiones de Greenberg. Esto sonó falso frente a las promesas anuales de "avances" cuando los dos millones y medio de "voluntarios" pululan por América agitando sus cuencas y mendigando a los ricos. Llevan casi cincuenta años haciendo las mismas promesas y cobrando lo mismo o más. Laurance

Rockefeller hizo en el *Reader's Digest* de febrero de 1957 un comentario estimulante: "Hay, por primera vez, un olor a victoria final en el aire", al describir los "progresos contra el cáncer". El director del Sloan Kettering, C. P. Dusty Rhodes, fue citado en el Denver Post del 3 de octubre de 1953: "Estoy convencido de que dentro de la próxima década, o quizás más, tendremos una sustancia química tan eficaz contra el cáncer como la sulfanilamida y la penicilina contra las infecciones bacterianas. Bueno, tal vez más. "En 1956, el Dr. Wendell F. Stanley, Premio Nobel, dijo en un discurso en la convención anual de la AMA: "Los virus son la causa principal de la mayoría de los tipos de cáncer. "No hemos oído nada al respecto durante 30 años.

Un médico, el Dr. Cecil Pitard, fue informado de que tenía un cáncer terminal y de que le quedaban pocas semanas de vida. Al médico de Knoxville, Tennessee, le diagnosticaron un linfoma en la Clínica Mayo. El cáncer linfático se produce cuando el cuerpo ya no es capaz de desintoxicarse o limpiarse. Las amigdalectomías suelen provocar daños en el sistema linfático, lo que conduce a la inflamación de los ganglios linfáticos y, en última instancia, al cáncer linfático. Sin nada que perder, el Dr. Pitard experimentó en sí mismo con el antígeno bacteriano antigripal, el lisado de estafilococo y el butirato de sodio, un alimento a base de ácidos grasos que se encuentra en la leche y la mantequilla. Pronto se dio cuenta de que estaba completamente curado. Sin embargo, el Instituto del Cáncer ignoró su informe y se volvió aún más agresivo en su campaña contra los "remedios no probados". En la mayoría de los casos, como el del Dr. Pitard, los especuladores del cáncer se burlan del hecho de que probablemente fue diagnosticado erróneamente y nunca tuvo cáncer, o que entró en "remisión espontánea", que es su reacción más repetida. Parece que están interesados en cómo conseguir la "remisión espontánea", porque llevan medio siglo hablando de ello, y sin embargo no hemos oído nada sobre el programa de investigación del Sloan Kettering sobre la remisión espontánea, de 70 millones de dólares al año.

Después de que el Dr. Ralph Moss fuera despedido del Sloan Kettering por revelar los resultados positivos de los experimentos con letrilo, hizo público el hecho de que el Instituto estaba sentado sobre muchos otros resultados exitosos de tratamientos contra el cáncer, incluyendo más de mil casos de respuesta positiva al tratamiento Coley desde 1906. Moss informó de que el Dr. James Ewing, "némesis de Coley y rival de archivo, ha convertido el Memorial Hospital en un brazo médico del fideicomiso del radio". El Dr. William E. Koch, profesor de fisiología del Colegio Médico de Detroit y de la Universidad de Michigan, predijo un tratamiento para la patología de los radicales libres con el desarrollo del Glyoxylide, que estimulaba al cuerpo a oxidar las toxinas. Aunque su tratamiento nunca ha sido refutado científicamente, Koch, que comenzó los estudios de oxidación en 1915 y utilizó este tratamiento desde 1918, fue perseguido durante dieciséis años por el Monopolio Médico. Finalmente fue expulsado del país y murió en Brasil en 1967. La FDA comenzó a acosarle en 1920; la Sociedad Médica del Condado de Wayne formó un "Comité del Cáncer" en 1923, formado por médicos que condenaban el tratamiento de Koch. Su tratamiento de estimulación de la oxidación celular era a través de una dieta cuidadosamente planificada que limpiaba el sistema, pero este tratamiento probado sigue siendo denunciado hoy en día por los especuladores del cáncer como "charlatanería". Koch ha intentado continuar su trabajo en México y Brasil, pero la FDA se ha negado a abandonar su persecución. Fue demandado en 1942 y 1946; la FDA finalmente obtuvo una orden judicial permanente contra el tratamiento de Koch en 1950. Varios médicos que habían tratado con éxito el cáncer con el tratamiento de Koch fueron expulsados de la sociedad médica. Todavía estaba permitido matar a un paciente, pero era imperdonable curarlo.

Otro médico independiente, el Dr. Max Gerson, descubrió que una dieta vegetariana, con frutas y verduras crudas y sin sal, era una cura para la migraña y el lupus. Continuó sus estudios hasta que descubrió que la desintoxicación del cuerpo podía curar el cáncer. En 1958, publicó sus descubrimientos en su libro *Una terapia contra el cáncer,* que se centra en una dieta baja en grasas y sin sal, con un mínimo de proteínas. En 1964, fue invitado a declarar ante un subcomité del Senado, que elaboró un informe de 227 páginas, documento número 89471. El Senado nunca distribuyó copias de este informe; no se publicó en revistas médicas, y el Dr. Gerson nunca recibió un centavo de una organización benéfica como la Sociedad Americana del Cáncer para probar o refutar sus hallazgos, a pesar de que estos grupos afirmaban estar "buscando" una cura para el cáncer.

Otro caso famoso es el de Harry Hoxsey, que utilizó un tratamiento de hierbas, basado en remedios indios, para el cáncer durante treinta y cinco años. En una batalla judicial de alto nivel, Hoxsey ganó una demanda por difamación contra Morris Fishbein; el buen doctor se vio obligado a admitir en un interrogatorio que él, el médico más famoso de Estados Unidos, no había ejercido la medicina ni un solo día en su vida.

El Dr. Robert E. Lincoln descubrió el método de los bacteriófagos para vencer el cáncer, en el que los virus se adhieren de forma parasitaria y destruyen bacterias específicas. Atrajo la atención nacional cuando curó al hijo del senador Charles Tobey con este método. Tobey se quedó atónito al enterarse de que el Dr. Lincoln había sido expulsado de la Sociedad Médica de Massachusetts porque estaba curando a personas con cáncer. Llevó a cabo una investigación en el Congreso, en la que su asesor especial en el Departamento de Justicia, Benedict Fitzgerald, escribió el 28 de abril de 1953: "Las supuestas maquinaciones del Dr. J. J. Moore (durante diez años tesorero de la Asociación Médica Americana) podrían implicar a la AMA y a otros en una conspiración de proporciones alarmantes. Detrás y por encima de todo, existe el más extraño conglomerado de motivos corruptos, intrigas, egoísmo, celos, obstrucción y conspiración que jamás haya visto. La investigación que he llevado a cabo hasta ahora debería convencer a esta comisión de que, efectivamente, existe una conspiración para impedir la libre circulación y el uso de medicamentos en el comercio interestatal que tendrían un valor terapéutico (sólido). Se han lanzado fondos públicos y privados como confeti en una feria nacional para cerrar y destruir clínicas, hospitales y laboratorios de investigación científica que no se ajustan a las opiniones de las asociaciones médicas. ¿Hasta cuándo aceptará esto el pueblo estadounidense? "

Treinta y cinco años después nada ha cambiado. El resultado de las audiencias de Tobey es instructivo. El senador Tobey murió repentinamente de un ataque al corazón, como ocurre en Washington cuando un político pisa terreno peligroso. El senador John Bricker de Ohio le sucedió en la comisión. Bricker, durante muchos años, fue considerado por millones de estadounidenses como un conservador dedicado. De hecho, era el abogado de varios grandes fabricantes de medicamentos y banqueros, las principales figuras del establishment. Rápidamente despidió al asesor especial Benedict Fitzgerald y las audiencias se cerraron.

El Dr. Robert Lincoln tuvo la audacia de demandar a la Sociedad Médica de Massachusetts por difamación; también murió antes de que el caso llegara a juicio.

El Dr. Andrew C. Ivy, vicepresidente de la Universidad de Illinois, comenzó a utilizar un preparado que llamó Krebiozen. Consiguió curar el cáncer con este preparado; la AMA no tardó en publicar un informe sobre el Krebiozen en el que se concluía que no tenía "ningún beneficio". Se celebró un juicio de 289 días, al final del cual el Dr. Ivy fue absuelto de todos los cargos que se le imputaban. El Dr. Peter de Marco, graduado de la Escuela de Medicina Hahnemann, trató con éxito a más de 800 pacientes con PVY, polivinilpirrolidona procaína; su licencia para practicar la medicina en Nueva Jersey fue revocada.

Una de las recomendaciones favoritas de la Sociedad Americana del Cáncer es la prueba de Papanicolaou para detectar el cáncer, a pesar de sus muchos inconvenientes. La revista *Insight*, del 11 de enero de 1988, criticó a muchos laboratorios de diagnóstico por su trabajo chapucero, citando al *Wall Street Journal de* noviembre de 1987, que afirmaba que "las pruebas de Papanicolaou tienen una tasa de falsos negativos del 20 al 40 por ciento; un falso negativo significa la muerte por cáncer". Inquietado por esta exposición de un método que la CHA había promovido frenéticamente durante muchos años, el Dr. Harmon J. Eyre, presidente de la Sociedad Americana del Cáncer, convocó una conferencia de prensa conjunta de la CHA, la AMA y el NCI para renovar su recomendación conjunta de que todas las mujeres de entre 20 y 60 años se hicieran una citología anual. En esta conferencia de prensa, de la que informó la AP el 20 de enero de 1988, se citó a Eyre diciendo: "Una de las principales razones para convocar la conferencia de prensa fue un intento de contrarrestar la confusión sobre el valor de la prueba de Papanicolaou a la luz de la reciente publicidad sobre el porcentaje de resultados falsos negativos de ciertos laboratorios. "Aunque Eyre declaró públicamente que apoyaba plenamente las pruebas de Papanicolaou, no abordó el problema de los falsos resultados negativos ni la terrible amenaza que suponen para muchas mujeres.

Algunos grupos de mujeres se están alarmando porque el Monopolio Médico está condenando innecesariamente a muchas mujeres a la muerte. El 16 de febrero de 1988, el *Washington Post* publicó un informe sobre un ensayo de salud femenina en el que 300 mujeres exigían pruebas de bajo contenido en grasa en las que se redujera el contenido de grasa de la dieta entre un 40 y un 20%, con el objetivo de reducir el cáncer de mama. Solicitaron financiación al NCI, pero el Consejo de Asesores Científicos del NCI se negó a avanzar en la financiación del proyecto. La portavoz de las mujeres subrayó que "el NCI está comprometido con la lucha contra el cáncer de mama, más que con su prevención".

¿Qué habría dicho al respecto la mujer más poderosa de la medicina estadounidense? Mary Lasker se contentaba con hacer el papel de la graciosa Lady Bountiful con el dinero que su marido ganaba como el vendedor ambulante más famoso del país. El 18 de mayo de 1973, *Science* señaló que los seminarios de escritores científicos de la Sociedad Americana del Cáncer, que se celebran cada año en un hotel exótico durante los duros meses de invierno, siempre se celebran en climas cálidos, como viajes gratuitos para los escritores científicos de los periódicos y revistas de gran tirada. *Science* señaló que estos seminarios, que cuestan a la AEC unos 25.000 dólares, generan unos 300 informes favorables y permiten a la AEC recaudar unos 85 millones de dólares en donaciones adicionales. Esta es probablemente una de las mejores inversiones que se pueden hacer. En 1957, la novelista Han Suyin, con un exquisito abrigo de piel, presentó a los editores de *Science* un entusiasta informe sobre el bien que los fabricantes de productos químicos hacen por la salud de nuestros ciudadanos. Para ser justos con Han, el Canal del Amor no había sido descubierto en 1957. El seminario se reunió recientemente (1973) en el fabuloso Rio Rico Inn, cerca de Tucson, Arizona. No sólo se pagan todos los gastos a los escritores complacientes, sino que un extra, una Happy Hour en el bar al final de cada "jornada laboral" permite a los periodistas ir a cenar en un ambiente muy jovial. La hora feliz la paga la amable Mary Lasker. El 10 de abril de 1965, la ACS contaba con un servicio de relaciones públicas excepcionalmente eficaz, según el *Saturday Review*. El secreto de las relaciones públicas es conseguir espacio gratuito en las principales publicaciones, en lugar de comprar publicidad. El enlace con Lasker también garantizó que grandes agencias neoyorquinas, como McCann Erickson, prepararan campañas publicitarias para la AEC de forma gratuita.

Resulta irónico que Albert Lasker, cocreador de la Sociedad Americana del Cáncer tal como la conocemos y de su filial, el Instituto Nacional del Cáncer, construyera gran parte de su fortuna con la promoción del tabaquismo. Tras su muerte por cáncer, la Sociedad Americana del Cáncer llegó a la conclusión, a regañadientes, de que "fumar es malo para la salud". El creciente número de muertes por cáncer de pulmón obligó a los fabricantes de cigarrillos a plantearse alternativas, como los filtros. El 1 de enero de 1954, los cigarrillos Kent publicaron un anuncio en 80 periódicos en el que se afirmaba que las pruebas de la AMA habían demostrado que los filtros Kent eran los más eficaces para eliminar el alquitrán de los cigarrillos. Como estas pruebas eran comparables a la mayoría de las reclamaciones de la AMA, ésta se vio obligada a protestar ante el fabricante Lorillard. La revista *Time* comentó el 12 de abril de 1954: "La AMA, habitualmente soporífera, prohibió los anuncios de los cigarrillos Kent. Cuando el Cirujano General publicó su informe de 1964 sobre los efectos nocivos del tabaquismo, sembró el pánico en la industria, a pesar de que estudios anteriores lo habían anunciado hacía tiempo. En junio de 1954, los doctores Daniel Horn y Edward Cuyler Hammond presentaron un informe a la convención de la AMA en el que se relacionaba el tabaquismo con el cáncer de pulmón. Horn y Hammond dirigieron el departamento de estadística de la CHA. American Tobacco, una de las principales participaciones de Lasker, perdió cinco puntos en un día tras esta presentación. Hammond era un reputado epidemiólogo que había sido consultor de los NIH, la Marina de los Estados Unidos, la USAF y el laboratorio de Brookhaven. Fue vicepresidente de la CHA y director de su investigación. Aunque llevó a cabo una amplia investigación sobre los efectos del tabaquismo, siempre se negó a compartir esta información con otras organizaciones. En 1971, recibió una invitación para unirse a un grupo de científicos para debatir sobre el tabaquismo; se negó, afirmando que la política de la ACS desde 1952 era no compartir datos con otros investigadores. *Current Biography* informó en 1957 de que Hammond fumaba cuatro paquetes de cigarrillos al día; su mujer, tres. Ambos murieron de cáncer de pulmón.

A pesar de las revelaciones de la ACS, los intereses del tabaco, estrechamente vinculados al monopolio médico de Rockefeller, emprendieron una decidida acción de retaguardia contra la campaña contra el cáncer de pulmón. Una de las lobistas mejor conectadas de Washington, Patricia Firestone Chatham, viuda del diputado R. T. Chatham, presidente de la empresa textil Chatham Mills, bloqueó la advertencia en los paquetes de cigarrillos, "Fumar puede ser peligroso para la salud", durante cinco años, de 1964 a 1969. Vive en una mansión de 2 millones de dólares en Georgetown, la antigua casa de James Forrestal.

El furor por el cáncer de pulmón y el tabaquismo ignora el hecho relevante de que las tribus primitivas llevan miles de años fumando tabaco sin efectos secundarios desagradables. En Virginia, la tierra natal del escritor, los indios fumaban tabaco cuando el capitán John Smith desembarcó en Jamestown. El Dr. Richard Passey, investigador del Instituto de Investigación Chester Beattie de Londres, lleva veinte años investigando el problema del tabaco. No encontró ninguna relación significativa entre el tabaco tradicionalmente curado al aire y el cáncer de pulmón.

Sin embargo, las industrias tabacaleras americana e inglesa, dominadas por los Rothschild, utilizan azúcar en su tabaco, para conseguir un efecto endulzado y curado. Inglaterra utiliza un 17% de azúcar, Estados Unidos un 10%. Inglaterra tiene la mayor tasa de cáncer de pulmón del mundo. El Dr. Passey concluyó que la adición de azúcar al tabaco genera una sustancia cancerígena en el alquitrán de la nicotina; en el tabaco curado al aire, este carcinógeno no se activa. No encontró cáncer de pulmón en la Unión Soviética, China y Taiwán, todos los cuales producen tabaco curado al aire.

La revista *Esquire* publicó un extenso artículo sobre el trabajo de la Clínica Janker de Bonn (Alemania), en el que se revelaba que la clínica ha tratado 76.000 casos de cáncer desde 1936, con un 70% de sus pacientes en remisión total o parcial. El periodista *de Esquire se quedó* atónito al saber que "el Instituto Nacional del Cáncer se niega a utilizar isofosfamida, A. Mulsin, enzimas Wobe y otras técnicas eficaces de Janker porque se niega a utilizar dosis suficientes". La Sociedad Americana del Cáncer es aún más rígida. Se enorgullece de mantener las técnicas de Janker fuera de los Estados Unidos. El reportero *de Esquire* continúa quejándose de que "la Sociedad Americana del Cáncer se ha convertido en una gran parte del problema. Evita patrocinar la innovación en la química y la investigación y, en cambio, se dedica a la propaganda (los cigarrillos son perjudiciales, las siete señales de peligro, los anuncios de famosos en la radio y la televisión) y condena y prácticamente elimina los métodos no ortodoxos que, por cierto, ni siquiera se molesta en investigar a fondo. "

El reportero desconocía que la Sociedad Americana del Cáncer tenía intereses creados en formas establecidas de tratamiento del cáncer; por ejemplo, posee el cincuenta por ciento de los derechos de patente del 5 FU, (5 fluorouracilo), uno de los fármacos tóxicos actualmente en boga como medicamento "aceptable" contra el cáncer. El 5FU y un desarrollo posterior, el 5- 4-FU, son producidos por Hoffman LaRoche Laboratories.

El Knight Ridder News Service informó en 1978 de que la CHA se había negado a adoptar una posición sobre los pesticidas sospechosos de causar cáncer. La Junta Directiva de la CHA y su organización aliada, Sloan Kettering, tienen muchos miembros que dirigen las mayores empresas químicas de Estados Unidos. La guerra contra la contaminación no ganará ningún miembro. Se pidió a la CHA que se pronunciara sobre otras sustancias peligrosas, como el colorante rojo nº 2, el retardante de llama TRIS, utilizado en la ropa de los niños (desde entonces se ha prohibido), y las formas sintéticas de estrógeno. Sin embargo, la AEC volvió a negarse a adoptar una posición sobre estas sustancias. Para contrarrestar su nefasta influencia, el Comité para la Libertad de Elección en Medicina planeó emprender acciones en 1984 ante el Comité Permanente de Derechos Humanos de la ONU, acusando al estamento médico estadounidense de violar la Declaración de Derechos Humanos de la ONU y el Pacto Internacional de Derechos Humanos de 1966. La declaración que había preparado afirmaba que "los estadounidenses han sido innecesariamente masacrados y criminalizados porque una gran cantidad de productos útiles, medicamentos y enfoques nutricionales metabólicos en la medicina han sido abrumados por los intereses creados". El Comité se refirió a la situación actual como "Medigate".

El fracaso en la reducción de las tasas de mortalidad por cáncer es una sombría acusación de los obstáculos insuperables que la AEC ha puesto en el camino de un enfoque viable para este problema. John Bailar, de la Escuela de Salud Pública de Harvard, en su intervención ante la Asociación Americana para el Avance de la Ciencia en 19867 , señaló que "el programa nacional de control del cáncer puesto en marcha por el gobierno en los últimos quince años no ha conseguido reducir la tasa de mortalidad de las principales formas de cáncer y, por tanto, debe considerarse un fracaso". No ha producido los resultados que se suponía que debía producir. Bailar estaba bien cualificado para hacer esta observación; había sido editor del NCI Journal durante 25 años. El Dr. John Cairns, profesor de la Escuela de Salud Pública, le apoyó: "En los últimos veinte años el cáncer ha aumentado; no ha habido ningún progreso significativo en el control del cáncer desde los años 50".

El Dr. Hardin James se dirigió al panel de la AEC en 1969. Profesor de física médica en la Universidad de California en Berkely, dijo que sus estudios habían demostrado de forma concluyente que las víctimas del cáncer no tratadas viven hasta cuatro veces más que las que reciben tratamiento. Para un tipo de cáncer típico, las personas que han rechazado el tratamiento viven una media de doce años y medio. Los que aceptaron la cirugía y otros tipos de tratamiento sólo viven una media de tres años. Lo atribuyo al efecto traumático de la cirugía sobre el mecanismo de defensa natural del cuerpo. El cuerpo tiene un tipo de defensa natural contra todos los tipos de cáncer.

En febrero de 1988, el Instituto Nacional del Cáncer publicó su informe final, resumiendo la "guerra contra el cáncer" en el *Washington Post del* 9 de febrero de 1988. Afirma que, en los últimos treinta y cinco años, las tasas globales de incidencia y mortalidad por cáncer han aumentado, a pesar de los "avances" en la detección y el tratamiento. Quizá el problema sea que, como en otras guerras que hemos librado en el siglo XX, demasiados de los que están "de nuestro lado" trabajan en realidad para el enemigo.

CAPÍTULO 4

VACUNACIÓN

Uno de los pocos médicos que se atrevió a hablar contra el monopolio médico, el Dr. Robert S. Mendelsohn, radicalizó su posición contra la medicina moderna definiéndola como una Iglesia con cuatro aguas sagradas. El primero de ellos lo enumeró como la vacunación. El Dr. Mendelsohn calificó la práctica de la vacunación como una "precaución cuestionable". Sin embargo, otros médicos han sido más explícitos. Cabe señalar que los Rockefeller lucharon durante todo el siglo XIX para que estas cuatro aguas sagradas fueran obligatorias en todo Estados Unidos, ignorando todas las protestas y advertencias sobre sus peligros.

De estos cuatro elementos, que bien podrían llamarse los cuatro jinetes del apocalipsis, ya que también se sabe que traen muerte y destrucción a su paso, el más pernicioso en sus efectos a largo plazo bien podría ser la práctica de la inmunización. Esta práctica va directamente en contra del descubrimiento de los expertos en medicina holística moderna de que el cuerpo tiene una defensa inmunológica natural contra la enfermedad. La Iglesia de la Medicina Moderna afirma que sólo podemos ser absueltos del peligro de infección mediante el agua bendita de la vacunación, inyectando un cuerpo extraño de infección en el sistema, que luego realizará un milagro médico y conferirá inmunidad de por vida, de ahí el término "inmunización". La mayor herejía que puede cometer un médico es expresar públicamente cualquier duda sobre cualquiera de las cuatro aguas sagradas, pero la que está más arraigada en la práctica médica moderna es, sin duda, los numerosos programas de vacunación. También son las operaciones más sistemáticamente rentables del

Monopolio Médico. Sin embargo, un médico, el Dr. Henry R. Bybee, de Norfolk, Virginia, dijo públicamente: "Mi opinión sincera es que la vacuna es la causa de más enfermedades y sufrimiento que cualquier otra cosa que pueda nombrar. Creo que enfermedades como el cáncer, la sífilis, el herpes labial y muchas otras dolencias son el resultado directo de la vacunación. Sin embargo, en el estado de Virginia, y en muchos otros estados, los padres se ven obligados a someter a sus hijos a este procedimiento, mientras que la profesión médica no sólo recibe su remuneración por este servicio, sino que hace espléndidos y futuros pacientes. "

El que esto escribe recuerda bien los años 20, cuando era un niño en Virginia, que iba a la escuela durante unas semanas sin haberse sometido a la vacunación obligatoria ordenada por las autoridades estatales. Todas las mañanas, el profesor empezaba las clases del día preguntando: "Clarence, ¿has traído hoy el certificado de vacunación? Por supuesto, este era el asunto más urgente del sistema educativo, que tenía prioridad sobre cuestiones como las clases y los estudios. Todas las mañanas tenía que responder: "No, hoy no lo he traído. Los demás niños se volvían y miraban fijamente a este peligroso compañero de clase, que podía transmitirles una terrible enfermedad. Mi madre había sido enfermera titulada y nunca me animó a vacunarme. Creo que ella sabía más sobre sus posibles efectos que los médicos. Después de aplazar la temida prueba durante unas semanas, por fin me llevaron al médico como si fuera un animal al que llevan a la tabla para aturdirlo, y recibí la inyección. Por supuesto, esto me puso muy enfermo, ya que mi cuerpo luchó contra la infección, pero la clase se libró del peligro, y fui aceptado como miembro de la sociedad debidamente marcado. En *La maldición de Canaán*[16] , escribí sobre el uso de nuestros hijos para prácticas rituales de sacrificio, una práctica que parece haber terminado con la destrucción del culto a Baal hace unos cinco mil años. Desgraciadamente, el culto a Baal parece estar

---

[16] *La maldición de Canaán*, Omnia Veritas Ltd, www.omnia-veritas.com.

firmemente arraigado en el establishment actual, que suele ser conocido como la *Hermandad de la Muerte*. Resulta inquietante ver cómo los educadores acogen con entusiasmo cada nuevo delito cometido contra los niños en nuestras escuelas, despotricando contra cualquier mención a la moral o la religión, mientras adoctrinan solemnemente a los niños de seis años sobre las ventajas de un "estilo de vida alternativo" en sus preferencias sexuales. El objetivo actual de la Asociación Nacional de Educación parece ser que los profesores distribuyan preservativos a la clase antes de comenzar las actividades diarias.

La urgencia de mi vacunación no radicaba en que hubiera una epidemia en la ciudad de Roanoke en ese momento, ni tampoco en los sesenta años siguientes. La urgencia era que ningún niño se librara del culto a Baal, ni renunciara al sacrificio en el altar de los pederastas. El Monopolio Médico no podía permitir que ni un solo alumno escapara a la oferta monetaria que debía pagar por la vacunación obligatoria, el tributo de los esclavos a sus amos.

Desde Londres nos llega una alarmante observación de un profesional de excelente reputación y larga experiencia. El Dr. Herbert Snow, cirujano jefe del Hospital Oncológico de Londres, expresó su preocupación: "En los últimos años, muchos hombres y mujeres en la flor de la vida han muerto repentinamente, a menudo tras asistir a una fiesta o un banquete. Estoy convencido de que alrededor del 80% de estas muertes se deben a la inoculación o vacunación a la que se han sometido. Es bien sabido que provoca enfermedades cardíacas graves y permanentes. El forense siempre las oculta como "causas naturales". "

No encontrará ninguna advertencia de este tipo en los libros de texto de medicina ni en los de divulgación sanitaria. De hecho, este escritor puede haberla encontrado en un pequeño volumen enterrado en los anaqueles de la Biblioteca del Congreso. Sin embargo, una observación tan inquietante de un médico consagrado debería difundirse lo más ampliamente posible, aunque sólo sea para que se adhieran a ella quienes pueden refutar su premisa. Como mínimo, no puede ser atacado por el establishment como un charlatán, ya que el Dr. Snow no intenta vender un sustituto de la vacunación, sino simplemente advertir de sus peligros.

Otro médico, el Dr. W. B. Clarke de Indiana, señala que "el cáncer era prácticamente desconocido hasta la introducción de la vacunación obligatoria contra la viruela. He tenido que tratar al menos doscientos casos de cáncer, y nunca he visto un caso de cáncer en una persona que no estuviera vacunada. "

Por fin tenemos la solución que la Sociedad Americana del Cáncer ha estado buscando, a un gran costo, durante tantos años. El Dr. Clarke nunca ha visto un caso de cáncer en una persona no vacunada. ¿No es algo que hay que explorar?

Con este impulso, la AEC podría volver a hacer sonar los teléfonos de los bancos durante las campañas de recaudación de fondos para iniciar una investigación positiva sobre la posible relación entre la vacunación y la incidencia del cáncer. En cualquier caso, sospechamos que la AEC no seguirá ese camino. También estaría bien esculpido en piedra sobre la imponente entrada del Memorial Sloan Kettering Cancer Center: "Nunca he visto un caso de cáncer en una persona que no haya sido vacunada. "Sin embargo, es poco probable que los Sumos Sacerdotes de la Medicina Moderna puedan renunciar a alguno de los Cuatro Mandamientos. Un público indignado tendrá que presionar para que se abandone el moderno ritual de sacrificar a nuestros hijos a Baal en un ritual de cinco mil años de antigüedad llamado, en su versión moderna, "inmunización obligatoria".

En el país donde irradia, o se supone que irradia, la libertad, sorprende aún más que se obligue a todo ciudadano a someterse a un ritual de vacunación obligatorio. También en este caso se trata de una civilización que hoy es visitada por dos plagas, la del cáncer y la del sida, pero la vacunación obligatoria no ofrece ninguna protección contra las plagas que nos amenazan. Es el adiós a la tos ferina, el adiós a la difteria y el hola al SIDA. El Monopolio Médico está buscando desesperadamente un tipo de "inmunización" contra estos flagelos, y sin duda acabará encontrando un tipo de "vacuna" que será más terrible que la enfermedad. Desde el principio, nuestros más eminentes expertos médicos nos han informado con orgullo de que el sida es incurable, lo cual no es el enfoque que esperamos de quienes exigen que aceptemos su infalibilidad en todas las cuestiones médicas.

Otro conocido médico, el Dr. J.M. ...El Dr. J.M. Peebles, de San Francisco, escribió un libro sobre la vacuna, en el que afirma..: "La práctica de la vacunación, impulsada en cada ocasión por la profesión médica a través de la connivencia política hecha obligatoria por el Estado, se ha convertido no sólo en la mayor amenaza y peligro para la salud de la generación naciente, sino en el supremo atropello a las libertades individuales del ciudadano americano. La vacunación obligatoria, envenenando los canales naturales del sistema humano con linfa extraída brutalmente bajo el extraño pretexto de que prevendría la viruela, ha sido una de las manchas más oscuras que han desfigurado el último siglo. "

El Dr. Peebles se refiere a que la vacuna contra la viruela fue uno de los "inventos o descubrimientos más peculiares de la Ilustración". Sin embargo, como señalé en *La maldición de Canaán*[17] , el Siglo de las Luces no fue más que la última manifestación del programa del culto a Baal y sus rituales de sacrificio de niños, que, de una u otra forma, lleva ya casi cinco mil años entre nosotros. Debido a este propósito, el Monopolio Médico también es conocido como la "Sociedad para Niños Lisiados".

Quizá el comentario más elocuente de la crítica del Dr. Peebles sea su referencia a la "linfa extraída a través de la piel". ¿Podría haber una relación entre la inyección de esta sustancia y la propagación de una forma de cáncer hasta ahora desconocida, el cáncer de los ganglios linfáticos?

Este tipo de cáncer no sólo es una de las versiones más comunes de la enfermedad, sino que también es una de las más difíciles de tratar porque se extiende rápidamente por todo el

---

[17] *La maldición de Canaán*, publicado por Omnia Veritas Ltd, www.omnia-veritas.com.

sistema. Un diagnóstico de cáncer de glándulas linfáticas significa ahora una virtual sentencia de muerte.

Si asumimos que médicos como el Dr. Snow y el Dr. Peebles afirman que es seguro cuando hablan de la vacunación, sólo tenemos que mirar los registros judiciales de muchos casos en todo el país. Wyeth Laboratories fue el acusado en un caso en el que un jurado de Wichita, Kansas, concedió recientemente 15 millones de dólares por daños a una niña de ocho años. Sufrió daños cerebrales permanentes tras recibir una vacuna contra la difteria, la tos ferina y el tétanos. Michelle Graham fue vacunada a los tres meses de edad y sufrió graves daños cerebrales que la dejaron permanentemente discapacitada. Sus abogados han demostrado que el daño era únicamente atribuible a la vacuna, aunque los abogados de Wyeth han intentado negarlo.

Debido a las perspectivas económicas, los médicos exigen que los niños se vacunen antes cada año. El Comité de Vacunación de la Academia Americana de Pediatras ha pedido recientemente que se reduzca la edad de los niños para recibir la vacuna contra la gripe de los 24 meses anteriores a los 18 meses. Promueven una nueva versión de la vacuna contra la gripe que, al parecer, se ha probado en niños en Finlandia.

En un artículo publicado en *Science* el 4 de marzo de 1977, Jonas y Darrell Salk advierten que "las vacunas con virus vivos de la gripe o de la poliomielitis pueden, en cada caso, producir la enfermedad que se supone que deben prevenir... los virus vivos del sarampión y de las paperas pueden producir efectos secundarios como la encefalitis (daño cerebral). "

Si las vacunas representan un peligro tan claro y presente para los niños que se ven obligados a someterse a ellas, debemos examinar las fuerzas que les obligan a someterse a ellas. En Estados Unidos, las vacunas se promueven de forma activa y continua como la solución a todas las enfermedades infecciosas por parte de organismos gubernamentales como el Centro de Control de Enfermedades de Georgia, por el HEW, el USPHS, la FDA, la AMA y la OMS. Es más que interesante que las agencias federales sean tan apasionadas defensoras del uso obligatorio de vacunas y que caigan bajo las "horquillas caudales" de las grandes compañías farmacéuticas cuyos productos han promovido tan asiduamente a lo largo de sus años de servicio al público. Fueron estos agentes federales los que redactaron los procedimientos que obligaron a los estados a promulgar la legislación de inmunización obligatoria que había sido redactada por los abogados del Monopolio Médico para convertirse en "la ley del país". En las tinieblas del pasado, cuando los estadounidenses eran más protectores de sus ya desaparecidas libertades, había una oposición esporádica a la amenaza de que un gobierno central dictatorial pretendiera imponer este tipo de coerción a todos los niños de Estados Unidos. En 1909, el Senado de la Commonwealth de Massachusetts presentó el proyecto de ley 8, "Ley para prohibir las vacunas obligatorias". Sec. 1: Es ilegal que cualquier junta de educación, junta de salud o cualquier junta pública que actúe en este estado, bajo regulaciones políticas o de otro tipo, obligue por resolución, orden o procedimiento de cualquier tipo, a la inmunización de cualquier niño o persona de cualquier edad, haciendo de la inmunización un prerrequisito para asistir a cualquier escuela pública o privada, ya sea como alumno o maestro. "

Esta legislación fue escrita probablemente por un médico que conocía los peligros de la vacunación. Incluso en 1909 el monopolio médico era lo suficientemente fuerte como para enterrar este proyecto de ley. Nunca se llegó a votar. Sin embargo, el riesgo de que una sola legislatura estatal derrotara su conspiración criminal hizo que el Sindicato Rockefeller se centrara en desarrollar un instrumento de control sobre todas las legislaturas estatales de Estados Unidos. Para ello, creó el Consejo de Gobiernos Estatales en Chicago. Sus ukases se emiten regularmente a cada legislatura estatal, y su control totalitario es tal que ninguna legislatura ha dejado de seguir sus dictados.

Edward Jenner (1796-1839) "descubrió" que la vacuna de la viruela supuestamente inoculaba a la gente contra el azote de la viruela en el siglo XVIII. De hecho, la viruela ya estaba en declive, y algunas autoridades creen que habría desaparecido a finales de siglo, debido a una serie de factores que contribuyeron a ello. Tras la generalización del uso de la vacuna contra la viruela en Inglaterra, se desató una epidemia de viruela que mató a 22.081 personas. Las epidemias de viruela empeoraron en cada año que se utilizó la vacuna. En 1872, la vacuna mató a 44.480 personas. Inglaterra prohibió finalmente la vacuna en 1948, a pesar de que era una de las "contribuciones" más aclamadas de ese país a la medicina moderna. Esto ocurrió después de muchos años de vacunación obligatoria, durante los cuales los que se negaban a someterse a sus peligros eran arrojados a la cárcel.

Japón introdujo una vacuna obligatoria en 1872. En 1892, se produjeron 165.774 casos de viruela, con el resultado de 29.979 muertes.

Japón sigue aplicando la vacunación obligatoria; sin embargo, como nación ocupada militarmente, no se puede culpar a su actual gobierno por someterse al monopolio médico de Rockefeller.

Alemania también ha introducido la vacunación obligatoria. En 1939 (es decir, durante el régimen nazi), la tasa de difteria aumentó astronómicamente hasta alcanzar los 150.000 casos. Noruega, que nunca instituyó la vacunación obligatoria, sólo tuvo 50 casos durante el mismo periodo. La poliomielitis aumentó un 700% en los estados que introdujeron la vacunación obligatoria. El muy citado escritor sobre problemas médicos, Morris Beale, que durante años editó su publicación informativa, *Capsule News Digest,* desde Capitol Hill, ofreció una recompensa permanente de 30.000 dólares para los años 1954 a 1960, que pagaría a quien pudiera demostrar que la vacuna contra la polio no era letal y sí un fraude. Nunca hubo interesados.

Los historiadores de la medicina llegaron finalmente a la reticente conclusión de que la gran "epidemia" de gripe de 1918 era únicamente atribuible al uso generalizado de las vacunas. Esta fue la primera guerra en la que la vacunación fue obligatoria para todos los soldados. El *Boston Herald* informó que cuarenta y siete soldados murieron por la vacunación en un mes. Como resultado, los hospitales militares se llenaron, no de víctimas de combate, sino de víctimas de vacunas. El brote se denominó "gripe española", un nombre deliberadamente engañoso que pretendía ocultar su origen. Esta epidemia de gripe se cobró 20 millones de víctimas; los que sobrevivieron fueron los que habían rechazado la vacuna. En los últimos años, las recurrentes epidemias anuales de gripe se han denominado "gripe rusa". Por alguna razón, los rusos nunca protestan, tal vez porque los Rockefeller hacen regularmente viajes a Moscú para definir la línea del partido.

Los peligros de la vacunación ya se conocían. La revista *Plain Talk* señala que "durante la guerra franco-prusiana, todos los soldados alemanes fueron vacunados. El resultado fue que 53.288 hombres, por lo demás sanos, contrajeron la viruela. La tasa de mortalidad era alta. "

En lo que ahora se conoce como la "Gran Masacre de la Gripe A", el presidente estadounidense Gerald Ford fue contratado para persuadir al público de que se sometiera a una campaña nacional de vacunación. El motor de este proyecto fue un beneficio inesperado de 135 millones de dólares para los principales fabricantes de medicamentos. Tenían una vacuna contra la "gripe porcina" que los criadores de cerdos sospechosos se habían negado a tocar por miedo a que acabara con su cosecha. Los fabricantes sólo habían intentado obtener 80 millones de dólares de los criadores de cerdos, y cuando se atascaron en esa venta, recurrieron al otro mercado, el humano. El impulso de la vacuna nacional contra la gripe porcina vino directamente del Centro de Control de Enfermedades de Atlanta, Georgia. Tal vez por coincidencia, Jimmy Carter, miembro de la Comisión Trilateral, estaba preparando su campaña presidencial en Georgia en ese momento. El presidente saliente, Gerald Ford, contaba con todas las ventajas de una enorme burocracia para ayudarle en su campaña, mientras que el ineficiente y poco conocido Jimmy Carter no suponía ninguna amenaza seria para las elecciones. De repente, desde Atlanta, llegó el plan del Centro de Control de Enfermedades para una campaña nacional de vacunación contra la "gripe porcina". El hecho de que no hubiera ni un solo caso conocido de esta gripe en Estados Unidos no disuadió al Monopolio Médico de poner en marcha su plan. Los criadores de cerdos se han visto sorprendidos por las demostraciones de la vacuna en algunos cerdos, que se han desplomado y han muerto. Uno puede imaginarse las agónicas conferencias en las sedes de las grandes compañías farmacéuticas, hasta que un joven brillante comentó: "Bueno, si los criadores de cerdos no quieren inyectarlo en sus animales, nuestro único otro mercado es inyectarlo en las personas". "

La campaña contra la gripe porcina patrocinada por Ford estuvo a punto de morir prematuramente cuando un concienzudo funcionario público, el Dr. Anthony Morris, antiguo miembro del HEW y entonces director en activo de la Oficina de Virus de la Administración de Alimentos y Medicamentos, dijo que no podía haber una auténtica vacuna contra la gripe porcina porque nunca había habido un caso de gripe porcina en el que pudieran probarla. El Dr. Morris hizo pública su afirmación de que "en ningún momento las vacunas contra la gripe porcina han sido eficaces". Fue despedido rápidamente, pero el daño estaba hecho.

El control de daños fue llevado a cabo por este gran humanitario, Walter Cronkite, y el Presidente de los Estados Unidos, que unieron sus fuerzas para acudir al rescate del Monopolio Médico. Walter Cronkite incluyó al presidente Ford en su programa informativo para instar al pueblo estadounidense a someterse a la inoculación de la vacuna contra la gripe porcina. La CBS nunca ha encontrado ninguna razón para publicar un análisis científico o una crítica de la vacuna contra la gripe porcina, que ha sido identificada por contener muchos venenos tóxicos, incluyendo partículas de proteínas virales extrañas, formaldehído, residuos de sustancias procedentes de embriones de pollo y huevos, sacarosa, timerosal (un derivado tóxico del mercurio), polisorbato y unas ochenta sustancias más.

Mientras tanto, en los laboratorios de virología, después de que el Dr. Anthony Morris fuera despedido sumariamente, se envió un equipo especial de trabajadores para limpiar las cuatro salas en las que había realizado sus pruebas científicas. El laboratorio estaba lleno de animales cuyos registros verificaban sus afirmaciones, lo que representaba unos tres años de investigación constante. Todos los animales fueron sacrificados inmediatamente y los registros de Morris fueron quemados. No llegaron a salar toda la zona porque pensaron que su trabajo estaba hecho.

El 15 de abril de 1976, el Congreso aprobó la Ley Pública 94-266, que proporcionó 135 millones de dólares en fondos públicos para financiar una campaña nacional de inoculación contra la gripe porcina. El HEW debía distribuir la vacuna gratuitamente a los organismos sanitarios estatales y locales a nivel nacional para su inoculación. Las agencias de seguros emitieron entonces una advertencia de que no asegurarían a las empresas farmacéuticas contra posibles demandas basadas en los resultados de la inoculación de la gripe porcina porque no se habían realizado estudios que pudieran predecir sus efectos. Fue para derrotar a las compañías de seguros que la CBS pidió a Gerald Ford que hiciera un apasionado llamamiento a 215 millones de estadounidenses para que huyeran mientras aún estaban a tiempo y se apresuraran a acudir al amistoso departamento de salud local para vacunarse contra la gripe porcina sin coste alguno. Este fue quizás el mejor momento de la CBS en su brillante carrera de "servicio público".

Nada más terminar la campaña contra la gripe porcina, empezaron a llegar informes de víctimas. En pocos meses, se presentaron 1.300 millones de dólares en reclamaciones de víctimas paralizadas por la vacuna de la gripe porcina. Las autoridades médicas aceptaron el reto; defendieron el monopolio médico llamando a la nueva epidemia "síndrome de Guillain-Barre". Desde entonces, se ha especulado con la posibilidad de que la consiguiente epidemia de sida, que comenzó poco después de las afirmaciones públicas de Gerald Ford, no fuera más que una variación viral de la vacuna contra la gripe porcina. ¿Y qué hay del autor de la gran masacre de la gripe porcina, el presidente Gerald Ford? Como responsable lógico del desastre, Ford se enfrentó a un torrente de críticas públicas, que naturalmente le llevaron a la derrota en las elecciones (había sido nombrado anteriormente cuando los agentes de las operaciones internacionales contra la droga dejaron fuera de juego a Richard Nixon). El desconocido Jimmy Carter, conocido sólo por los miembros ultrasecretos de la Comisión Trilateral, fue llevado al poder por el desbordamiento de la ira contra Gerald Ford. Carter resultó ser un desastre nacional casi tan grave como la epidemia de gripe porcina, mientras que Gerald Ford se retiró de la vida política. No sólo perdió las elecciones, sino que fue condenado a pasar los últimos años de su vida recorriendo incansablemente las cálidas arenas del campo de golf de Palm Springs.

En el Seminario Anual de Escritores Científicos de la ACS, el Dr. Robert W. Simpson, de la Universidad de Rutgers, advirtió que "los programas de inmunización contra la gripe, el sarampión, las paperas y la poliomielitis pueden, en realidad, sembrar en los humanos el ARN para formar provirus que luego se convertirán en células latentes en todo el cuerpo". A continuación, pueden ser activados por diversas enfermedades, como el lupus, el cáncer, el reumatismo y la artritis. "

Se trata de una notable verificación de la advertencia hecha por el Dr. Herbert Snow de Londres hace más de cincuenta años. Había observado que los efectos a largo plazo de la vacuna, alojada en el corazón u otras partes del cuerpo, acabarían provocando daños mortales en el corazón. La vacuna se convierte en una bomba de relojería en el sistema, desarrollándose como los llamados "virus lentos" que pueden tardar de 10 a 30 años en hacerse virulentos. Cuando esto ocurre, la víctima recibe una agresión mortal, a menudo sin previo aviso, ya sea un ataque al corazón u otra enfermedad.

Health Freedom News, en su número de julio/agosto de 1986, señala que "la vacuna está relacionada con daños cerebrales". Hay 150 demandas pendientes contra los fabricantes de vacunas contra la DPT, en las que se reclaman 1.500 millones de dólares por daños y perjuicios. "

Cuando el actual autor era un adolescente en Virginia, cada verano se convertía en una pesadilla para los preocupados padres, ya que la epidemia de polio, comúnmente conocida como parálisis infantil, se extendía por toda la nación. Durante todo el verano, bebimos botella tras botella de refresco helado para pasar la merienda de la barra de caramelo, sin sentir que estábamos preparando nuestros sistemas para la reproducción del virus de la polio. La víctima más famosa de la polio fue el gobernador de Nueva York, Franklin D. Roosevelt. En 1931, durante la epidemia anual de poliomielitis, Roosevelt aprobó oficialmente un "suero inmunológico", precursor de las vacunas contra la poliomielitis de los años 50. Fue patrocinado por el Dr. Lindsley

R. Williams, yerno del socio gerente de la banca de inversión Kidder Peabody. Las fundaciones Rockefeller y Carnegie habían abogado por la construcción de un nuevo edificio médico que se llamaría Academia Médica de Nueva York. Como suele ocurrir, no aportaron los fondos, sino que planificaron la campaña de puesta en escena, en la que se animó al público a aportar millones de dólares. El Dr. Williams fue nombrado posteriormente director de la Academia, aunque sus conocimientos médicos son una broma en Nueva York. Williams utilizó esta posición para convertirse en el apóstol de la medicina socializada en Estados Unidos, un objetivo que el Monopolio Médico Rockefeller anhelaba, y que finalmente se consiguió cuando se adoptó el programa Medicare muchos años después. En realidad, como señaló el Dr. Emanuel Josephson, Williams representaba el dominio político y comercial de la profesión médica dentro de un sistema socializado.

Roosevelt anunció entonces su candidatura a la presidencia de los Estados Unidos, un cargo para el que parecía estar físicamente descalificado. Debido a su discapacidad, llevaba muchos años sin poder estar de pie ni caminar. Llevaba su negocio desde una silla de ruedas. Parecía increíble que pudiera hacer una campaña nacional para presidente. Para disipar esas dudas, el Dr. Williams escribió un artículo que se publicó en la revista *Collier's,* la segunda revista más importante de Estados Unidos en aquella época. En ese artículo, el Dr. Williams certificó que el gobernador Franklin D. Roosevelt era física y mentalmente apto para ser presidente de los Estados Unidos. Se planteó entonces que se creara un nuevo puesto en el gabinete, el de Secretario de Sanidad, específicamente para el Dr. Williams en una futura administración de Roosevelt.

Se sabía que el "suero inmune" contra la polio era peligroso y sin valor cuando Roosevelt lo aprobó. Los Institutos Nacionales de Salud del Servicio de Salud Pública de Estados Unidos llevaban tres años experimentando con monos utilizando este suero idéntico. El Instituto dijo que se había realizado un estudio sobre el suero por recomendación del Dr. Simon Flexner, director del Instituto. Entonces se utilizó el suero y muchos niños murieron a consecuencia de ello. El Comisionado de Salud del

Estado de Nueva York, el Dr. Thomas Parran (posteriormente nombrado Cirujano General de los Estados Unidos), que debía su nombramiento a la recomendación del Dr. Williams al Gobernador Roosevelt, se negó a celebrar audiencias para validar el suero, mientras Roosevelt seguía cosechando los beneficios de la "caridad" de su Fundación Warm Springs y sus bailes anuales de aniversario para celebrar la epidemia de polio.

En 1948, un tal Dr. Sandier, entonces experto en nutrición del U.S. Veteran's Administration Hospital de Osteen (Carolina del Norte), se alarmó por las enormes cantidades de bebidas muy azucaradas, caramelos y otros dulces que consumían los niños durante los calurosos meses de verano, justo cuando la poliomielitis se convertía en una epidemia cada año. Realizó pruebas que le llevaron a concluir que el consumo de azúcar de los niños estaba directamente relacionado con la virulencia de las epidemias de polio. A continuación, lanzó una advertencia urgente a los padres para que prohibieran el consumo de cualquier producto con azúcar refinado, especialmente caramelos, refrescos y helados durante los meses de verano. El resultado de la campaña del Dr. Sandler fue que el número de casos de polio en Carolina del Norte se redujo en un 90% en un solo año, pasando de 2.498 en 1948 a sólo 229 en 1949. Animados por el efecto de la campaña de advertencia del Dr. Sandler en sus ventas de verano en Carolina del Norte, los distribuidores de refrescos y los fabricantes de caramelos lanzaron una promoción en todo el estado al año siguiente, con muestras gratuitas y otras promociones. En 1950, el número de casos de poliomielitis había vuelto a aumentar hasta alcanzar el nivel de 1948. ¿Qué pasó con el Dr. Sandier? Una revisión de las publicaciones de Carolina del Norte ya no lo menciona a él ni a su programa.

Herbert M. Shelton escribió en 1938 en su libro, *Exploitation of Human Suffering*[18], que "la vacuna es pus - ya sea séptico o inerte - si es inerte no toma - si es séptico produce una infección.

---

[18] *La explotación del sufrimiento humano.*

Esto explica por qué algunos niños tienen que volver a vacunarse por segunda vez, porque la primera vacuna no "cuajó": no era lo suficientemente tóxica y no infectó el organismo. Shelton dice que las inoculaciones causan la enfermedad del sueño, parálisis infantil, hemiplejía o tétanos.

El Cirujano General de los Estados Unidos, Leonard Scheele, subrayó en la convención anual de la AMA en 1955 que "no se puede demostrar la seguridad de ningún lote de vacunas hasta que no se administren a los niños". James R. Shannon, del Instituto Nacional de Salud, dijo que "la única vacuna segura es la que nunca se utiliza".

Con la llegada de la vacuna contra la poliomielitis del Dr. Jonas Salk en la década de 1950, los padres estadounidenses tuvieron la seguridad de que el problema se había resuelto y sus hijos estaban ahora a salvo. Las demandas posteriores contra las compañías farmacéuticas no han tenido mucho eco. En el caso de "David v. Wyeth Labs", un juicio sobre la vacuna Sabin contra la poliomielitis de tipo 3, se resolvió a favor del demandante, David. En 1962 se resolvió una demanda contra los laboratorios Lederle en relación con la vacuna Orimune por 10.000 dólares. En dos casos relacionados con Quadrigen de Parke-Davis, el producto se consideró defectuoso. En 1962, Parke-Davis detuvo toda la producción de Quadrigen. El médico, Dr. William Koch, afirmó que "la inyección de cualquier suero, vacuna o incluso penicilina mostraba un aumento muy marcado de la incidencia de la poliomielitis, al menos del 400%."

El Centro de Control de Enfermedades permaneció fuera de la vista durante algún tiempo después de la gran masacre de la gripe porcina, pero ha surgido más vivo que nunca con un nuevo programa nacional para concienciar sobre los peligros de otra plaga, que ha sido bautizada como "enfermedad del legionario" tras un brote en el hotel Bellevue Stratford de Filadelfia. Al parecer, este virus se multiplicó en los sistemas de aire acondicionado y calefacción de algunos hoteles antiguos de las principales ciudades, probablemente porque los conductos de aire nunca se limpiaron. En algunos casos aislados, ha causado la muerte de los afectados. Por alguna razón, estas víctimas solían ser legionarios de edad avanzada que habían asistido a un mitin en uno de estos hoteles. A medida que los viejos hoteles fueron siendo sustituidos por nuevos moteles más modernos, la legionelosis se extinguió silenciosamente, sin que el Centro de Control de Enfermedades pudiera dar otro golpe de efecto de 135 millones de dólares para el Monopolio Médico Rockefeller.

La inmunización contra la poliomielitis es ahora aceptada como una realidad por el público estadounidense, que se reconforta con la desaparición gradual de la campaña anual de miedo al comienzo de cada verano. Sin embargo, el *Washington Post del* 26 de enero de 1988 publicó un artículo que suscitó algunas reflexiones desconcertantes. En una conferencia nacional celebrada en Washington, se anunció que todos los casos de polio desde 1979 habían sido causados por la vacuna antipoliomielítica. Citamos: "De hecho, todos los casos en América han sido causados por la vacuna. No hay pruebas de que el virus de la poliomielitis de origen natural (o de tipo salvaje) haya causado un solo caso de poliomielitis en Estados Unidos desde 1979". Fue en respuesta a este desagradable hecho que el Instituto de Medicina, bajo contrato con el Servicio de Salud Pública de Estados Unidos, convocó un comité en Washington para revisar el uso actual de la vacuna contra la polio. ¿Pensaste que iban a votar para detenerlo, tal vez? Sería una conclusión lógica. Por desgracia, la lógica no juega ningún papel en estas deliberaciones. El *Post* informó de que "no se espera ningún cambio radical". El statu quo es muy atractivo", dijo el presidente de la conferencia, el Dr. Frederick Robbins, de la Universidad Case Western Reserve de Cleveland.

Esta historia plantea más preguntas que respuestas. También pone de manifiesto la gran distancia que existe entre la mente médica y la profana. Un profano diría: "Si todos los casos de polio en Estados Unidos desde 1979 fueron causados por la vacuna antipoliomielítica, ¿no es una buena razón para dejar de hacerlo? Este razonamiento siempre es calificado de "simplista" por nuestros profesionales sobrecualificados. Después de todo, hay que pensar en la economía nacional, y en los fabricantes de medicamentos que se preparan para producir continuamente una vacuna para una epidemia que ha desaparecido. Piensa en el desempleo y en la disminución de los dividendos pagados a los accionistas del Monopolio Médico. Al fin y al cabo, la mayor parte de sus ingresos se destina a la "caridad". Si no ve la lógica de este razonamiento, nunca encontrará un trabajo en la sanidad pública estadounidense.

CAPÍTULO 5

FLUORIZACIÓN

El segundo punto de la lista del Dr. Robert Mendelsohn de las Cuatro Aguas Sagradas de la Iglesia de la Medicina Moderna es la fluoración del agua potable del país. Aunque el Dr. Mendelsohn también lo rechaza por su "dudoso valor", pocos se atreven a cuestionarlo. Se nos dice que confiere beneficios incalculables a la siguiente generación, asegurando una ausencia perpetua de caries y la ausencia de cualquier necesidad de atención dental. Sorprendentemente, la campaña nacional de fluoración cuenta con el apoyo entusiasta de la profesión dental del país, a pesar de que podría suponer su quiebra. Una vez más, los que saben saben que el programa de fluoración, lejos de amenazar con dejar a los dentistas fuera del negocio, de hecho les proporcionará mucho trabajo en el futuro.

La principal fuente de fluorización es un producto químico tóxico, el fluoruro de sodio, que durante mucho tiempo ha sido el principal ingrediente del veneno para ratas. Nunca se ha discutido públicamente si la adición de este compuesto a nuestra agua potable también forma parte de un programa de control de ratas. La EPA ha publicado su última estimación de que 38 millones de estadounidenses beben hoy agua insalubre, que contiene niveles peligrosos de cloro, plomo y otras sustancias tóxicas. El flúor no figura en la lista de sustancias tóxicas. La EPA, al igual que otras agencias gubernamentales, se ha abstenido cuidadosamente de realizar pruebas en el agua potable pública para comprobar los efectos de la fluoración o de hurgar en el Monopolio Rockefeller, que lanzó la campaña nacional de fluoración.

El subproducto de la fabricación del aluminio, el fluoruro de sodio, es un problema desde hace tiempo. Aparte de su uso limitado como raticida, otros usos populares estaban limitados por su naturaleza extremadamente tóxica. Además, a las empresas de aluminio les resultaba muy caro deshacerse de él debido a su persistencia (no se descompone; además, es acumulativo en el organismo, por lo que cada día se añade un poco más de fluoruro de sodio cada vez que se bebe un vaso de agua). Por lo tanto, es curioso observar que los registros históricos muestran que el principal patrocinador y promotor de la fluoración del agua potable de la nación fue el Servicio de Salud Pública de los Estados Unidos. Esto es tan...

Recordamos los estimulantes días de la década de 1950, cuando los funcionarios de salud pública eran enviados regularmente desde Washington para asistir a reuniones en las que las comunidades debatían ansiosamente los pros y los contras de la fluoración del agua. Sin excepción, estos funcionarios no sólo tranquilizaron a los ciudadanos preocupados, sino que exigieron positivamente que las comunidades fluorizaran el agua potable del día. Aunque apoyaban inequívocamente la fluoración del suministro de agua, ninguno de estos funcionarios de salud pública había realizado nunca estudios sobre el agua fluorada ni había experimentado con sus posibles beneficios o peligros. Sin embargo, en sus sucesivas reuniones por todo Estados Unidos, se levantaron para garantizar solemnemente que no había peligros, ni efectos secundarios, sólo beneficios para los niños menores de 12 años. La fluoración, incluso según sus defensores más entusiastas, no confiere ningún beneficio a los mayores de doce años. Nunca se ha aducido ninguna razón sensata para justificar la fluoración de todos los suministros de agua para beneficiar a una minoría de la población. ¿Sabían estos funcionarios lo que estaban haciendo? Por supuesto que no. Seguían la tradición de la burocracia, recibiendo órdenes del Monopolio Médico. ¿Cómo consiguieron esas órdenes? Esa también es una historia interesante. [19]

El jefe del departamento de salud pública de los Estados Unidos durante toda la campaña de fluorización era un hombre llamado Oscar Ewing. Graduado en la Facultad de Derecho de Harvard, Ewing fue un empresario de la aviación durante la Primera Guerra Mundial. A continuación se incorporó al influyente bufete de abogados Sherman, Hughes y Dwight, una prestigiosa firma de Wall Street. El "Hughes" no era otro que Charles Evans Hughes, el reciente candidato a la presidencia de los Estados Unidos. Hughes perdió su campaña contra Woodrow Wilson porque éste dijo en su escrito: "Nos mantuvo fuera de la guerra". "Tan pronto como fue reelegido, Wilson declaró la guerra. Hughes se convirtió entonces en presidente del Tribunal Supremo. El gabinete entonces era Ewing y Hughes.

Al final de la Segunda Guerra Mundial, el propio Ewing había nombrado a un fiscal especial para el Departamento de Justicia, cuyo único objetivo era llevar a cabo dos juicios por monopolio de los Rockefeller, los casos del gobierno contra dos locutores de radio, William Dudley Pelley y Robert Best. Estos dos escritores, activistas de America First desde hace mucho tiempo, habían hecho campaña para mantener a Estados Unidos fuera de lo que había resultado ser una guerra muy rentable. Ahora había que castigarlos por su amenaza a los monopolios.

Ewing hizo que los condenaran y los enviaran a prisión. Por este servicio, fue nombrado posteriormente presidente del Comité Nacional Demócrata. Al año siguiente, en 1946, el presidente Truman le nombró jefe de la Agencia Federal de

---

[19] El Servicio de Salud Pública de EE.UU. sigue haciendo propaganda (a costa de los contribuyentes) para la expansión de la fluoración. El *Washington Post* informó el 20 de abril de 1988 que "El Servicio de Salud Pública estima que se ahorran 2.000 millones de dólares cada año gracias a la fluoración del agua. "Nuestro departamento de salud pública no tiene pruebas estadísticas que respalden esta afirmación. ¿Sugieren los funcionarios de Salud Pública que los fabricantes de aluminio se ahorran 2.000 millones de dólares al año gracias a la fluoración del agua?

Seguridad. En calidad de tal, estaba nominalmente a cargo de otro locutor, Ezra Pound, que estaba recluido como preso político en el Hospital de Santa Isabel, un centro psiquiátrico federal que también formaba parte de la red de la Agencia Federal de Seguridad. Pound lleva más de 13 años detenido sin juicio. Mucho después de la salida de Ewing, el gobierno retiró todos los cargos contra Pound y fue liberado.

Sin embargo, Ewing no fue nombrado director de la Agencia Federal de Seguridad con el único propósito de perseguir a Ezra Pound. Se vislumbraban objetivos más serios. El congresista Miller acusó a Ewing de recibir 750.000 dólares por dejar su rentable oficina de Wall Street para dirigir la Agencia Federal de Seguridad. La cuota se había pagado con los intereses de los Rockefeller. El objetivo era llevar a cabo una campaña nacional de fluorización. Ewing fue nombrado jefe de la Agencia Federal de Seguridad porque el cargo le convertía en el burócrata más poderoso de Washington. Esta agencia englobaba el Servicio de Salud Pública de los Estados Unidos, la Administración de la Seguridad Social y la Oficina de Educación. Como jefe de la FSA, fue responsable de los vastos programas de gasto del gobierno en la posguerra, la salud federal, la educación y los programas de bienestar. Desde esta posición, Ewing hizo campaña por un mayor control del gobierno sobre los ciudadanos estadounidenses. Le preocupaba especialmente el aumento del control sobre la educación médica, uno de los principales intereses de Rockefeller desde 1898. El 17 de febrero de 1948, Ewing pidió públicamente que el gobierno concediera becas de medicina y exigió que las facultades de medicina fueran gestionadas con subvenciones del gobierno, con el inevitable control que ello supondría. El 30 de marzo de 1948, Ewing presidió una conferencia sobre la infancia para coordinar todos los organismos federales que se ocupan de la juventud del país. También se convirtió en el líder nacional de una campaña contra el cáncer, fruto de su larga asociación con el Monopolio Médico: había sido secretario del gigante Merck Drug Company desde sus oficinas de One Wall Street.

Una de las primeras medidas de Ewing al frente del departamento de salud pública fue despedir al veterano Cirujano

General Thomas Parran para sustituirlo por un amigo de Ewing, el Dr. Leonard Scheele, del Instituto Nacional del Cáncer. En 1948, Ewing se unió a la Sociedad Americana del Cáncer en una campaña nacional contra el cáncer, un intento descarado de forzar al Congreso a gastar más en diversas tonterías relacionadas con el cáncer que el entonces modesto gasto de 14,5 millones de dólares al año. El 1 de mayo de 1948, Ewing convocó una convención nacional de salud en Washington, D.C., a la que asistieron unos 800 delegados. La convención aprobó por abrumadora mayoría la petición de Ewing de inscribir a Estados Unidos en la Organización Mundial de la Salud de las Naciones Unidas. Ewing también hizo una enérgica campaña a favor del seguro médico nacional, o medicina socializada, pero a pesar de su gran poder en Washington, no pudo superar la persistente oposición de Morris Fishbein y la Asociación Médica Americana. A continuación, publicó un informe oficial de la Agencia Federal de Seguridad, *The Nation's Health (La salud de la nación),* un informe de 186 páginas que pedía un programa intensivo de 10 años para lograr su objetivo de una medicina socializada en Estados Unidos. La culminación de su poder político llegó cuando dirigió la exitosa campaña de Harry Truman para la presidencia en 1948 (Truman había triunfado previamente como heredero tras la extraña muerte de Franklin D. Roosevelt (véase el libro del Dr. Emanuel Josephson con este título). Ewing ya había conseguido por sí solo la nominación de Truman como candidato a la vicepresidencia en la Convención de Chicago de 1944, lo que posiblemente llevó a Truman a la Casa Blanca con la misma seguridad que Bobst lo haría más tarde con Richard Nixon. La elección de Truman en 1948 aseguró a Ewing que podría tener todo lo que quisiera en Washington. Lo que quería, y por lo que le habían pagado, era la fluoración nacional de nuestra agua potable.

Oscar Ewing es un nombre totalmente desconocido para los estadounidenses de hoy.

No dejó ningún monumento, ya que fue la encarnación en el siglo XX del estilo soviético despiadado y dedicado de burócrata, responsable sólo ante sus amos y despreciando a las masas sin rostro sobre las que ejercía un poder dictatorial. Ejerció un control absoluto sobre los componentes más importantes de la nueva burocracia socialista que Roosevelt había establecido en Washington, y preparó estas oficinas para que tuvieran el estatus de gabinete. Entre sus muchos mandatos burocráticos, quizá ninguno tuvo un efecto más directo sobre todos los estadounidenses que la fluoración de nuestro suministro de agua.

El congresista Miller dijo que "el principal defensor de la fluoración del agua es el Servicio de Salud Pública de Estados Unidos. Es parte de la Agencia Federal de Seguridad del Sr. Ewing. El Sr. Ewing es uno de los abogados mejor pagados de la Aluminum Company of America. No es casualidad que Washington, D.C., donde Oscar Ewing era el rey, fuera una de las primeras grandes ciudades estadounidenses en fluorizar su suministro de agua. Al mismo tiempo, los miembros del Congreso y otros políticos de Washington fueron advertidos en privado por los servidores de Ewing de que tuvieran cuidado de no ingerir agua fluorada. Entonces aparecieron suministros de agua embotellada de manantiales de montaña en todas las oficinas del Capitolio y se han mantenido continuamente desde entonces a costa de los contribuyentes. Un senador llegó a llevar una botellita de agua de manantial cuando cenaba en los restaurantes más selectos de Washington, asegurando a sus compañeros que "ni una gota de agua fluorada pasará jamás entre mis labios". Estos son los guardianes de nuestra nación.

Incluso en ausencia de aditivos gubernamentales como el cloro y el flúor, el agua en sí misma puede suponer una grave amenaza para la salud. Los pioneros americanos contraían a menudo una enfermedad que llamaban "enfermedad de la leche", que parece provenir del agua. El Dr. N. M. Walker advierte que, por término medio, a lo largo de una vida de setenta años, el sistema ingiere unos 4.500 galones de agua que contienen unas 300 libras de cal. Esta adición de cal provoca una osificación progresiva de la estructura del esqueleto. En 1845, un médico inglés advirtió del peligro de osificación al beber agua natural o de manantial.

Cuando el congresista Miller dijo al Congreso que Oscar Ewing promovía la fluoración porque había sido el abogado de la Compañía de Aluminio de América, ALCOA, y había aceptado una "comisión" de 750.000 dólares para persuadirle de que emprendiera este programa de "servicio gubernamental", Uno habría pensado que esta exposición pública de los motivos de Ewing le habría avergonzado y quizás le habría impulsado a hacerse a un lado y dejar que otra persona se hiciera cargo de la campaña del Servicio de Salud Pública de EE.UU. para imponer la fluoración al pueblo estadounidense. Eso sería quedarse corto en cuanto a la arrogancia y la seguridad en sí mismo del burócrata del siglo XX. Ignoró las observaciones del congresista Miller y redobló la presión del Servicio de Salud Pública de EE.UU. para imponer la fluoración. Contó con el apoyo de sus subordinados porque el Servicio de Salud Pública de Estados Unidos nunca ha estado al servicio del público. Por el contrario, sus funcionarios siempre han estado en la bota del Monopolio Médico, satisfaciendo sus últimos caprichos y manteniendo esos ideales de servicio público que compraron tantas hermosas fincas en el suburbio de moda de Leesburg para aquellos que estaban en el lugar correcto en el momento adecuado. El poder político se traduce en dinero; dinero para quienes utilizan los objetivos políticos para venderlos.

Después de supervisar la instalación de equipos de fluoruro de sodio en la mayoría de las grandes ciudades del país, un interés por el que el Chase Manhattan Bank mostró una preocupación crucial, Oscar Ewing se retiró a Chapel Hill, N.C., en 1953. Allí fue responsable de la construcción de un complejo de 7800 acres de edificios de oficinas bajo el nombre de Research Triangle Corporation (el triángulo es un símbolo masónico clave). Estas oficinas pronto se alquilaron a diversas agencias federales y estatales, muchas de las cuales, como es lógico, ya habían hecho negocios con él cuando era su jefe en Washington. El antiguo jefe del Comité Nacional Demócrata no suele tener dificultades para alquilar espacios a las agencias gubernamentales.

El antiguo socio de Ewing, Charles Evans Hughes, Jr., se convirtió en procurador general de los Estados Unidos cuando su padre aún era presidente del Tribunal Supremo. Más tarde se convirtió en director de la New York Life Insurance Co., una empresa controlada por J. P. Morgan, cuya oficina estaba situada en One Wall Street. Esta era también la antigua dirección comercial de Oscar Ewing.

Los fluoruros han sido durante mucho tiempo una fuente de contaminación en Estados Unidos. También producen grandes cantidades de este producto químico los gigantes de la química, American Agricultural Products Corporation y Hooker Chemical. Hooker Chemical pasó a formar parte de la red Rockefeller cuando Blanchette Hooker se unió a la familia Rockefeller al casarse con John D. Rockefeller III. La planta de American Agricultural en Florida produce enormes cantidades de residuos de flúor en la preparación de fertilizantes a partir de roca fosfórica.

Algunos de estos residuos fluorados se habían utilizado en plaguicidas hasta que el Ministerio de Agricultura prohibió su uso por considerarlo demasiado peligroso para el público. Los residuos se vertieron al océano, a pesar de las decisiones específicas del Ministerio de Agricultura que lo prohibían. Hooker Chemical es conocida por la mayoría de los estadounidenses por los residuos químicos peligrosos encontrados en Love Canal.

Los estudios de la Academia Nacional de Ciencias muestran que industrias estadounidenses como Hooker Chemical bombean 100.000 toneladas de fluoruros a la atmósfera cada año; inyectan otras 500.000 toneladas de fluoruros en el suministro de agua del país cada año (además de la cantidad de fluoruros utilizados para "tratar" nuestra agua potable). Este informe científico analiza con más detalle los efectos de estos fluoruros en el sistema humano. Su efecto más peligroso es que ralentiza la actividad de las enzimas de reparación del ADN, que es vital para el sistema inmunitario. Los fluoruros tienen este efecto incluso en concentraciones tan bajas como una parte por millón, la dosis estándar que el Servicio de Salud Pública de EE.UU. ha establecido para nuestra agua potable. En esta concentración, se ha demostrado que los fluoruros causan graves daños cromosómicos. La dosis de una parte por millón recomendada por nuestros concienzudos funcionarios también ha demostrado en experimentos de laboratorio que transforma las células normales en cancerosas. Los estudios realizados por la Academia

Americana de Ciencias en 1963 demostraron que estos niveles "bajos" de fluoruros provocaban un notable aumento de los tumores de melanoma, del 12 al 100% en animales de laboratorio. También interfieren en la producción de importantes neurotransmisores del organismo y reducen sus niveles en el cerebro. Estos neurotransmisores tienen la función vital de proteger contra los ataques epilépticos, lo que abre la posibilidad de un aumento significativo de los accidentes cerebrovasculares y los daños cerebrales debidos a los fluoruros en el agua. Los efectos menores de los fluoruros que se han encontrado en las pruebas de laboratorio incluyen cambios repentinos de humor, fuertes dolores de cabeza, náuseas, alucinaciones, respiración irregular, temblores nocturnos, daños al feto y varias formas de cáncer.

Las objeciones del gobierno a estos resultados de laboratorio fueron planteadas por el burócrata por excelencia, el Dr. Frank J. Rauscher, director del Instituto Nacional del Cáncer, cuando dijo que "los científicos dentro y fuera del programa nacional de control del cáncer han encontrado una vez más que la fluoración del agua potable no contribuye a la propagación del cáncer en las personas". "Esta afirmación, para la que no ofreció ninguna verificación científica, fue fuertemente discutida por un experto de larga data en la controversia de la fluoración, el Dr. John Yiamouyiannis, Dean Burk y otros científicos. En su autorizado libro, *Fluoride: The Aging Factor*,[20] que nunca ha sido refutado por ningún estudio científico, el Dr. Yiamouyiannis señala que entre treinta y cincuenta mil muertes al año están directamente relacionadas con la fluoración, de las cuales entre diez y veinte mil se deben a cánceres inducidos por el flúor.

Aunque algunas comunidades han revocado desde entonces su acuerdo para permitir la fluorización de su suministro público de agua potable, la campaña nacional continúa sin cesar. Ningún funcionario del gobierno ha admitido nunca que el soborno de Ewing, que permitió la fluoración del agua potable del país,

---

[20] *El flúor, un factor de envejecimiento.*

pudiera ser peligroso. Alemania Occidental prohibió la fluoración el 18 de noviembre de 1971, lo que resulta sorprendente dado que se trata de una nación ocupada militarmente y dirigida por el ultrasecreto German Marshall Fund y la Fundación John J. McCloy. Al parecer, ya no pudieron silenciar a los científicos alemanes que demostraron que la fluoración es una amenaza mortal para la población. Suecia siguió a Alemania Occidental en la prohibición de la fluoración, y los Países Bajos la prohibieron oficialmente el 22 de junio de 1973, por orden de su más alto tribunal.

Es interesante observar el proceso por el que los burócratas del gobierno llegaron a la dosis recomendada para la fluoración del agua potable pública, que es una dilución a la millonésima parte.

Hubo que realizar amplios estudios, las deliberaciones de eminentes científicos a lo largo de muchos años, antes de que finalmente se determinara que era la dosis correcta. De hecho, nunca se han realizado estudios de este tipo. Al parecer, la porción por millón se eligió de forma arbitraria. Se sabía que diez porciones por millón eran demasiado altas; después de varios años de utilizar la dosis de una porción por millón, los burócratas del gobierno se dieron cuenta de que habían cometido un terrible error. La dosis era al menos el doble de fuerte de lo que debería haber sido. La tasa de mortalidad de los ancianos por enfermedades renales y cardíacas comenzó a aumentar de forma constante en las primeras ciudades que empezaron a fluorizar su agua. Un crítico cree que fue una decisión deliberada, la "solución final" al problema de los pagos de la seguridad social. Cuando los científicos descubrieron que una dosis de flúor de una parte por millón convierte las células normales en cancerosas, el programa de fluoración debería haberse detenido inmediatamente. Las agencias gubernamentales se dieron cuenta de que si lo hacían abrirían la puerta a miles de demandas contra el gobierno.

Como resultado, el envenenamiento sigiloso de nuestra generación mayor continúa. El propio Oscar Ewing, cuando le dieron varias dosis para elegir, que iban desde un máximo de diez partes por millón hasta un mínimo de 0,5 partes por millón, pensó que podía elegir con seguridad una dosis en el rango más bajo. Resulta que estaba equivocado. El Monopolio Médico, tal vez porque se aprovecha del aumento constante de muertes entre los ancianos debido al consumo de agua fluorada, se niega a ceder en este tema. La fluoración sigue siendo una de las cuatro aguas sagradas de la Iglesia de la Medicina Moderna.

Ewing y sus adláteres también estaban al tanto de los estudios soviéticos que demostraban que los fluoruros eran extremadamente importantes para mantener la obediencia borreguil de la población general. Era bien sabido que, durante años, los criadores de sementales de raza pura habían utilizado dosis de flúor para calmar a sus toros más difíciles de controlar, haciéndolos mucho más seguros de manejar. La Unión Soviética ha mantenido sus campos de concentración desde 1940 administrando dosis crecientes de flúor a la población reclusa de su vasto imperio, el Archipiélago Gulag, la mayor red de campos de concentración del mundo, y la envidia de todos los burócratas de Washington. Los totalitarios estadounidenses, al igual que sus homólogos soviéticos, también quieren que se reprima toda disidencia, que se detenga toda resistencia y que la población esclava pague impuestos cada vez más altos sin poder opinar sobre su propio gobierno. La campaña de fluoración fue un paso importante hacia este objetivo. Todavía puede resultar ser el paso crucial en la completa sovietización de América. Sabemos que en los últimos años el pueblo estadounidense está aquejado de una extraña pasividad, ignorando cada nuevo atropello que le infligen los voraces agentes federales que descienden en hordas a su propiedad privada, empuñando armas automáticas que no necesitan usar, encerrando a las asustadas víctimas en corrales y degradándolas de formas que ningún estadounidense pensó ver. Esta pasividad y falta de voluntad para desafiar a cualquier autoridad es sólo el primer resultado de la campaña de fluorización. Es su primer efecto sobre el sistema nervioso central. Desgraciadamente, los otros efectos mortales sobre los riñones, el efecto acumulativo sobre el corazón y otros órganos, y el desarrollo generalizado de nuevos cánceres que se propagan rápidamente, están aún por llegar. Para acelerar la consecución de este objetivo, no sólo se suministra agua fluorada a los niños estadounidenses, sino que también se les dice que se cepillen los dientes al menos tres veces al día con una pasta dentífrica altamente fluorada, que contiene un siete por ciento de fluoruro de sodio. Los estudios demuestran que los niños suelen ingerir alrededor de un diez por ciento de esta solución en cada cepillado, lo que supone una dosis diaria del 30 por ciento de la solución del siete por ciento de la pasta de dientes.

No hay duda de que esto acelerará el objetivo soviético. Para combatir este escándalo, un empresario tiene previsto comercializar en un futuro próximo un dentífrico no fluorado, que se llamará "Pasta de dientes con garantía de Morgan": "Puede confiar en nuestra garantía de que este dentífrico no contiene fluoruros perjudiciales. "

La fuente de gran parte de esta sustancia es la Aluminum Company of America, un negocio de 5.000 millones de dólares al año. Su actual presidente es Charles W. Parry, director del llamado think-tank de "derecha", el American Enterprise Institute, del que Jeane Kirkpatrick es el miembro más conocido, y su director ejecutivo. El ex presidente y todavía director de ALCOA, William H. Krome George, es un activo director del reputado Consejo Económico y Comercial de la URSS, que pretende salvar a la Unión Soviética del olvido económico.

George también es director de varias empresas importantes de defensa, como TRW, Todd Shipyards, International Paper y Norfolk and Southern Railway. El presidente de ALCOA es William B. Renner, que es director de la Shell Oil Company, una empresa controlada ahora por los intereses de Rothschild. Otros directores de ALCOA son William R. Cook, presidente de Union Pacific Railroad, la base de la fortuna de Harriman; Alan Greenspan, actual presidente de la Junta de Gobernadores de la Reserva Federal, cuya acción de subir los tipos de interés pocos días después de tomar posesión del cargo precipitó el Lunes Negro, el peor desplome bursátil de la historia de Estados Unidos. El nombre de Greenspan no es familiar para la mayoría de los estadounidenses, aunque debería serlo; fue el presidente de una comisión especial sobre la seguridad social, que ideó un espantoso aumento del importe de las retenciones a cada trabajador estadounidense. Greenspan pudo hacerlo porque era un "consultor" de Wall Street muy bien pagado, lo que significaba que podía hacer malabarismos con las cifras para lograr cualquier resultado deseado por el Monopolio Rockefeller. Dirigió una campaña engañosa para persuadir al pueblo estadounidense de que el programa de seguridad social estaba en quiebra, cuando en realidad tenía 22.000 millones de dólares en fondos de reserva, más 25.000 millones que el Congreso había tomado prestados directamente del sistema de recaudación de impuestos. Greenspan también basó su exigencia de un enorme aumento de las retenciones, que no era más que un impuesto, en una previsión de aumento del 9,6% de la tasa de inflación, cuando en realidad sólo era un aumento del 3,5%. La alarmada opinión pública, asustada por las absurdas declaraciones del presidente Reagan de que los principales beneficiarios del sistema de seguridad social eran los ricos ociosos, se vio abocada a abandonar sus objeciones a la subida de impuestos. Sin embargo, las cifras reales disponibles en ese momento mostraban que sólo el 3% de los ancianos tenían ingresos superiores a 50.000 dólares al año, lo que en sí mismo no era una suma principesca en estos tiempos de inflación, una inflación que a su vez fue creada en gran medida por las políticas fiscales del gobierno. Greenspan fue el protagonista de la gran "crisis" de la seguridad social de 1983, explotando hábilmente el bombardeo propagandístico de que el sistema de seguridad social estaba quebrando rápidamente. Su primera observación fue que los fondos de la seguridad social estarían en números rojos, pasando de 150.000 a 200.000 millones de dólares en 1990; al mismo tiempo, dijo a sus clientes corporativos, que pagaban mucho, que sólo serían un tercio de esa cantidad. El último aumento fue el que anunció a sus clientes. También "pronosticó" que el índice de precios al consumo subiría al 9,2% en 1985; al mismo tiempo, dijo a sus clientes corporativos que sólo sería un tercio de esa cifra. El aumento real fue del 3,6%. Esta actuación le valió a Greenspan un prestigioso puesto como socio de la empresa J. P. Morgan. Ahora es Presidente del Consejo de Gobernadores de la Reserva Federal. The New Republic definió la función de este organismo el 25 de enero de 1988, afirmando claramente: "La Junta de la Reserva Federal protege los intereses de los ricos. "Nadie ha cuestionado aún esa afirmación. Greenspan es también director del gigantesco conglomerado de medios de comunicación, Capital Cities ABC Network, así como director del renombrado think tank derechista, Hoover Institution, que proporcionó el poder detrás de la "Revolución Reagan" y está dominado por la Liga Trotskista para la Democracia Industrial, un grupo de agitprop financiado por Rockefeller. El vicepresidente de ALCOA es Forrest Shumway, que también es director de Transamerica, Ampex Corporation, Garrett Corporation, Mack Trucks, The Wickes Companies, Gold West Broadcasters, United California Bank y Natomas, Inc. una embriagadora mezcla de intereses bancarios, de industria pesada y de holding de medios de comunicación, típica de los monopolistas de hoy; han descubierto que el mejor modus operandi es controlar los medios de comunicación, los bancos y las industrias de defensa en un gigantesco paquete. Los otros directores de ALCOA son Paul H. O'Neill, que es miembro del influyente Consejo de Visitantes de la Universidad de Harvard, presidente de International Paper y director del National Westminster Bank, uno de los "Cinco Grandes" de Inglaterra. O'Neill fue director de recursos humanos del gobierno de Estados Unidos de 1971 a 1977; Paul H. Miller, asesor principal del prestigioso First Boston Investment Group, director de Celanese Corporation, Cummins Engine, Congoleum Corporation, Seamans Bank for Savings, Nueva York, y Ogilvy & Mather, Inc, una de las principales empresas de publicidad del país; Franklin H. Thomas, el hombre negro simbólico que fue americano También es director de Citicorp, Citibank, Allied Stores y Cummins Engine; Sir Arvi Parbo, un magnate australiano que es presidente de la Western Mining Company; también es director de Zurich Insurance, la segunda empresa más grande de Suiza, Munich Reinsurance y Chase Manhattan Bank; Nathan Pearson, que durante muchos años fue el tutor financiero de la familia Mellon, manejando sus principales inversiones; John P. Diesel, presidente del gigantesco conglomerado Tenneco; también es director del Consejo Económico y Empresarial Estados Unidos-URSS con Armand Hammer, y director de First City Bancorp, uno de los tres bancos Rothschild en Estados Unidos; John D. Harper, director de Paribas New York, Metropolitan Life y presidente de Coke Enterprises y otras empresas de combustible; John A. Mayer, director de H. J. Heinz

Company, Mellon Bank y Norfolk and Western Railway - su hijo, John, Jr., es director general de Morgan Stanley Bankers en Inglaterra y vicepresidente de Morgan Guaranty International.

Por lo tanto, podemos ver que el origen de la controversia sobre el fluoruro de sodio proviene de los aliados cercanos de los Chase Manhattan Banks y otros intereses de los Rockefeller.

El funcionamiento del fideicomiso del aluminio ha provocado una nueva epidemia en Estados Unidos. Dos millones y medio de estadounidenses padecen actualmente una extraña enfermedad incurable llamada enfermedad de Alzheimer. Sus víctimas requieren ahora más de 50.000 millones de dólares en atención médica cada año, y el pronóstico sigue empeorando debido a la naturaleza progresiva de la enfermedad. Ataca a los neurotransmisores del cerebro, que, como ya se ha señalado, se ven afectados por el flúor; sin embargo, el principal agente parece ser la acumulación de depósitos de aluminio en los principales nervios del cerebro. Alrededor del 70% de los costes de esta enfermedad corren a cargo de las familias de los afectados, ya que la mayoría de los planes de seguros médicos y los programas de seguros médicos privados se niegan a pagarla. El Monopolio Médico ha estado tratando frenéticamente de encontrar otro agente para esta enfermedad, gastando millones para estudiar factores como la predisposición genética, el virus lento, las toxinas ambientales y los cambios inmunológicos, a pesar de que sus orígenes se han rastreado a las grandes cantidades de aluminio que la mayoría de los estadounidenses han comenzado a ingerir con sus alimentos desde la década de 1920. La enfermedad de Alzheimer es actualmente responsable de más de 100.000 muertes al año y es la cuarta causa de muerte entre los adultos en Estados Unidos. Sin embargo, es significativo que ninguna fundación nacional como la Sociedad Americana del Cáncer o la Fundación de la Artritis haya investigado sus causas, ya que el Monopolio Médico ya conoce la respuesta.

La creciente incidencia de la enfermedad de Alzheimer se consideró primero un fenómeno de envejecimiento y luego se diagnosticó como senilidad prematura (suele aparecer a mediados de los años 50). Eran hombres y mujeres que habían crecido en los Estados Unidos en la década de 1920, un período en el que los tradicionales utensilios de cocina de hierro fundido y loza fueron sustituidos casi universalmente por otros más modernos y aparentemente más prácticos de aluminio. Los padres de la autora se criaron en granjas de la zona rural de Virginia. La comida se preparaba en ollas y sartenes de hierro sobre estufas de leña y era casi totalmente casera. Los estadounidenses nacidos después de 1920 preparaban su comida en ollas y sartenes de aluminio, generalmente calentadas por gas y luego por electricidad. La madre del escritor comentaba a menudo que la comida cocinada con gas nunca sabía tan bien como la cocinada con leña. Esto se debe a que la combustión de un combustible tóxico libera inevitablemente ciertas toxinas en el aire y en los alimentos. También se dice que el calor eléctrico afecta materialmente a los alimentos debido a las vibraciones eléctricas emitidas por el calor.

En la década de 1930, las amas de casa americanas aprendieron que era potencialmente peligroso dejar muchos alimentos en tarros de aluminio durante más de unos minutos. Las verduras, los tomates y otras hortalizas se decoloran y se vuelven venenosas en poco tiempo.

Los tomates podían clavarse y corroer el interior de las ollas de aluminio en poco tiempo; muchos alimentos ennegrecían las ollas. Curiosamente, nadie tomó estas señales de advertencia obvias como una indicación de que cocinar alimentos en ollas de aluminio, incluso durante unos minutos, podría producir resultados desafortunados. Ahora se sabe que al cocinar cualquier alimento en una olla de aluminio, especialmente con agua fluorada, se forma rápidamente un compuesto altamente tóxico. El testimonio del Dr. McGuigan en una famosa audiencia sobre los efectos del aluminio, el caso Royal Baking Powder, reveló que una amplia investigación había demostrado que el agua hirviendo en ollas de aluminio producía venenos de hidróxido; hervir verduras en aluminio también producía veneno de hidróxido; hervir un huevo en aluminio producía veneno de fosfato; hervir carne en una olla de aluminio producía veneno de cloruro. Cualquier alimento cocinado en una sartén de aluminio neutraliza los jugos digestivos, produciendo acidosis y úlceras.

Tal vez el uso de ollas de aluminio produjo una indigestión generalizada en América, que luego requirió la ingestión de grandes cantidades de antiácidos que contenían aún más aluminio!

Tras consumir alimentos cocinados en ollas y sartenes de aluminio durante un periodo de veinte a cuarenta años, muchos estadounidenses empezaron a sufrir una grave pérdida de memoria, y sus capacidades mentales se deterioraron rápidamente hasta que fueron completamente incapaces de valerse por sí mismos o de reconocer a sus cónyuges de toda la vida. Entonces se descubrió que las concentraciones de aluminio en determinadas zonas del cerebro habían causado daños permanentes en las células cerebrales y las conexiones nerviosas; el daño no sólo era incurable, sino que además era progresivo y no respondía a ningún tratamiento conocido. Esta epidemia pronto se conoció como enfermedad de Alzheimer. El 7% de los estadounidenses mayores de 65 años han sido diagnosticados con la enfermedad. Muchos otros no han sido diagnosticados; simplemente se les descarta como seniles, incompetentes o enfermos mentales.

El Dr. Michael Weiner y otros médicos han descubierto que la epidemia fue causada no sólo por los utensilios de cocina de aluminio, sino también por la creciente ingesta diaria de aluminio de muchos productos domésticos comunes. Los insaciables comercializadores de aluminio han ampliado su uso en muchos productos cada año, que los consumidores no tienen ni idea de que están ingiriendo ningún tipo de aluminio. Los geles de ducha femeninos contienen ahora soluciones de aluminio, que lo introducen directamente en el sistema. Los analgésicos más utilizados, como la aspirina tamponada, contienen cantidades impresionantes de aluminio; Ascriptine A/D (Rorer) contiene 44 mg de aluminio por tableta; Cama (Dorsey) contiene 44 mg por tableta. Sin embargo, la mayor fuente de aluminio es la ingesta diaria de productos antiácidos ampliamente prescritos y de venta libre para los trastornos estomacales.

Amphojel (Wyeth) tiene 174 mg de hidróxido de aluminio por dosis; Alternagel (Stuart) tiene 174 mg de hidróxido de aluminio por dosis; Delcid (Merrel National) tiene 174 mg de aluminio por dosis; Estomil-M (Riker) tiene 265 mg de aluminio por dosis; Mylanta II (Stuart) tiene 116 mg de aluminio por dosis. Un estudio de las víctimas actuales de la enfermedad de Alzheimer probablemente descubriría que la mayoría de ellas, por consejo de sus médicos, han ingerido grandes cantidades de estos antiácidos diariamente durante años.

Los medicamentos antidiarreicos de venta libre también contienen cantidades significativas de aluminio; Essilad (Central) contiene 370 mg de sales de aluminio por ml; el concentrado de kaopectate (Upjohn) contiene 290 mg de aluminio por ml.

El sulfato de aluminio y amonio se utiliza ampliamente como agente amortiguador y neutralizador por parte de los fabricantes de cereales y levadura en polvo. El sulfato de aluminio y potasio, conocido como harina de aluminio o de aluminio, se utiliza ampliamente en el polvo de hornear y en la clarificación del azúcar.

El uso anual de aluminio y fosfato de sodio ha alcanzado ya la cantidad de 19 millones de kilogramos al año; se utiliza en grandes cantidades en las mezclas para pasteles, la masa congelada, la harina de panadería y los alimentos procesados, en cantidades medias por producto del tres al tres y medio por ciento. Cada año se utilizan unos 300.000 kg de sulfatos de aluminio y de sodio en los polvos de hornear domésticos, lo que supone una media del 21-26% de la masa de estos productos.

Los envases de aluminio están ahora en todas partes; la pasta de dientes se envasa en tubos revestidos de aluminio; muchos productos alimenticios y bebidas están sellados en aluminio; y los refrescos se envasan ahora en todas partes en latas de aluminio. Aunque la cantidad de aluminio que se ingiere en un día cualquiera a partir de todas estas fuentes puede ser infinitesimal, el desfile de productos recubiertos de aluminio o mezclados disponibles a diario es aterrador. Sus efectos son equivalentes a los de un virus lento, ya que el metal se acumula en puntos vitales del sistema, especialmente en el cerebro humano. En consecuencia, el número de víctimas de la enfermedad de Alzheimer es probablemente mayor que el número de víctimas potenciales, que posteriormente se verán afectadas por sus terribles síntomas.

CAPÍTULO 6

¿DÓNDE ESTÁ EL SIDA?

El fenómeno médico más comentado de los años 80 fue el SIDA, el "síndrome de inmunodeficiencia adquirida". El nombre es interesante. En primer lugar, se dice que es "adquirida", lo que implica una acción por parte de la víctima en la lucha contra esta enfermedad. En segundo lugar, provoca o se caracteriza por una "inmunodeficiencia", lo que significa que el sistema humano pierde la capacidad de combatir y superar estas presencias hostiles. El resultado es que el sistema se convierte en presa de diversas infecciones, algunas de las cuales serán mortales. La prevalencia de estas infecciones se debe a dos enfermedades dominantes, el sarcoma de Kaposi, que se manifiesta con grandes llagas en la piel, y una forma de neumonía. Cabe señalar que la neumonía, que era una enfermedad mortal, ha sido ampliamente derrotada. Se le llamaba "el amigo del viejo" porque se había llevado a muchos ancianos que probablemente ya no querían vivir.

La clase de infecciones que se ha propagado a través de lo que se llama SIDA fue reconocida por primera vez por médicos, veterinarios y biólogos hace unos cincuenta años. En aquella época, muchas ovejas de Irlanda sufrían una epidemia mortal llamada Maedi-Visma. Los biólogos determinaron que el Maedi-Visma estaba causado por una nueva clase de virus. Debido al tiempo que tardaban en volverse virulentos, estos virus fueron llamados "virus lentos". La aparición de estos virus lentos anuncia una nueva era en la historia médica de la humanidad. Antes de esa fecha, los humanos no se veían afectados por los virus lentos, aunque se descubrió que eran transmisibles en animales, especialmente en monos y simios. Los virus lentos también se conocen como "retrovirus". Cuando entran en una célula infectada, se asimilan a la estructura genética de la célula, aparentemente durante el proceso de mitosis celular, o división celular, que es un proceso normal de crecimiento saludable. La mitosis es una de las dos alternativas a las que se enfrentan todas las células del cuerpo humano; o bien se dividen y desarrollan por mitosis como proceso vital, o bien se someten a la replicación viral y a la consiguiente muerte celular como parte de un proceso de enfermedad. Así, encontramos en el centro del problema del SIDA la cuestión última de la vida o la muerte de todo el organismo. Por eso se dice que el sida, una vez que ha alcanzado la fase virulenta, es incurable y provoca la muerte del cuerpo del huésped.

En un cuerpo sano, unos diez millones de células mueren cada segundo; en ese mismo segundo, suelen ser sustituidas por el proceso corporal. Esta sustitución inmediata no puede ser orquestada por los procesos corporales habituales, como las teorías de la información genética, los cromosomas, las enzimas o las señales de los impulsos nerviosos. La naturaleza instantánea del proceso requiere que sea controlado por fenómenos de biorradiación. Se activan mediante emisiones coherentes de fotones ultrabajos procedentes de tejidos vivos de distintas longitudes de onda. Estas emisiones de fotones, dependiendo de sus longitudes de onda, controlan funciones biológicas que están en constante actividad, como la foto-reparación, el fotoaxismo, los relojes fotoperiódicos, la mitosis y los eventos multifotónicos. Las emisiones de fotones de las células vivas tienen una distribución espectral que va del infrarrojo (900 nm) al ultravioleta (200 nm). Esta intensidad de fotones se correlaciona con los estados conformacionales del ADN, en los que la actividad de las intensidades espectrales de los biofotones asciende a magnitudes unas 10/40 veces superiores a las del equilibrio térmico a temperaturas fisiológicas. La biomolécula con mayor densidad de información, el ADN, parece ser la fuente de radiación reguladora de los biofotones, funcionando como un láser "exciplejo", y comparándose favorablemente con los campos de los láseres artificiales.

Así, el problema del SIDA nos lleva a las propiedades más fundamentales de la función celular. La capacidad de la célula viva de responder a las microondas sin una variación perceptible de la temperatura indica aparentemente un mecanismo no térmico, como un cristal activado. Así, el sida puede ayudarnos a comprender el mecanismo de sintonización de las células, que indica su estado de salud o enfermedad, y mejorar así nuestra comprensión de todas las enfermedades que afectan al organismo. El estudio exhaustivo de las células vivas, desde las bacterias primitivas hasta los seres humanos, muestra que estas células producen campos naturales de corriente alterna (CA) que, en rangos de frecuencia inferiores a 100 MHz, presentan una oscilación eléctrica máxima en la mitosis o cerca de ella. También en este caso, los sistemas regulados desencadenan acciones biológicas de un modo que aún no se comprende del todo. Por ejemplo, la muerte de Rock Hudson, uno de los psicópatas homosexuales más libertinos de Hollywood, podría tener el afortunado resultado de inspirar nuevos avances en nuestra comprensión de las funciones celulares más fundamentales. Desgraciadamente, los especuladores del cáncer y el Monopolio Médico insisten en tratar el SIDA como una disfunción de la propia célula, lo que, por supuesto, requiere la "bala mágica", la quimioterapia que será proporcionada a un precio por el Monopolio Médico. De hecho, la quimioterapia ataca el sistema inmunitario, aumentando así la mortalidad de la enfermedad. El enfoque del establecimiento es atacar el virus, no ayudar al sistema a derrotarlo, con lo que no sólo se elude el sistema inmunológico que ya está siendo atacado por esta enfermedad, sino que en realidad se contribuye a su destrucción.

Se ha afirmado en repetidas ocasiones que el sida es, de hecho, un virus creado por el hombre; parece que no se conocía antes de 1976, cuando se descubrieron ligeros rastros del virus en los bancos de sangre africanos. Las pruebas disponibles indican que luego comenzó a extenderse por África y después a Estados Unidos a mediados de la década de 1970. Una posible referencia a este u otro virus creado aparece en el *Boletín de la OMS,* v.47, página 251 en 1972. Habría que intentar ver si los virus pueden, de hecho, ejercer efectos selectivos sobre la función inmunitaria. Hay que tener en cuenta la posibilidad de que la respuesta inmunitaria al propio virus se vea afectada si el virus infeccioso daña, de forma más o menos selectiva, la célula que responde al virus.

Carlton Gadjuske, director del Instituto Nacional de Salud en Fort Detrick, dijo: "En estas instalaciones tengo un edificio donde trabajan más comunistas buenos y leales, científicos de la URSS y de la China continental, con llaves de todos los laboratorios, que estadounidenses. Incluso la unidad de enfermedades infecciosas del ejército está sobrecargada de trabajadores extranjeros que no siempre son ciudadanos amigos."

Esto alimenta la especulación de que dicho virus podría haber sido creado por científicos alienígenas y poco amistosos que trabajan en el corazón de nuestros propios laboratorios de defensa, ya sea para diezmar a nuestra población o como un paso más hacia la dominación mundial definitiva.

Entre 1976 y 1981, el sida se identificó públicamente casi exclusivamente como una enfermedad de los homosexuales, por lo que la población en general no se preocupó por los problemas limitados a un grupo relativamente pequeño. Los pocos no homosexuales que contrajeron el SIDA lo hicieron en los bancos de sangre públicos, a través de homosexuales que habían vendido su sangre. El sida fue etiquetado entonces como "cáncer gay" por los médicos que informaban a sus pacientes de que tenían la enfermedad. Generalmente se reconocía por sus grandes manchas violáceas que desfiguraban la piel, prueba de la presencia del sarcoma de Kapsi. En aquella época, muchos médicos creían que la enfermedad estaba causada por los factores físicos particulares de la actividad homosexual, con considerables pruebas que apuntaban al uso de lubricantes grasos en el coito rectal. Estos lubricantes, introducidos en la zona intestinal de esta manera inusual, aparentemente proporcionaron un terreno fértil para el ataque de la infección. El Dr. Lawrence Burton, un destacado oncólogo, planteó la siguiente pregunta: "¿Qué efecto tiene la introducción repetida y sostenida de lubricantes en la cavidad anal sobre el sistema inmunitario? Se ha observado que esto provoca una depresión inmunitaria en los animales de laboratorio. El abogado de Burton, W. H. Moore, sugirió que las grasas hidrogenadas, consumidas por vía oral o anal, podían causar el SIDA. Esto nos remite al papel que desempeña la nutrición en cualquier enfermedad, como en el caso de las víctimas de la radiación atómica en Japón; los que seguían una dieta tradicional baja en grasas sufrieron muchas menos muertes que los que seguían una dieta moderna alta en grasas. Esto también nos lleva a la cuestión de las grasas hidrogenadas y su posible efecto nocivo en el sistema humano, tanto si se calientan, produciendo cambios químicos peligrosos, como si se ingieren en frío.

La primera reacción de muchos homosexuales, cuando se enteraron de que tenían sida, fue lo que los psicólogos han llamado "rabia homosexual", una demencia en la que el paciente está poseído por un insano deseo de venganza. El fenómeno de este tipo de "demencia del sida" se ha observado en cerca del 60% de los pacientes con sida, lo que refuerza la creencia de algunos médicos de que el sida no es más que una nueva variante de la antigua sífilis. La sífilis suele caracterizarse por la paresia, un deterioro del cerebro hasta que la esquizofrenia se impone.

Otros médicos han relacionado la demencia relacionada con el sida con la toxoplasmosis, un parásito transmitido por los gatos que provoca el mismo tipo de demencia que afecta a los pacientes con sida. El problema de seguir estas pistas es que no sólo el Monopolio Médico está esperando en las alas para cosechar más de miles de millones de dólares en beneficios de esta nueva epidemia, sino que los defensores de las libertades civiles están impidiendo las investigaciones sobre el SIDA defendiendo la "privacidad" de sus víctimas. Al igual que otros grupos que han ofendido a la sociedad o se han aislado deliberadamente de la llamada "sociedad", los homosexuales han desarrollado una lealtad fanática al grupo. Muchos activistas homosexuales ven el sida como una representación más de las diferencias fundamentales que crean una barrera infranqueable entre ellos y los demás seres humanos. Como tal, lo explotan y pueden ser reacios a ver cualquier solución al SIDA.

Esta lealtad al grupo quedó elocuentemente demostrada por la determinación de muchos homosexuales con SIDA de infectar al mayor número de personas posible, no sólo ampliando enormemente sus ya amplios contactos sexuales, sino también infectando a otros a través de transfusiones de sangre. En Los

Ángeles, un tal James Markowski, entonces enfermo terminal de SIDA, fue detenido el 23 de junio de 1987 por vender su sangre a Los Angeles Plasma Production Associates. Admitió que quería infectar al mayor número de personas posible antes de morir. El 7 de enero de 1987, un conocido activista homosexual, Robert Schwab, que también se estaba muriendo de SIDA, hizo un llamamiento público a todos sus colegas para que donasen sangre inmediatamente si se diagnosticaba el SIDA a "hombres homosexuales". Cualquier acción necesaria para atraer la atención nacional merece la pena", dijo. Si eso incluye el terrorismo de sangre, que así sea. Se observó que, tras el llamamiento ampliamente publicitado de Schwab, las donaciones de sangre aumentaron un trescientos por cien en Nueva York y San Francisco, los dos centros de la homosexualidad estadounidense.

Nada menos que Rock Hudson, cuando se enteró de que tenía sida, se vio envuelto en un "furor homosexual". Inmediatamente se embarcó en una frenética campaña para infectar al mayor número de personas posible, centrándose en los adolescentes que no tenían ni idea de los peligros a los que se enfrentaban. En su loca determinación de dejar este mundo en un *Gotterdammerung* sexual, Hudson tuvo que infectar a docenas, si no cientos, de jóvenes desprevenidos. A día de hoy, todavía se están celebrando juicios contra su patrimonio como resultado de su orgía de miedo y odio.

Mientras los Rock Hudson morían lenta y agónicamente, la mayoría de los estadounidenses los veían con una mezcla de aprobación y desprecio. No había miedo, pues hasta ahora no había indicios de que la población en general estuviera en peligro.

Sin embargo, ya el 16 de septiembre de 1983, en una conferencia sobre salud celebrada en Washington, D.C., el Dr. John Grauerholz planteó la siguiente pregunta: "¿Se convertirá el sida en otra peste bubónica? La conferencia señaló que el sida "puede ser el precursor de una serie de epidemias de sacrificio". El 26 de septiembre de 1985, el Dr. William Haseltine, de la Facultad de Medicina de Harvard, informó de que se estimaba que diez millones de africanos estaban infectados por el virus del sida. Sin embargo, las autoridades gubernamentales siguieron asegurando al público que el sida se limitaba a cuatro grupos, los homosexuales, los haitianos, los usuarios de drogas intravenosas y los negros. Dado que la mayoría de los ciudadanos estadounidenses nunca entrarían en contacto directo con ninguno de estos grupos, una fétida clase baja que existía en su propio mundo crepuscular de suciedad y degeneración, parecía que la epidemia de sida nunca se convertiría en una amenaza para la clase media estadounidense.

La agencia gubernamental, el Centro de Control de Enfermedades de Atlanta, los héroes de la gran masacre de la gripe porcina, han hecho ahora todo lo posible para mantener al pueblo estadounidense en la oscuridad sobre la posible propagación del SIDA. Han publicado periódicamente ukases afirmando que el sida no podía contagiarse a través de los insectos, que el sida no podía contraerse a través de los besos, aunque han admitido que el virus del sida estaba presente en la saliva, y otras afirmaciones cuya validez científica parece haber sido extraída directamente de las páginas de los Cuentos de Grimm. A pesar de ello, el CDC estimó que en 1988 entre un millón y un millón y medio de estadounidenses estarían infectados por el virus del sida; ya había 5.890 miembros del ejército estadounidense infectados por el sida. El Dr. David Axelrod, Comisionado de Salud del Estado de Nueva York, advirtió solemnemente que todos los que tenían el virus del SIDA estaban condenados: "Prácticamente todos los infectados están condenados. "

El Dr. John Seale, de Richmond (Virginia), presidió una conferencia el 11 de junio de 1987 en la que afirmó rotundamente que "el SIDA no es una enfermedad de transmisión sexual". Es una enfermedad contagiosa que también se transmite a través de la sangre. Denunció al Dr. Everett Koop, Cirujano General de los Estados Unidos, por difundir deliberadamente información sobre la enfermedad, diciendo que Sir Donald Acheson, Jefe Médico del Reino Unido, el Dr. Halfdan Mahler, Director General de la Organización Mundial de la Salud, el Dr. Robert Gallo del Instituto Nacional de Salud, y el Profesor Viktor Zhdanov,

Director del Instituto Ivanovsky de Virología en Moscú, se unieron a él en esta campaña de "desinformación científica".

El Dr. Seale no fue el primero en señalar con el dedo al Dr. Gallo, científico residente en el Instituto Nacional de Salud, conocido por haber descubierto el virus de la inmunodeficiencia humana, el VIH, que según él era la causa del SIDA. Tras el descubrimiento de Gallo, los NIH, que distribuyen fondos para la investigación del sida, así como para muchas otras categorías, negaron sistemáticamente la financiación a cualquier científico cuyo trabajo no respaldara las afirmaciones de Gallo. El presidente Reagan nombró entonces una comisión presidencial especial sobre el sida para abordar el problema. Para ello, se reunió en completo secreto, sin quórum, de modo que no se pudo tomar nota de los procedimientos. El almirante James D. Watkins estaba al frente de estas reuniones, que fueron muy criticadas simplemente porque el público estadounidense quería saber qué se estaba haciendo.

El Dr. Peter Duesberg, profesor de virología de la Universidad de California en Berkeley, es uno de los investigadores que tuvo que entrar en conflicto con el Dr. Gallo por la polémica del "VIH". Duesberg también es miembro de la Academia Nacional de Ciencias. Fue llevado a trabajar al laboratorio del propio Gallo gracias a una beca de investigación. Tras estudiar el VIH en el mismo laboratorio en el que Gallo decía haber hecho sus monumentales descubrimientos, el Dr. Duesberg llegó a la conclusión de que el virus del VIH no cumplía los criterios estándar exigidos a un patógeno. Publicó sus resultados en la revista médica *Cancer Research en* marzo de 1987 y se limitó a esperar a que el Dr. Gallo justificara sus conclusiones. Tanto el Dr. Gallo como el editor de *Cancer Research,* el Dr. Peter McGee, se quedaron sorprendidos de que el Dr. Gallo no respondiera, ni en ese momento ni en los meses siguientes. El Dr. Gallo también se negó a responder a las llamadas telefónicas en las que se le pedía una reacción a las conclusiones de Duesberg. Al parecer, se trataba de uno de esos famosos "estudios" de "realidad o ficción" en los que el Dr. Gallo había afirmado identificar el virus del VIH como la única causa del SIDA. Este tipo de cosas ocurren más a menudo de lo que uno cree en el mundo académico y científico, que está plagado de celos mezquinos, engaños calculados y negación de financiación a cualquiera que pueda sacar a la luz sus falsas investigaciones. Como ya se ha dicho, la mayoría de los científicos, cuando se les pregunta por sus notas de investigación, suelen responder que se "quemaron accidentalmente". No se sabe si alguien ha visto alguna vez el trabajo del Dr. Gallo sobre el aislamiento del virus del VIH. Sin embargo, desde entonces ha decidido suspender cualquier otro estudio sobre el virus del VIH.

El Dr. Harvey Baily, director de investigación de la revista médica *Bio/Technology,* celebró un taller en la Casa Blanca sobre "¿Cómo causa el VIH el SIDA?". El encargado de facilitarlo fue Jim Warner, analista principal de política interior de la Casa Blanca. El Dr. Gallo tenía previsto asistir a esta conferencia y presentar pruebas de sus afirmaciones. Warner ya se había vuelto muy escéptico con respecto a Gallo después de revisar los hallazgos del Dr. Duesberg. Pero Gallo nunca apareció. En cambio, la conferencia de la Casa Blanca, prevista para el 19 de enero de 1988, se canceló abruptamente sin explicación alguna. Cada año se siguen concediendo cientos de millones de dólares para perseguir la cuestionable afirmación de Gallo de que el virus del VIH causa el SIDA. Sin embargo, no se conceden fondos a los que desean impugnar sus afirmaciones.

El Dr. Duesberg ha tenido algunas experiencias interesantes desde que, sin saberlo, desafió a uno de los mayores científicos burocráticos del país. El Comité Presidencial sobre la Epidemia del VIH le invitó a una reunión especial en Nueva York, que fue cubierta por la escritora científica Katie Leishman del *Wall Street Journal.* Un miembro del personal de esa reunión admitió que Duesberg había sido invitado a comparecer "para desacreditarlo". Este objetivo se frustró cuando ninguno de los miembros de la Comisión Presidencial fue capaz de responder a las conclusiones del Dr. Duesberg. Se consolaron reprendiéndolo severamente por desafiar el trabajo de Gallo. El Dr. William Walsh, presidente del Proyecto Esperanza y eterno abanderado de los valores del establishment, instó a Duesberg a no confundir al público. No hay que confundir a los pobres que sufren esta enfermedad. El propio Duesberg se sintió molesto por este planteamiento, ya que nunca había buscado confundir a nadie. Simplemente había seguido un enfoque científico que desacreditaba al científico jefe del gobierno. Si esto perturbó una comisión presidencial, cuya única función parecía ser proteger al Dr. Gallo, difícilmente podría ser culpa del Dr. Duesberg. Como hemos comentado, todo este embrollo es típico de lo que pasa por un trabajo científico serio en América.

La Sra. Leishman describió el episodio como una "ortodoxia instantánea que se resiste a ser revisada".

Mientras tanto, debido a la falta de verificación científica real de una única causa, han surgido varias teorías sobre el origen del sida. Éstas van desde la sugerencia, ya mencionada, de que se trata de una nueva variación de la espiroqueta de la sífilis, hasta una variación del virus de la hepatitis, que ha sido endémica en los últimos años, pasando por su relación con el virus de Epstein-Barr, un miembro de Herpes Viradae. Es probablemente el virus humano más extendido en la actualidad, ya que afecta a cerca del 95% de la población mundial. Suele transmitirse a través de la saliva. Los jóvenes la contraen como mononucleosis infecciosa; sus consecuencias son hepatitis y esplenomegalia, con complicaciones de síndrome de Reye, síndrome de Guillain-Barré, parálisis de Bell y fiebre y fatiga crónicas. Los médicos suelen confundir sus efectos con la esclerosis múltiple, la enfermedad de Hodgkins, la leucemia y el lupus.

El Dr. Stephen Caizza, de la ciudad de Nueva York, es uno de los que identifican el SIDA como la última manifestación de la sífilis, una determinación lógica dado que se da con frecuencia entre los homosexuales y las prostitutas promiscuas. En el primer trimestre de 1987, los casos registrados de sífilis aumentaron un 23%, el mayor incremento en diez años. El Dr. Peter Duesberg es tan positivo que se ha ofrecido a inyectarse públicamente el virus del sida. Chuck Ortleb expresa otro concepto muy extendido, a saber, que el sida no es más que una variante del síndrome de fatiga crónica, el síndrome de Epstein-Barr, actualmente extendido por todo el mundo. Otros investigadores están seguros de que el SIDA es una consecuencia más de la gran masacre de la gripe porcina, cuando se inyectó a la población la vacuna de la "gripe porcina".

Ahora se han establecido correlaciones entre el sida y la verdadera "gripe porcina", una versión de esta enfermedad que se ha observado en los cerdos. Otros investigadores han cuestionado una variación más dramática o accidental en un suero de la hepatitis que se difundió ampliamente hace unos años. Sin embargo, ninguna de estas teorías puede compararse en valor narrativo con la teoría del "mono verde".

Según esta teoría, que ha sido durante mucho tiempo una de las explicaciones favoritas del grupo de propaganda del gobierno, el Centro de Control de Enfermedades, una tribu de pequeños monos verdes ha estado vagando durante años por el centro de África. Con poco miedo a los humanos, a menudo se han adentrado en las aldeas indígenas. Estos monos verdes son portadores de un tipo de virus del SIDA en su sangre, contra el que parecen ser inmunes. Sin embargo, los monitos verdes han mordido a las mujeres indígenas o han tenido relaciones sexuales con ellas, según la historia que se quiera creer. El sistema de las mujeres nativas activó entonces el virus del sida, y luego infectó a sus maridos, que se fueron a Haití, donde fueron pagados para prostituirse por miembros de la población homosexual estadounidense que viajaban frecuentemente a Haití para divertirse. Estos homosexuales volvieron a Nueva York, infectando a la comunidad neoyorquina, y viajaron a San Francisco, donde propagaron la enfermedad a la costa oeste. Este escenario habría sucedido en cuestión de semanas, desde los monos verdes hasta los homosexuales que morían de sida en San Francisco; sin embargo, la mayoría de los investigadores creen que la enfermedad tardó varios años en alcanzar su estado epidémico actual.

La respuesta a la epidemia de sida se vio dificultada por el hecho de que se limitaba a los homosexuales, a los negros pobres y a los consumidores de drogas por vía intravenosa, que se conocían bajo el lema "Nada degenerado me es ajeno". La enfermedad se extendió al mismo tiempo que el movimiento homosexual se convirtió en una poderosa fuerza política. Uniendo fuerzas con los negros, los homosexuales militantes tomaron a todos los efectos el control del Partido Demócrata, para consternación de heterosexuales activos como el senador

Teddy Kennedy. Los líderes tradicionales del Partido Demócrata empezaban a temer que la publicidad sobre el sida procediera del Partido Republicano, que podía hacerse pasar por "el partido de la normalidad sexual". No cabe duda de que la conquista del Partido Demócrata por parte de los chiflados, que lo arrancaron de su largo control mafioso, fue una bendición para los republicanos. El resultado ha sido que los demócratas han luchado desesperadamente por mantener el SIDA en el armario, combatiendo cualquier propuesta de pruebas de detección del SIDA u otras medidas gubernamentales para controlar su propagación. En San Francisco, algunos de los homosexuales más asustados, que ya habían visto cómo sus "amantes" se marchitaban y morían a causa de la enfermedad, habían elaborado un plan para cerrar las casas de baños, los burdeles gay más conocidos del país. Su sugerencia fue recibida con un coro de indignación por parte de los homosexuales más duros, que fueron apoyados lealmente por los líderes políticos de San Francisco. Hacía tiempo que se había establecido que el voto homosexual era ahora el voto decisivo necesario para ganar en San Francisco, y no estaban dispuestos a renunciar a su poder político. A nivel nacional, los esfuerzos del gobierno para luchar contra el SIDA se limitaron a programas patéticos y risibles de distribución gratuita de preservativos y jeringuillas a degenerados marginales suicidas. De hecho, a través de estas tácticas, las propias agencias gubernamentales se han convertido en patrocinadores oficiales de la degeneración homosexual y del uso de narcóticos, un hecho extraño para los defensores del estatus. Reflejando el nuevo enfoque más ilustrado del gobierno, la floristería Bird's de la capital del país celebró el Día de San Valentín en 1988 ofreciendo un especial de San Valentín, consistente en una docena de rosas American Beauty y una docena de preservativos. El paquete, que se llamó "El ramo del sexo seguro", fue recibido con entusiasmo por la burocracia gubernamental.

A lo largo de esta epidemia, el gobierno no hizo prácticamente nada mientras el SIDA seguía propagándose. El Centro de Control de Enfermedades, tras Jimmy Carter, siguió dominado por políticos demócratas de la vieja escuela; se negó la cooperación con el régimen "fascista" de Ronald Reagan.

Desde el comienzo de la epidemia de sida, el Centro de Control de Enfermedades ha emprendido una desesperada acción de retaguardia para ocultar o minimizar la epidemia. En el verano de 1985, las autoridades del CDC se negaron categóricamente a considerar los piojos de la cabeza o del pubis como posibles transmisores del virus del SIDA. Los miembros del personal de los CDC rechazaron la idea con horror, ceceando que la propia noción era "poco práctica" y "aterradora". De hecho, es bien sabido que muchos virus son transportados por insectos, en particular los arbovirus, los "virus transmitidos por artrópodos"; actualmente se han identificado unos quinientos de estos arbovirus. Algunos investigadores están seguros de que el chinche es uno de los principales portadores del virus del sida, que se está extendiendo tan rápidamente por África; el chinche se encuentra en casi todas las cabañas africanas. Los científicos creen ahora que los mosquitos, la mosca tsé-tsé, la hormiga león y los escarabajos negros también podrían transmitir el virus del sida en África. Esto ofrece una explicación racional de la rápida propagación del SIDA en muchos países africanos. Ninguno de estos insectos se encuentra en todos los países africanos, pero uno o varios están presentes en gran número en todas las partes de África.

En 1900, el Dr. Walter Reed demostró que el mosquito Aedes aegypti era el vector de la fiebre amarilla. Ahora se sabe que algunos monos son portadores de un virus similar al del SIDA, pero, como descubrió el Dr. Duesberg, el virus del VIH, al que el Dr. Gallo de los NIH atribuye la responsabilidad exclusiva de la infección del SIDA, sólo está presente en la mitad de los casos de SIDA, un factor que el Dr. Gallo no logra explicar. La pregunta es cuál es el agente infeccioso en la otra mitad de los casos de SIDA, o como afirma el Dr. Duesberg, el virus del VIH no es el agente infeccioso en ninguno de ellos. Si este es el caso, entonces los programas de pruebas masivas del gobierno para el virus del VIH son un fraude multimillonario y están explorando pistas falsas.

Aunque el Centro de Control de Enfermedades sigue insistiendo en que la pobreza, el medio ambiente y los insectos no tienen absolutamente nada que ver con la transmisión del sida, en mayo de 1987 apareció un anuncio en la revista *Science, en el que se solicitaba* un entomólogo investigador para estudiar "el posible papel de las picaduras de los antropodos en la transmisión del virus de la inmunodeficiencia humana (sida)". Solicite al Centro de Control de Enfermedades.

Los investigadores siguen corriendo el riesgo de ofender las teorías preconcebidas sobre el sida. Cuando el Instituto de Medicina Tropical presentó los resultados de sus investigaciones, que indicaban una relación arboviral con el sida, la Universidad de Michigan, bajo una considerable presión del Centro de Control de Enfermedades, recortó rápidamente toda su financiación. En Oxford, el 25 de agosto de 1986, el profesor Jean-Claude Cermann, del Instituto Pasteur de París, informó de que se había descubierto el sida en insectos africanos; el virus se había aislado de mosquitos, cucarachas, hormigas y moscas tsetsé. Esto contradice directamente las afirmaciones del CDC de que el virus del sida no puede ser transportado por los mosquitos ni por ningún otro insecto.

El médico californiano Bruce Halstead afirma que la medicina moderna no tiene cura para el sida, el cáncer o la enfermedad por radiación. También señala que su investigación muestra que el virus del sida es capaz de mil millones de mutaciones. Mientras tanto, los pacientes con sida que son tratados por oncólogos (especialistas en cáncer) mueren a un ritmo mucho más rápido que los pacientes con sida que son tratados de forma integral. Muchos de ellos sorprenden a los estadísticos médicos al sobrevivir más de los dos años previstos tras el diagnóstico de la enfermedad. Un paciente de 40 años de San Francisco, Dan Turner, es ahora la víctima de SIDA más antigua. Dijo que se infectó durante un viaje a Nueva York en junio de 1981, y el 12 de febrero de 1982 un médico le informó de que había contraído un "cáncer gay" tras desarrollar los inconfundibles síntomas del sarcoma de Kaposi. Había seguido una dieta de vitamina C, alimentos naturales, meditación, acupuntura y levantamiento de pesas.

El Dr. Laurence Badgley, en su obra pionera, *Healing AIDS Naturally*[21] ofrece una serie de tratamientos, uno de los cuales ha dado buenos resultados con una dieta vegetariana de verduras, vitaminas, hierba de trigo, zumos y hierbas, acompañada de ocho o nueve dientes de ajo crudos cada día.

Mientras el gobierno toca el violín, el público estadounidense sigue ardiendo ante la idea de infectarse con el SIDA, una enfermedad mortal. Los árbitros de los combates de boxeo y otros deportes de sangre llevan ahora guantes médicos para evitar contagiarse de las salpicaduras de sangre de los participantes. Los funcionarios de los tribunales llevan ropa protectora, como guantes y mascarillas quirúrgicas, cuando se ven obligados a comparecer ante los tribunales con víctimas del sida enfermas. Estas prendas despiertan la ira y el horror de los defensores de las libertades civiles, que afirman que estas técnicas de protección crean una "atmósfera nociva" para los enfermos de sida. Como probablemente ya esté muriendo, el argumento parece discutible.

El hecho de que desde el principio la epidemia de sida se limitara a grupos bien identificados de homosexuales, haitianos, consumidores de drogas por vía intravenosa y negros también causó furor en la Unión Americana de Libertades Civiles, ya que un precepto de la sociedad igualitaria es que una enfermedad no debe ser tan fanática en su elección de víctimas. En las prisiones del Estado de Nueva York, entre 1984 y 1986, el número de víctimas del SIDA fue de un 45% de hispanos y un 43% de negros, de los cuales el 97% eran consumidores de drogas intravenosas *(New York Times,* 7 de febrero de 1988).

Habiendo establecido previamente este autor en *La maldición de Canaán* que la homosexualidad, desde los tiempos de Canaán mismo hasta la actualidad, ha tenido sus orígenes en la contaminación de la raza raíz original, siendo la confusión de la identidad sexual una consecuencia directa de la confusión

---

[21] *Cura natural para el SIDA.* Nota.

resultante de la identidad racial, no es sorprendente encontrar en el útil libro de Joy Schulenberg, *Complete Guide to Gay Parenting*, Doubleday 1985, que las parejas "gay" blancas adoptan casi exclusivamente niños negros. Esto es injusto para los adoptados negros que, sin culpa alguna, estarán expuestos a la posibilidad de contraer el SIDA de cualquiera de sus padres adoptivos "gay". Parece que los "gays" blancos no quieren exponer a otros blancos a los peligros del "estilo de vida alternativo".

CAPÍTULO 7

ABONOS

Uno de los grandes cambios en nuestro mundo en los últimos cincuenta años ha sido la "revolución verde", la llamada revolución agrícola en muchas partes del Tercer Mundo. Se suponía que esta revolución haría que los países del Tercer Mundo entraran rápidamente en el siglo XX y pudieran competir en igualdad de condiciones con las naciones occidentales más avanzadas. A medida que el siglo XX se hunde en la historia, está claro que este objetivo no se ha logrado. Los países asiáticos y latinoamericanos ofrecen una mayor competencia en la producción de productos acabados con unos costes laborales mucho más bajos, pero en la agricultura, a pesar de que se han creado vastos mercados nuevos para las operaciones químicas de Rockefeller, la reducción de la pobreza, que se suponía era el objetivo de la "revolución verde", sigue siendo una quimera. De hecho, las regiones del mundo que llevaban mucho tiempo marcadas en los mapas como "subdesarrolladas" no tenían ningún indicio de que esto fuera una palabra clave para "sin explotar", es decir, que aún no habían sido explotadas por los rapaces conspiradores internacionales. El único interés real de los financieros es desarrollar mercados para sus productos que puedan dar beneficios. Como la mayoría de los países del Tercer Mundo no pueden pagar los productos, se ha establecido un complejo sistema por el que el contribuyente estadounidense envía "ayuda" al Tercer Mundo. Trabaja en una fábrica para fabricar un tractor; el tractor se envía a Bolivia y el pago por él se extrae del salario del trabajador. Otro refinamiento es un sistema por el que los bancos estadounidenses o internacionales "prestan" dinero a estos países para que puedan pagar los bienes; el Sistema de la Reserva Federal entonces "garantiza" estos malos préstamos con fondos de los contribuyentes estadounidenses. Una vez más, se está extorsionando al trabajador con su salario para cubrir el coste de los bienes que produce. Los redactores de la Constitución nunca previeron tal evolución, así que cuando el trabajador invoca la Constitución para librarse de la extorsión, el juez lo mete indignado en la cárcel por un testimonio "irrelevante" y "confuso". El mundo es ahora un archipiélago gulag, gobernado por los despiadados secuaces del conglomerado Rockefeller-Rothschild. Sus dioses son el dinero y el poder; su único enemigo es el defensor de la libertad.

El héroe actual de los intereses de los Rockefeller es Norman Borlaug, que recibió el Premio Nobel de la Paz en 1970. Granjero de Iowa, Borlaug fue enviado a México por los intereses de Rockefeller en 1944 para desarrollar nuevos tipos de grano. Durante sus experimentos allí, cruzó 60.000 especies diferentes de trigo, lo que dio lugar a la creación de una raza totalmente tropical de enanos, dobles y triples enanos en 1964. Esto se llamó la "revolución verde". El "supertrigo" resultante producía mayores rendimientos, pero esto se hacía "fertilizando" el suelo con enormes cantidades de abono por acre, siendo el abono el producto de los nitratos y el petróleo, productos controlados por los Rockefeller. También se utilizaron enormes cantidades de herbicidas y pesticidas, creando mercados adicionales para el imperio químico de los Rockefeller. De hecho, la "revolución verde" fue sólo una revolución química. En ningún momento se puede esperar que las naciones del Tercer Mundo paguen las enormes cantidades de fertilizantes y pesticidas químicos. El sistema de "ayuda exterior" ya establecido se encargó de ello.

Los intereses de los Rockefeller también enviaron a Robert Chandler a Filipinas para desarrollar un "arroz milagroso"; el resultado fue un arroz que utilizaba tres veces la cantidad anterior de fertilizante. Este arroz maduraba en cuatro meses en lugar de los seis anteriores, produciendo tres cosechas al año en lugar de dos. Cuando dos grupos de ricos empresarios filipinos empezaron a competir por los beneficios locales del "arroz milagroso", los Rockefeller decidieron expulsar a un grupo, el de los Marcos, y sustituirlo por la facción de los Aquino, que tenía estrechos vínculos con el Chase Manhattan Bank y podía confiar en que pagaría los intereses de los préstamos. Como siempre, la "filantropía" de Rockefeller está estrechamente ligada a los mercados, los beneficios y el control político. Los fertilizantes modernos son una industria basada en el petróleo.

Al final de la Segunda Guerra Mundial, los fabricantes de municiones se encontraron con enormes reservas de nitratos. Con la instauración de la paz, que todavía era vista con horror por las fundaciones filantrópicas, había que encontrar nuevos mercados, y rápidamente, para estos productos. El nitrógeno y los nitratos eran ingredientes clave en la fabricación de bombas y proyectiles. Había que desarrollar un mercado comparable en tiempos de paz. Siguiendo el precepto que habían establecido después de la Primera Guerra Mundial, cuando los monopolios, ante un enorme stock de cloro residual, que había sido fabricado a gran costo para causar intensos sufrimientos y muertes, descubrieron que el único mercado posible era venderlo a las comunidades americanas, que lo vertían en sus suministros de agua, se decidió en 1945 que la única salida para el enorme stock de nitratos era incluirlo en la cadena alimentaria, como fertilizante.

Los apologistas del monopolio médico han explicado ingeniosamente el aumento de la tasa de muertes por infarto de miocardio en Estados Unidos durante los últimos cincuenta años como una ilustración más del "hecho" de que los estadounidenses viven más tiempo, y su avanzada edad les hace más vulnerables a enfermedades "degenerativas" como el cáncer y las enfermedades cardíacas. Se trataba de la habitual evasión del estamento médico, que ignoraba convenientemente importantes avances en el modo de vida americano. Durante varios años del siglo XIX, las epidemias de cólera y fiebre tifoidea asolaron a los habitantes de las principales ciudades estadounidenses, debido a las malas condiciones sanitarias y a la contaminación del agua. Cuando los monopolios vertieron su exceso de cloro en el suministro de agua después de la Primera Guerra Mundial, el resultado fue ampliamente aclamado por haber puesto fin a las epidemias de cólera y fiebre tifoidea. De hecho, la cloración no fue la responsable de esta evolución. La fiebre tifoidea se debía en gran medida a la contaminación de las calles de la ciudad con grandes cantidades de excrementos de caballo, que se acumulaban y atraían a las moscas.

Cuando llovía, esta contaminación se liberaba en el agua. Con la llegada del automóvil y la desaparición de los caballos de las calles de las ciudades como principal medio de transporte, la fiebre tifoidea desapareció casi de la noche a la mañana. Esto ocurrió en la década de 1920, cuando los automóviles sustituyeron a los caballos en las calles.

La liberación de este material de guerra en nuestro suministro de agua tuvo un efecto no deseado. Provocó una nueva epidemia, una epidemia de infartos. El cloro del agua se combinó con las grasas animales de los alimentos para formar una amalgama química, que luego formó una sustancia gomosa en las arterias, creando una condición médica llamada aterosclerosis. La acumulación de esta sustancia gomosa en las arterias interrumpió gradualmente el flujo sanguíneo, cerrando finalmente las arterias principales del corazón y provocando ataques de angina de pecho e infarto de miocardio. Una vez más, un aparente "avance" en la higiene resultó ser otra bendición para el Monopolio Médico, ya que las consultas de los médicos se llenaron de estadounidenses que sufrían enfermedades del corazón.

Al final de la Segunda Guerra Mundial, los monopolistas hicieron un esfuerzo concertado para verter sus excedentes de nitratos en la cadena alimentaria estadounidense. A los agentes de los condados de todo Estados Unidos se les encomendó la tarea de asesorar a los agricultores de sus zonas para que aumentaran el uso de fertilizantes, herbicidas y pesticidas. Este consejo sirvió para hacer que la agricultura fuera aún más intensiva en capital, obligando a los agricultores a ir al banco a pedir más dinero prestado, y allanando el camino para que el programa obligara a los agricultores individuales a abandonar la tierra, creando grandes monopolios agrícolas, similares al Trust Agrícola Soviético. Los agricultores también pidieron grandes préstamos para comprar costosos tractores de gasolina, lo que aumentó en gran medida los ingresos de los Rockefeller, al tiempo que les privó del fertilizante que antes les proporcionaban sus caballos. No es una coincidencia que los bancos, que con tanto entusiasmo proporcionaron los préstamos necesarios a los agricultores que siguieron fielmente las instrucciones de sus agentes de condado, fueran bancos que recibieron sus fondos del sistema de la Reserva Federal. Este monopolio del dinero y el crédito de la nación había sido planeado en una reunión secreta de conspiradores en Jekyl Island, Georgia, en noviembre de 1910, presidida por el senador Nelson Aldrich, cuya hija se había casado recientemente con John D. Rockefeller, Jr.

El valor nutricional de los alimentos cultivados en suelos altamente fertilizados y el hecho de que estos alimentos se sometan luego a un "procesamiento" intensivo para hacerlos más convenientes para el almacenamiento, el transporte y la venta al por menor a gran escala han sido eclipsados por el monopolio médico. Se oyó una voz de protesta cuando el Dr. H. M. Sinclair, reconocido nutricionista y director del Laboratorio de Nutrición Humana del Magdalen College de Oxford, pronunció un discurso en el Día Mundial de la Salud de 1957, que fue reproducido en el *British Medical Journal del* 14 de diciembre de 1957. El Dr. Sinclair recordó que en sus primeros días como estudiante de medicina, "mis profesores de clínica no podían responder a la pregunta de por qué la esperanza de vida del hombre de mediana edad de este siglo es poco diferente de la que tenía a principios de este siglo, o incluso hace un siglo. Esto significa que, a pesar de los grandes avances de la medicina -la neumonía casi abolida, la tuberculosis relativamente rara, los magníficos avances de la cirugía, la endocrinología y la salud pública-, un hombre de mediana edad no puede esperar vivir más de cuatro años más que hace un siglo y, de hecho, en Escocia, la esperanza de vida está disminuyendo."

En 1893, un químico agrícola alemán, el Dr. Julius Hensel, escribió en su libro *Bread From Stones*: "La agricultura ha entrado en el signo del cáncer... no podemos ser indiferentes al tipo de cultivos que cultivamos para nuestra alimentación ni a las sustancias con las que se fertilizan nuestros campos. No basta con que se cosechen grandes cantidades, sino que esta gran cantidad debe ser también de buena calidad. No cabe duda de que la simple fertilización con marga, es decir, con carbonato de cal, puede dar un rendimiento tan alto que el hombre se siente inclinado a contentarse siempre con la marga, pero con esa fertilización unilateral se desarrollan, lenta pero seguramente, efectos nocivos de todo tipo, que dieron lugar al axioma de la experiencia: "La fertilización con cal hace ricos a los padres pero pobres a los hijos". "Dado que nuestra actual harina fina, sin salvado, carece casi por completo de nutrientes, no debe sorprendernos el gran número de enfermedades modernas. Esto fue escrito en 1893, antes de que los intereses de Rockefeller inundaran el mundo con sus fertilizantes a base de petróleo.

Para contrarrestar el creciente número de alimentos inertes y deficientes, los servidores del Monopolio Médico no se quedaron de brazos cruzados. Mientras libraban guerras de desgaste contra los principales defensores de una mejor nutrición, la Administración de Alimentos y Medicamentos y la Asociación Médica Americana defendían valientemente el uso de fertilizantes químicos. *La* revista de la AMA, *Today's Health,* ampliamente distribuida y que se encuentra en todas las escuelas y bibliotecas públicas en septiembre de 1958, decía: "Una amplia investigación del gobierno federal ha demostrado que el valor nutricional de los cultivos no se ve afectado por el suelo de los fertilizantes utilizados. Alexis Carrel, de la Fundación Rockefeller, que escribió: "Los fertilizantes químicos, al aumentar la abundancia de los cultivos sin reemplazar todos los elementos agotados en el suelo, han contribuido indirectamente a modificar el valor nutricional de los cereales y las verduras. Los pollos se han visto obligados por la dieta y el estilo de vida artificiales a unirse a las filas de los productores en masa. ¿No se ha alterado la calidad de sus óvulos? La misma pregunta puede hacerse sobre la leche, ya que ahora las vacas están confinadas en el establo todo el año y se alimentan con piensos manufacturados. Los higienistas no han prestado suficiente atención a la génesis de las enfermedades. Sus estudios sobre las condiciones de vida y de alimentación y su efecto en el estado fisiológico y mental del hombre moderno son superficiales, incompletos y demasiado a corto plazo. "

A pesar de las afirmaciones de los investigadores gubernamentales, la importancia del suelo queda demostrada por el hecho de que la proporción de hierro en las lechugas puede variar desde 1 mg por ciento hasta 50 mg por ciento, dependiendo de las condiciones del suelo en el que se cultiven. Oriente Medio es conocido desde hace tiempo como el "cinturón del bocio" debido a la carencia generalizada de yodo en el suelo. Las Islas Británicas, muy cultivadas desde hace casi dos mil años, tienen tales carencias minerales en el suelo que los británicos son conocidos en todo el mundo por su mala dentadura.

El sistema actual de química agrícola fue creado por el Dr. Justus von Liebig, un profesor de química alemán que sugirió que se añadieran minerales al suelo y ácidos para hacerlos más accesibles a las plantas. La agricultura química utiliza productos químicos solubles, ácidos o básicos, cuyo efecto final es la acidificación del suelo, mientras que el uso de minerales químicos inutiliza el suelo. Se ha sugerido que seguimos viviendo de los beneficios conferidos por la última edad de hielo, y que la única manera de remineralizar el suelo es pasar por otra edad de hielo, como ocurrió anteriormente cada 100.000 años aproximadamente.

El Dr. W. M. Albrecht, presidente del Departamento de Suelos de la Escuela de Agricultura de la Universidad de Missouri, afirma: "Aunque durante mucho tiempo se creyó que la enfermedad era una dolencia de origen externo, cada vez se reconoce más que puede venir de dentro debido a las carencias y a la incapacidad de alimentarse completamente. Un mejor conocimiento de la nutrición revela un número creciente de casos de enfermedades carenciales. No sólo en las tiendas de alimentos y supermercados donde el presupuesto familiar puede proporcionarlos, sino más lejos y más cerca de su origen, es decir, la fertilización del suelo, el punto de partida de toda la producción agrícola. Estos casos crecientes de deficiencias refuerzan la verdad del viejo adagio de que "estar bien alimentado es estar sano".

Muchas de las nuevas y extrañas enfermedades que han aparecido para asolarnos en los últimos años tienen un origen nutricional. El Dr. Josephson identifica la miastenia gravis como un trastorno endocrino resultante de la deficiencia de manganeso, que puede ser causada por una asimilación defectuosa del manganeso o por un metabolismo defectuoso. La necesidad de fertilizantes químicos puede deberse a un antiguo defecto en el método de cultivo, el uso del arado de vertedera. Edward H. Faulkner, profesor de la Universidad de Oklahoma, descubrió que el arado de vertedera estaba destruyendo la fertilidad del suelo. Contrarrestó este efecto virtiendo el estiércol verde en la superficie y retirando el arado de vertedera, un apero que intercala prácticamente todo el estiércol verde (materia vegetal en descomposición y residuos vegetales que se encuentran en la superficie del suelo) a unos quince o veinte centímetros por debajo de la superficie, donde forma una barrera para el agua, que se espera que suba desde el nivel freático. Los 15 centímetros superiores se secan entonces porque la acción capilar del movimiento del agua está bloqueada. Las plantas que crecen en este suelo agotado por el arado atraen a los insectos, al tiempo que se reduce su contenido en vitaminas y minerales. Las plantas enferman y mueren.

Al ver este resultado, el agricultor decide entonces que el problema es la falta de ciertos elementos en el suelo, sin darse cuenta de que es el arado el que ha dificultado la acción capilar del agua en el suelo. Se convierte entonces en un cliente dispuesto a recibir grandes cantidades de fertilizantes químicos. Uno de los principales productores de estos fertilizantes era la American Agricultural and Chemical Company, controlada por Rockefeller. No es de extrañar que uno de sus directores, John C. Traphagen, fuera también director del Banco de la Reserva Federal de Nueva York y del Instituto Rockefeller de Medicina. Fue presidente del Banco de Nueva York y director del Banco de la Quinta Avenida. También ha sido director de Wyandotte Chemicals, Hudson Insurance, Brokers and Shippers Insurance, Caledonian American Insurance, Foreign Bondholders Protective Association, Sun Insurance, Ltd. (una de las tres principales compañías de Rothschild), Atlantic Mutual Insurance, Eagle Fire Insurance, Norwich Union Fire Insurance, Ltd., International Nickel, Royal Insurance Company, Royal Liverpool Insurance y muchas otras compañías de seguros de Londres, la mayoría de las cuales estaban en la órbita de Rothschild.

John Foster Dulles, del bufete de abogados Sullivan and Cromwell de Wall Street, fue también miembro del consejo de administración de la American Agricultural and Chemical; fue secretario de Estado de Eisenhower mientras su hermano Allen era jefe de la Agencia Central de Inteligencia. Dulles también fue director de International Nickel, del Banco de Nueva York, de la American Banknote Company (que proporcionaba el papel utilizado por la Reserva Federal para imprimir su dinero fiduciario, que estaba respaldado por bonos de papel), y como presidente de la Carnegie Endowment for International Peace, de la que Alger Hiss era presidente, director de la Biblioteca Pública de Nueva York, del Union Theological Seminary y de la New York State Banking Board. Dulles había sido secretario en la Conferencia de Paz de La Haya en 1907, y había sido secretario de su tío en la Conferencia de Paz de París en 1918, Robert Lansing, secretario de Estado de Wilson. Posteriormente, Dulles formó parte de la Comisión de Reparaciones y del Consejo Económico Supremo con Bernard Baruch en 1919, participó en la Conferencia de la Deuda de Berlín en 1933 y fue el delegado de Estados Unidos en las Naciones Unidas en San Francisco cuando Argel Hiss redactó la Carta de la ONU en 1945. Tanto Dulles como su hermano Allen habían asistido a una histórica conferencia con el barón Kurt von Schroder y Adolf Hitler en Colonia en 1933, cuando los hermanos Dulles aseguraron a Hitler que los banqueros de Wall Street le adelantarían el dinero necesario para lanzar su régimen nazi en Alemania.

George C. Clark, de los bancos mercantiles Clark y Dodge, John R., era también miembro del consejo de administración de American Ag & Chem. Dillon, presidente de la Unexcelled Chemical Company, Lone Start Cement, y también fue un magnate del teatro, director de los National Theatres, Twentieth Century Fox, Skouras Theatres, y también un magnate de la aviación, como director de Curtiss-Wright y Wright Aeronautical; el banquero Robert Stone, socio de Hayden Stone, director de la Mesabi Iron Ore e Island Greek Coal Company de Rockefeller, Punta Alegre Sugar Company, U.S. Envelope, la John P. Chase Company, la Philadelphia and Norfolk Steamship Company, la Amoskeag Company y la William Whitmore Company.

Otro miembro de Ag & Chem fue Elliott V. Bell, que también fue director de la Sociedad Americana del Cáncer. Había sido editor financiero del *New York Times* de 1929 a 1939, lo que le llevó a los más altos círculos financieros. Fue asesor económico de Thomas Dewey en 1940, superintendente de banca del Estado de Nueva York de 1947 a 1949, director de McGraw Hill, editor de la revista de negocios *Business-week,* director del Chase Manhattan Bank de Rockefeller, New York Life, New York Telephone Company, Tricontinental Corporation, Revere Copper and Brass y otras empresas. También ha sido nombrado miembro del Comité de Financiación de la Seguridad Social para HEW, y director de la Fundación John S. Guggenheim y de la Fundación Roger Straus. Su hija, la Sra. Thomas Hoving, es una prominente mujer de la sociedad neoyorquina, una de las "beautiful people", como se dice.

El uso de fertilizantes químicos ha provocado un descenso constante del contenido proteínico de las verduras, del orden del 10% anual.

Sin embargo, el efecto más peligroso, y la causa probable de muchas enfermedades inducidas por la nutrición, era el hecho de que los fertilizantes químicos reducían la cantidad de potasio en el suelo mientras aumentaban la cantidad de sodio. El potasio y el sodio son los líderes de los dos grupos eléctricamente opuestos. El potasio inactivo en el sistema precipita las enfermedades, especialmente el cáncer. El aumento del sodio puede explicar el espectacular incremento de la incidencia de la hipertensión arterial en todo Estados Unidos, ya que nuestra población ingiere cantidades cada vez mayores de sodio procedente de alimentos cultivados en suelos fertilizados químicamente, mientras que simultáneamente sufre los efectos del descenso constante de los niveles de potasio en el sistema humano. El potasio es especialmente necesario para la regulación del ritmo cardíaco; su ausencia en el organismo hace que el sistema sea propenso a sufrir ataques cardíacos repentinos.

Los nutricionistas creen ahora que el uso de fertilizantes químicos en el suelo es responsable del setenta por ciento de la anemia de los ciudadanos estadounidenses, porque estos fertilizantes no sustituyen el hierro del suelo, de hecho lo eliminan.

El uso de fertilizantes químicos también ha acelerado el dominio del suministro mundial de cereales por parte de grandes empresas estrechamente vinculadas a los intereses de los Rockefeller. En 1919, el mayor productor de cereales del mundo era la Montana Farming Corporation. En aquella época, el trigo se vendía a un precio garantizado de 2,20 dólares el bushel y la cosechadora obtenía enormes beneficios. El consejo de administración de Montana estaba presidido por J. P. Morgan, cuyos amplios intereses en la banca, el acero y los ferrocarriles no presagiaban su deseo de convertirse en agricultor; Morgan formaba parte de la Junta Consultiva Federal de la Reserva Federal, en representación de la zona del banco central de Nueva York. Sus socios en el consejo de Montana Farming eran el banquero de Rockefeller, James Stillman del National City Bank - dos de sus hijas se casaron con dos de los hijos de William Rockefeller; Francis Hinckley Sisson, vicepresidente del banco controlado por Morgan, Guaranty Trust - ahora Morgan Guaranty Trust; Charles D. Norton, a quien Morgan colocó como secretario personal del presidente Taft durante la presidencia de Taft. Norton fue presidente del First National Bank de Morgan (que posteriormente se fusionó con el National City Bank de Rockefeller para formar el actual gigante bancario, Citibank). Norton había sido uno de los primeros conspiradores en la Isla Jekyl para redactar en secreto la Ley de la Reserva Federal. Fue director de Montgomery Ward, Equitable Life, ATT, Tidewater Oil y el ferrocarril de Delaware y Lackawanna. También ha sido director de varias de las organizaciones benéficas favoritas de Morgan, la Cruz Roja Americana, la Fundación Russell Sage y el Museo Metropolitano. Charles H. Sabin, director del Guaranty Trust, del Merchants and Metals National Bank, presidente de la Asia Banking Corporation, de la American Foreign Securities Corporation, de las Mackay Companies, del Postal Telegraph y de muchas otras empresas, fue también miembro del consejo de Montana Farming.

En la actualidad, el comercio mundial de cereales está en manos de cinco empresas: Cargill, Continental Grain, Louis

Dreyfus, Bunge y Andre. Estas empresas se han hecho ricas y poderosas siguiendo la ola de supergranos desarrollada por el Rockefeller Trust. Mantienen un estrecho contacto con éstos y con los intereses bancarios de los Rockefeller, apoyándose principalmente en la red internacional del Chase Manhattan. Estas empresas también se han beneficiado del desarrollo de semillas híbridas, especialmente de maíz, por parte del Rockefeller Trust. Desde el punto de vista comercial, el atractivo de los híbridos es que no pueden reproducirse. Por ello, el agricultor tiene que adelantar el dinero necesario para comprar una nueva cantidad de semillas híbridas cada año. Las semillas híbridas tienen otro gran atractivo para los monopolistas: dan a la empresa matriz, que posee la patente, el monopolio de esa variedad concreta de semillas. Así que tenemos el doble factor de la viabilidad comercial y el monopolio para dar a los bancos y al complejo químico un dominio sobre el agricultor estadounidense. Las semillas híbridas producen un aumento medio de entre el veinte y el treinta por ciento por acre, lo que supone un importante argumento de venta para el agricultor. Asimismo, el "trigo milagroso" creado en el Centro Internacional de Mejoramiento de Maíz y Trigo de El Bután (México) ha permitido desarrollar una variedad de trigo capaz de soportar lluvias torrenciales y tormentas tropicales. Se produjo cruzando trigo mexicano con cepas de trigo enano japonés que tenían tallos cortos y duros. El Norin-10, procedente de la isla de Honshu, apenas resistía los tifones japoneses. Se convirtió en el hombre que hizo realidad la "revolución verde". Después de 1960, la estación mexicana lanzó una larga serie de trigos, Nanair 60, para el año 1960, Pitic 62, Pénjamo 62, Sonora 64, Lerma Rojo 64, India 66, Siete Cerros 66, Super X 67, Yecoar 70 y Cajeme 71. Aunque requieren una fertilización y un riego intensivos, todas ellas pueden prosperar en los países tropicales. Las Cinco Grandes ejercen un enorme poder político y financiero por su enorme flujo de dinero y porque muchos gobiernos dependen de su suministro de alimentos para mantener la estabilidad política. Esto se demostró en lo que los historiadores llaman ahora el Gran Robo de Granos Soviético en 1972.

Organizado por Henry Kissinger, el viejo lacayo de Rockefeller en el Chase Manhattan Bank, el acuerdo rescató al tambaleante gobierno soviético y costó miles de millones a los contribuyentes estadounidenses. En julio de 1972, la Unión Soviética compró trigo a Estados Unidos en un intento de compensar la desastrosa incompetencia del sistema agrícola comunal soviético. En 1963 Rusia inició una política de compra de trigo en el extranjero, comprando 6,8 millones de toneladas a Canadá por 500 millones de dólares. Para pagar las compras en los Estados Unidos en 1972, se permitió a la Unión Soviética cubrir el pago de la siguiente manera: el Banco Central de Hungría, actuando en nombre de la Unión Soviética, colocó una orden de venta en corto por 20.000 millones de dólares. El Secretario del Tesoro, John Connally, devaluó entonces el dólar en un diez por ciento. La Unión Soviética ganó 4.000 millones de dólares con su venta al descubierto del dólar y pagó el grano.

Michel Sidona, que había estado muy involucrado con los Rothschild y la familia Hambro en las manipulaciones financieras internacionales, describió el proceso desde su celda en la cárcel, donde posteriormente fue encontrado muerto. En su insondable ingenuidad, Estados Unidos proporcionó a la Unión Soviética 4.000 millones de dólares, dinero que sin duda se ha invertido desde entonces en la destrucción de sus benefactores; empecé a entender como Estados Unidos abrazaba su propia ruina. Les digo que ninguna potencia en la historia ha armado y rescatado a sus enemigos tan ciegamente como ella.

El acuerdo soviético sobre los cereales provocó un aumento del veinte por ciento en el precio de todos los alimentos en Estados Unidos. Debido a las restricciones impuestas por el Congreso al movimiento de grano por parte de buques extranjeros, una medida que se adoptó para ayudar a nuestra decadente flota naviera, las compras de grano soviético en 1972 costaron al contribuyente estadounidense cincuenta y cinco millones de dólares adicionales en subvenciones a los graneleros. Los transportistas estadounidenses enviaban el grano a 16 dólares por tonelada, mientras que los barcos extranjeros lo hacían a 9 dólares por tonelada.

Hasta la fecha, sólo unos pocos comerciantes internacionales de grano y funcionarios soviéticos conocen el precio de los cuarenta millones de toneladas de grano que los soviéticos compraron a Estados Unidos entre 1971 y 1977. Los funcionarios del Departamento de Agricultura de EE.UU. dicen que no tienen constancia del precio pagado, o incluso si se pagó. Sólo Henry Kissinger lo sabe, y no lo dice.

Los cinco grandes comerciantes de cereales también están muy implicados en la manipulación de divisas, ya que negocian diariamente grandes cantidades de contratos de futuros de divisas, ya que sus transacciones de cereales provocan grandes fluctuaciones en la valoración de las divisas mundiales. Con su conocimiento del mercado, obtienen enormes beneficios tanto si el valor de la moneda sube como si baja. Cargill posee ahora el 25% del comercio mundial de cereales; Bunge, de Argentina, posee el 20%; Continental Grain comenzó sus operaciones durante las guerras napoleónicas, suministrando cereales a ambos bandos; posee el 25% del comercio mundial de cereales - el actual jefe de la empresa, Michel Fribourg, posee el 90% de las acciones, junto con su hijo René; Michel Fribourg era un ciudadano francés que se unió a la U.Inteligencia del Ejército de Estados Unidos durante la Segunda Guerra Mundial; más tarde se convirtió en ciudadano estadounidense; André, una familia suiza perteneciente a una estricta secta de calvinistas suizos miembros de los Hermanos de Plymouth, una organización mundial muy militante; y Dreyfus, que posee el veinte por ciento del comercio mundial de cereales. Dreyfus está dirigido ahora por Nathaniel Samuels, que formó parte del equipo del Presidente Nixon como subsecretario de asuntos económicos. El presidente de Bunge, Walter Klein, cuya oficina se encuentra en One Chase Manhattan Plaza, en la ciudad de Nueva York, es responsable de la política del Consejo Económico y Comercial de Estados Unidos.

CAPÍTULO 8

CONTAMINACIÓN DE LA CADENA ALIMENTARIA

La Academia Nacional de Ciencias estimó recientemente que el 15% de los estadounidenses son actualmente alérgicos a una o más sustancias químicas. El estudio señalaba que estamos expuestos a más sustancias químicas tóxicas dentro de nuestras casas que cuando salimos al exterior. Entre las sustancias químicas que se encuentran en todos los hogares se encuentran el benceno, que provoca leucemia; los aerosoles para polillas y las bolas de naftalina que contienen para-diclo-robenceno, cuyo uso forma un gas invisible pero nocivo en unos treinta millones de hogares estadounidenses; el lindano, un pesticida común ; clordano, utilizado para controlar las termitas (el clordano ha sido noticia recientemente porque algunas familias han enfermado gravemente después de que sus casas hayan sido tratadas por exterminadores profesionales de termitas; una pareja tuvo que mudarse y abandonar su casa por completo después de que los inspectores les informaran de que no había forma de limpiarla de los residuos de clordano lo suficiente como para hacerla habitable de nuevo). Los compuestos de cloroformo son mucho más frecuentes en los hogares de lo que se cree. La EPA descubrió que los niveles de cloroformo en el interior de las viviendas eran cinco veces superiores a los del exterior. Las personas que se bañan con agua caliente dentro de una cortina de ducha cerrada no son conscientes de que están inhalando cantidades considerables de cloroformo a través del vapor. Al calentar el agua se libera el cloro del agua altamente clorada, que sale en forma de gas mientras el agua caliente sale por la boquilla. Una ducha diaria garantiza un alto nivel de cloroformo. El formaldehído también está presente en muchos hogares en forma de varios compuestos de uso común.

La ingesta diaria de pequeñas porciones de cualquiera de estos productos químicos domésticos, o de todos ellos, contribuye al desarrollo del cáncer, ya que son lo suficientemente tóxicos como para convertirse en cancerígenos a través del contacto diario. Sin embargo, el Dr. A. Samuel Epstein, destacado especialista en cáncer de la Universidad de Illinois, afirma que "la alimentación es la principal vía de exposición humana a las sustancias químicas sintéticas. "Jim Sibbinson ha calculado que el estadounidense medio ingiere cada año unos 5 kg de sustancias químicas en los alimentos, sustancias tan tóxicas que una fracción de onza puede causar una enfermedad grave o la muerte. Estas sustancias químicas se introducen en nuestra cadena alimentaria en forma de aditivos, conservantes, colorantes, blanqueadores, emulsionantes, antioxidantes, aromatizantes, tampones, aerosoles nocivos, acidificantes, alcalinizantes, desodorantes, de humectantes, antiaglomerantes y antiespumantes, agentes acondicionadores, babosas, hidrolizadores, hidrogenadores, secantes, gases, diluyentes, espesantes, edulcorantes, fortificantes de maduración y otros agentes.

La mayoría de los estadounidenses ignora que, de los más de 5.000 aditivos químicos presentes en los alimentos que consumen a diario, se sabe que aproximadamente un tercio son inofensivos, otro tercio es calificado por la Administración de Alimentos y Medicamentos como "grasa", acrónimo de "generalmente reconocido como seguro", y el otro tercio, casi 2.000 sustancias químicas, se utilizan en grandes cantidades, aunque nunca se hayan sometido a pruebas adecuadas para detectar posibles resultados perjudiciales. El representante James J. Delaney de Nueva York hizo un esfuerzo por controlar el uso de estos productos químicos en 1958. Introdujo la cláusula Delaney, que se convirtió en ley. Establece que si un aditivo alimentario se considera cancerígeno al ser ingerido por personas o animales, debe considerarse inseguro y no puede utilizarse.

El Comité Delaney, que llevó a cabo audiencias entre 1950 y 1952, identificó 704 aditivos químicos, de los cuales sólo 428 eran seguros. Los 276 restantes, que siguieron utilizándose sin ninguna prueba de seguridad, significaban que los procesadores de alimentos estaban jugando a la ruleta rusa con el consumidor estadounidense. A pesar de ello, tuvieron que pasar otros seis años antes de que entrara en vigor la enmienda Delaney que obliga a analizar estos aditivos. En los años siguientes, algunos de estos productos químicos se abandonaron en favor de otras sustancias, mientras que otros siguieron utilizándose sin que ninguna prueba positiva indicara si eran o no seguros. Durante más de cincuenta años, los colorantes alimentarios se fabricaban con sustancias tóxicas como el plomo, el cromo y el arsénico. En cualquier caso, el punto principal de la enmienda Delaney pedía que los aditivos alimentarios fueran sometidos a pruebas para determinar si causaban cáncer en humanos o animales. El problema es que la mayoría de los aditivos se prueban sólo por su toxicidad, no por su propensión a causar cáncer.

La cumarina, que era un ingrediente clave en la imitación del sabor de la vainilla, se había utilizado continuamente durante setenta y cinco años antes de que se descubriera que causaba graves daños en el hígado de los animales de laboratorio. Un edulcorante artificial, la dulcina, se utilizó como sustituto del azúcar durante cincuenta años antes de que se descubriera que causaba cáncer en animales de laboratorio. Se ha descubierto que la yema de mantequilla provoca cáncer de hígado, es decir, la yema AB y OB. Se descubrió que el aceite mineral, el famoso remedio contra el cáncer de Rockefeller de mediados de 1800, que ahora se utiliza en muchos aderezos para ensaladas, impide que el cuerpo absorba las vitaminas y otras necesidades nutricionales.

La Ley de Alimentos y Cosméticos Farmacéuticos de 1938 certificó diecinueve colorantes para su uso en alimentos. Desde entonces, tres han sido retirados de la certificación, dejando dieciséis para su uso en alimentos. La etiqueta "certificado" significa simplemente que es puro, no ofrece ninguna indicación sobre sus posibles efectos en el sistema humano. Dr. Arthur A. Nelson dijo que las pruebas de la FDA en 1957 revelaron que diez de los trece tintes certificados que se utilizaban entonces habían producido cáncer al ser inyectados bajo la piel de ratas.

El escritor científico Earl Ubell estimó que los humanos recibirían el doble de estos colorantes a través de la boca que las ratas inyectadas bajo la piel. Los tintes solubles en aceite eran tan tóxicos que las ratas murieron antes de que los científicos pudieran ver si se había desarrollado un cáncer. He aquí nueve de los colorantes que se utilizan habitualmente en los alimentos en Estados Unidos:

> **Naranja n° 1:** se utiliza *en pastas de pescado, refrescos, jaleas, pudines y muchos otros alimentos* (ahora descertificada).

> **Naranja #2** - *Queso, margarina, caramelos, fruta exterior de naranja* (ahora rebajada).

> **N° 1 Amarillo** - *Confitería, espaguetis y otras pastas, productos de panadería, bebidas.*

> **Amarillo #3 (Amarillo AB)** - *Grasas comestibles, margarina, mantequilla, caramelos.*

> **Amarillo #4 (amarillo OB)** - *Margarina, mantequilla, caramelos.*

> **N°1 verde** - *Cereales, caramelos, productos de panadería, refrescos, jaleas, postres congelados.*

> **N°2 verde** - *Postres congelados, caramelos, pasteles, jaleas, galletas, cordiales.*

> **N°3 verde** - *Productos de panadería, dulces, jaleas, postres.*

> **Blue n°1** - *Postres congelados, jaleas, pudines, helados, caramelos, pasteles.*

El amarillo AB y el amarillo OB, que se sabe que son cancerígenos, se han utilizado ampliamente para colorear la margarina y la mantequilla. Se fabrican a partir de una sustancia química peligrosa llamada beta-naptilamina. Destaca por su baja toxicidad, es decir, no es tóxico en su efecto, pero es una de las sustancias más cancerígenas que se conocen. El O-tilazo-2-naftol, la naranja n° 2, que se utilizaba ampliamente en Estados Unidos, con la industria alimentaria utilizando miles de libras de naranja n° 2 cada año, se dejó de utilizar finalmente en 1956 cuando se descubrió que causaba pólipos intestinales y cáncer en animales de laboratorio.

El pan blanco, del que se sabe desde hace tiempo que provoca derrames cerebrales en los perros debido a la pérdida de ingredientes nutricionales esenciales durante el procesamiento de la hermosa harina blanca, se ha enriquecido en los últimos años con una amplia variedad de vitaminas y nutrientes. Sin embargo, una dosis de vitaminas sintéticas, otra dosis de emulsionante para mantenerlo húmedo y la adición de otros ingredientes sugieren que bien podría producirse en un tubo de ensayo y no en una panadería.

Emanuel Kaplan y Ferdinand A. Dorff, investigadores del Departamento de Salud de Baltimore, presentaron un informe titulado "Exotic Chemicals in Food" (Productos químicos exóticos en los alimentos), que se presentó en una reunión de funcionarios de la FDA. Citamos:

"Echemos un vistazo rápido al tratamiento químico de los distintos ingredientes utilizados en la repostería. La harina procede de semillas probablemente tratadas para su protección contra las enfermedades de las plantas con mercuriales orgánicos o agentes similares, y las semillas se plantan en un suelo influenciado por los fertilizantes. El selenio (una sustancia mineral extremadamente tóxica) puede extraerse del suelo. En la molienda, la harina se trata con mejoradores, agentes oxidantes como el persulfato, el bromato, el yodato y el tricoloruro de nitrógeno, que afectan a la actividad de la proteasa y a las propiedades del gluten.

Los agentes blanqueadores, como los óxidos de nitrógeno, el cloro y el peróxido de benzoilo, convierten el pigmento amarillo de los carotenoides en compuestos incoloros, debido al supuesto deseo de los consumidores de tener pan blanco.

Las vitaminas y los minerales se añaden como parte del "enriquecimiento" obligatorio.

Se pueden añadir sales minerales para estabilizar las propiedades de retención de gas del gluten de la harina. El cianuro o los compuestos orgánicos clorados pueden utilizarse para la fumigación de la harina obtenida durante el almacenamiento.

El agua utilizada puede purificarse químicamente con alumbre, sosa, sulfato de cobre y cloro. Las sales de amonio y otros productos químicos se utilizan como nutrientes para la levadura. Las levaduras químicas pueden contener bicarbonato de sodio, alumbre, tartratos, fosfatos, almidón y crémor tártaro. El flúor es un posible contaminante natural del fosfato. La oleomargarina, si se utiliza, puede llevar color, vitamina A, neutralizadores, modificadores de la interfase y conservantes añadidos; o la margarina puede estar envasada en un envase tratado con conservantes. El aceite mineral se utiliza con frecuencia como lubricante para la masa de pan o las sartenes. La leche o los productos lácteos pueden contener neutralizadores y antioxidantes. Se puede utilizar un color artificial de alquitrán de hulla. Los estabilizadores y espesantes, como las gomas y almidones tratados, pueden utilizarse como relleno. Los aromatizantes sintéticos utilizados contienen glicerina, alcohol o productos químicos sustitutivos como disolventes de una variedad de alcoholes, ésteres, ácidos y cetonas, y pueden contener sacarina *(Nota del editor: es probable que hoy se sustituya por aspartamo, un edulcorante artificial muy utilizado, que se cree que provoca accidentes cerebrovasculares). Las especias* pueden ser especias naturales sometidas a fumigantes o esencias de especias extraídas con disolventes. Pueden utilizarse inhibidores del moho, como el propionato de calcio, y el producto final puede estar contaminado en los estantes de las tiendas con polvos insecticidas, como el fluoruro de sodio. "

Desde la publicación de este informe en la década de 1950, han aparecido en el mercado muchas sustancias químicas nuevas cuyas propiedades pueden ser más o menos peligrosas que las enumeradas por Kaplan y Dorff. El creciente uso de aceites hidrogenados, y su relación con las enfermedades cardíacas, es otro motivo de preocupación. Actualmente se utilizan más de mil millones de libras de aceites hidrogenados al año.

Se calcula que casi la mitad de la población estadounidense, más de 100 millones de ciudadanos, padece actualmente algún tipo de enfermedad crónica, de las cuales 25 millones son trastornos alérgicos. Cada vez hay más pruebas de que estas alergias están causadas por la exposición o la ingestión de una sustancia química. 20 millones de estadounidenses sufren trastornos nerviosos; 10 millones tienen úlceras de estómago; 700.000 padecen cáncer, y otros menos sufren enfermedades como el lupus y la distrofia muscular.

En 1917-18, de los candidatos a la Primera Guerra Mundial, el 21,3% fueron rechazados y el 9,9% fueron puestos en "servicio limitado" debido a diversas discapacidades. Durante el período de la Guerra de Corea después de la Segunda Guerra Mundial, de 1947 a 1955, el 52% de los solicitantes fueron rechazados por defectos físicos y mentales, un aumento del 21% desde la Primera Guerra Mundial, a pesar de los grandes "avances" que se suponía que Estados Unidos había hecho en materia de nutrición, atención médica, comidas para los escolares y otros avances. Estas cifras tampoco tienen en cuenta el hecho de que los estándares para los candidatos de la Primera Guerra Mundial eran mucho más altos que los de la Segunda Guerra Mundial. En 1955, el 25% de los reclutas neoyorquinos de entre 21 y 26 años fueron rechazados por razones cardíacas. De los aproximadamente 200 estadounidenses muertos en Corea y a los que se les hizo la autopsia, el 80% tenía una enfermedad cardíaca avanzada. El Dr. Jolliffe declaró al Congreso en 1955 que "si bien las enfermedades coronarias eran raras antes de 1920, se convirtieron en la principal causa de muerte en el grupo de edad de 45 a 64 años y después de los 65". El Dr. Jolliffe no dice hasta qué punto esto se debe al aumento del uso de suministros de agua clorada después de la Primera Guerra Mundial. Aunque los expertos saben que la ingestión de cloro es un factor esencial en la formación de placas arterioscleróticas en las paredes de las arterias, no se han encargado estudios para determinar el uso del cloro como factor de aumento de las muertes por insuficiencia cardíaca. El Dr. Mendelsohn señaló que la fluoración del agua es una de las cuatro aguas sagradas de la Iglesia de la Medicina Moderna. Los científicos no se atreven a alterar lo que es esencialmente una creencia religiosa y emocional.

El Dr. Mendelsohn también señala las posibles contradicciones en las frecuentes advertencias de la Asociación Médica Estadounidense de que hay que consumir diariamente los Cuatro Grandes para una nutrición adecuada, es decir, verduras y frutas, cereales, carnes y productos lácteos. El Dr. Mendelsohn señala que muchos grupos no pueden tolerar la leche de vaca debido a deficiencias enzimáticas. Algunos estudios demuestran que el 75% de la población mundial es intolerante a la lactosa y no puede digerir la leche de vaca.

Una de las epidemias de la posguerra fue la respuesta mundial al uso masivo de DDT, a pesar de que éste se había convertido en el supuesto guardián contra las epidemias durante la guerra. Su uso se había anunciado como el plaguicida milagroso que evitaría el brote de diversas enfermedades en las naciones del mundo asoladas por la guerra. Sin embargo, con el tiempo se descubrió que el DDT era un veneno acumulativo en el sistema humano, al igual que el fluoruro de sodio. No sólo se acumulaban concentraciones considerables de DDT en el tejido graso humano, sino que los seres humanos también consumían cantidades adicionales en cada alimento que ingerían. El premio Nobel Otto Warburg anunció los peligros del DDT cuando advirtió que cualquier veneno que interfiera en la respiración celular provoca daños irreparables y produce enfermedades degenerativas como el cáncer. A pesar de estas advertencias, entre 1947 y 1956, la producción anual de DDT se cuadruplicó hasta alcanzar un total anual de más de quinientos millones de libras. El Servicio de Salud Pública analizó los alimentos de una prisión federal en busca de DDT, y encontró fruta guisada con 69 ppm de DDT, pan con 100 ppm de DDT, y se estimó que la manteca de cerdo utilizada en la preparación de alimentos contenía 2500 ppm de DDT. Las pruebas también demostraron que se necesitaban muchos años para reducir la cantidad de DDT almacenada en la grasa corporal. El DDT es aún más persistente en el suelo; siete años después de la aplicación del DDT en las parcelas de prueba, el 80% permanecía. Los huertos y las granjas que utilizaban el DDT como pulverización anual acumulaban enormes cantidades en el suelo. El DDT está prohibido desde entonces, pero los residuos permanecen. Incluso después de la prohibición, Monsanto siguió obteniendo enormes beneficios de la venta de DDT exportándolo a otros países. Otro pesticida de uso común, el clordano, resultó ser cuatro veces más tóxico que el DDT. Otra sustancia que se prohibió posteriormente fue la aramita, un conocido carcinógeno utilizado como pesticida.

Producida por el conglomerado químico U.S. Rubber en 1951, la aramita ha sido objeto de muchas críticas. A pesar de la publicación generalizada de las pruebas de la FDA que demostraban sus peligros, se mantuvo en uso hasta la primavera de 1958, cuando finalmente se retiró.

Algunas sustancias que contienen arsénico siguen presentes en los alimentos en forma de residuos de plaguicidas y aditivos para piensos para aves de corral y ganado. Se ha descubierto que el silicida, un pesticida a base de selenio, produce cirrosis hepática en las personas que ingieren alimentos tratados con esta sustancia química. Después de que doscientos niños enfermaran tras comer palomitas teñidas en una fiesta de Navidad, la FDA anunció la descertificación de los tres colorantes afectados, el rojo n° 32, el naranja 1 y el naranja 2. Un informe del gobierno afirma que :

> Cuando se administró FD&C Red No. 32 a ratas en un nivel del 2,0% de la dieta, todas las ratas murieron en una semana. A un nivel del 1,0%, la muerte se produjo en 12 días. Con un 0,5%, la mayoría de las ratas murieron en 26 días. Con un 0,25%, cerca de la mitad de las ratas murieron en 3 meses. Todas las ratas estaban marcadamente atrofiadas y anémicas. La necropsia reveló un daño hepático de moderado a marcado. Se obtuvieron resultados similares, aunque menos graves, en ratas alimentadas con dietas que contenían un 0,1% de FD&C Red No. 32 . Los perros que aumentaron 100 miligramos por kilo de peso corporal al día mostraron una pérdida de peso moderada ... Una sola dosis causó diarrea en la mayoría de los perros probados. "

Las pruebas del naranja n° 1 dieron resultados similares a los del rojo FD&C n° 32. Más de la mitad de la cosecha de naranjas de Florida ha pasado por estos tintes para darles un hermoso color naranja, en lugar del verde pálido que era su color normal en el momento de la cosecha. El zumo de naranja enlatado y congelado a menudo contenía mayores cantidades de estos colorantes porque los envasadores compraban los "rechazos de la planta de envasado", que se consideraban inadecuados para la comercialización en las tiendas de comestibles.

Aunque la fiesta de Navidad que puso de manifiesto los peligros de estos tintes tuvo lugar en diciembre de 1955, se informó a los fabricantes de que podían utilizar legalmente las existencias de estos colores. La prohibición entró en vigor el 15 de febrero de 1956, pero se venía gestando desde el 19 de diciembre de 1953, dos años antes de la casi fatal fiesta.

Uno de los procesos alimentarios más comunes hoy en día es el proceso de hidrogenación, que destruye todo el valor nutricional. Este proceso consiste en saturar los ácidos grasos con hidrógeno bajo presión, a temperaturas de hasta 410 F., utilizando un catalizador metálico, ya sea de níquel, platino o cobre, durante un período de hasta ocho horas; después de este tratamiento, se convierte en una sustancia inerte o muerta. Los aceites hidrogenados contenidos en la margarina utilizada para cocinar se descomponen en toxinas peligrosas cuando se calientan, aunque la mantequilla puede calentarse durante largos periodos de tiempo sin formar toxinas.

A pesar de los conocidos peligros de los aditivos químicos de los alimentos y otros problemas nutricionales, las principales organizaciones benéficas de la salud se han opuesto durante años a cualquier relación entre alimentación, nutrición y salud. Este programa les fue presentado hace muchos años por el famoso curandero Morris Fishbein y la Asociación Médica Americana. En las décadas siguientes siguieron religiosamente estos preceptos, como procedentes del profeta original. Los representantes de la AMA declararon ante una comisión del Senado que no hay pruebas de que la dieta esté relacionada con las enfermedades, y añadieron que cambiar los hábitos alimenticios de los estadounidenses podría provocar un "trastorno económico". La Fundación para la Artritis se asegura su lugar bajo el sol reiterando regularmente sus afirmaciones de que artritis es incurable, aunque esto nunca ha impedido que la fundación lleve a cabo campañas anuales de recaudación de fondos para encontrar una "cura". La fundación denuncia cualquier suplemento dietético o programa de desintoxicación para limpiar el sistema, dejando esta tarea a los médicos individualistas de California. La fundación también se opone a la aplicación de dietas rotativas que podrían revelar alergias alimentarias en pacientes con artritis. En 1985, la Fundación para la Artritis recaudó 36,2 millones de dólares, siendo uno de los pequeños grupos del "monopolio de la enfermedad" que han establecido su reivindicación de una enfermedad concreta, algo muy atractivo para que el Monopolio Médico respalde sus posiciones. Sus fundaciones hermanas, National Multiple Sclerosis, United Cerebral Palsy y la Lupus Foundation, también protegen sus intereses en las "enfermedades monopolísticas", que los súper ricos han reclamado como bien definidas e incuestionables. Los informes sobre la curación de la artritis mediante la abstención de alimentos ácidos como la carne de vacuno, el chocolate y la leche, aunque son comunes, son totalmente desmentidos por la Fundación de la Artritis. Un médico de San Francisco publicó sus hallazgos tras curar los casos más avanzados de artritis reumatoide prohibiendo todas las frutas, carnes, trigo y productos lácteos, una dieta estricta que los pacientes dispuestos a seguirla encontraron totalmente beneficiosa.

La Sociedad Americana del Cáncer también ha etiquetado sistemáticamente todos los enfoques metabólicos y nutricionales del tratamiento del cáncer como "anecdóticamente relacionados con la prevención del cáncer", lo que constituye "charlatanería", la notoria designación de tratamiento médico no aprobado que han hecho pública durante años los dos charlatanes más famosos de Estados Unidos, Simmons y Fishbein. Sin embargo, en 1887, justo después de la fundación del New York Cancer Hospital, un médico de Albany, Nueva York, publicó un libro, *Diet in Cancer,* del Dr. Ephraim Cutter, Kellogg Books, pp. 19-26, en el que escribía: "El cáncer es una enfermedad de la nutrición. "En 1984, ante la creciente oleada de publicidad sobre la eficacia de la dieta y la nutrición en muchos casos de cáncer, la Sociedad Americana del Cáncer dio marcha atrás a regañadientes, afirmando con cautela que la dieta y las vitaminas podían aportar un ligero beneficio. La CHA siguió ignorando las pruebas de que el aumento récord del uso de aditivos alimentarios era paralelo al aumento anual del número de cánceres. De 1940 a 1977, el consumo de colorantes y aditivos alimentarios en Estados Unidos se multiplicó por diez, mientras que el consumo per cápita de frutas y verduras disminuyó. Estudios posteriores mostraron una asociación inversa entre el consumo diario de verduras verdes o amarillas y las tasas de mortalidad por cáncer. Los estudios sobre las víctimas del cáncer de próstata, que se ha convertido en una epidemia entre los hombres estadounidenses, han demostrado un elevado consumo de grasas, leche, carne y café. Se ha recomendado evitar los productos de panadería, ya sea por los aditivos o porque no se menciona el peligro de los compuestos de aluminio.

El consumo de alimentos fritos también se ha quintuplicado en Estados Unidos, la mayoría de ellos procedentes de restaurantes de comida rápida. El uso de las grasas en estos puntos de venta, con escasa supervisión y personal insuficientemente formado, hace que las grasas para freír se reutilicen durante largos periodos de tiempo. Estas grasas reutilizadas han demostrado ser mutagénicas en pruebas de laboratorio y los investigadores las consideran potencialmente cancerígenas.

El *Washington Post* del 23 de enero de 1988 señalaba que, de los 60.000 productos químicos que se utilizan actualmente, sólo el dos por ciento han sido sometidos a pruebas de toxicidad. Muchos estadounidenses pueden atestiguar los efectos drásticos de muchos productos químicos, especialmente los pesticidas. Colman McCarthy se quejaba recientemente en su columna *del Washington Post* de que "la guerra medioambiental contra los insectos se está intensificando como una guerra contra las personas". El uso generalizado de productos químicos como el sevin, el malatión y el surban en los céspedes privados, los campos de golf y los parques públicos ha provocado varias muertes, un número desconocido de las cuales nunca se ha registrado. Un hombre de un suburbio de Washington, D.C., atravesó a pie un campo de golf recientemente fumigado, regresó a su casa y murió. Había absorbido una cantidad letal de pesticida porque tenía los calcetines enrollados sobre los tobillos. Un cirujano cardiovascular que ha tratado a 17.000 pacientes en los últimos 12 años en su centro de salud medioambiental de Dallas calcula que entre el 10 y el 20 por ciento de la población estadounidense está gravemente afectada por los productos químicos. Miles de escolares permanecen sentados en las aulas durante seis horas al día respirando residuos de amianto, formaldehído y otras sustancias químicas de las que los responsables escolares no tienen ni idea.

Un médico describió su enfermedad en The *New Yorker* el 4 de enero de 1988; sufría opresión en el pecho, sibilancias, problemas gastrointestinales, anorexia, náuseas, vómitos y calambres, así como pérdida de peso, fatiga y contracciones generales. Buscó ayuda de otro médico, que se quedó perplejo ante estos síntomas; finalmente consultó un libro de medicina y encontró todos sus síntomas catalogados como resultado de la exposición a un pesticida organofosforado. Era propietaria de una casa de vacaciones en la que su exterminador había utilizado organofosforados para acabar con una invasión de pequeñas hormigas. Los fines de semana siguientes, se sentó en la sala de fumigación cada vez que entraba en su casa de campo; el exterminador había utilizado Durshan, un organofosforado, y Ficam, un carbonato de metilo. Tras descubrir su problema, pudo combatirlo con el tratamiento recomendado, atropina oral, pero descubrió que su sistema estaba ahora sensibilizado a estos pesticidas. Si iba a una zona en la que se habían utilizado, todos sus síntomas volvían a aparecer.

Esta doctora señaló irónicamente que es habitual que los médicos diagnostiquen sus síntomas como psicosomáticos, o incluso como una enfermedad mental; como ella misma era médico, el doctor al que había consultado no la había rechazado con esta respuesta estándar, que se da con una receta de cantidades abundantes de Valium o Librium. La lista de venenos que se encuentran en la vida cotidiana es larga. Durante años, las personas murieron repentinamente tras inhalar los vapores de un producto de limpieza común, el tetracloruro de carbono, pero pasaron años antes de que se retirara finalmente de la venta general. Informes recientes han revelado que el 35% de los pollos de las cajas de carne de los supermercados contienen cantidades significativas de salmonela, una causa notoria de enfermedad gástrica y muerte.

En la actualidad, se utilizan doce millones de libras de ciclamatos al año en los productos alimenticios; son producidos principalmente por Abbott Laboratories. Un estudio de la Universidad de Wisconsin de 1966 recomendó que se eliminaran los ciclamatos de todos los alimentos. Se comprobó que la ingestión de ciclamatos afectaba a la respuesta del ojo a la luz.

También se ha comprobado que los ciclamatos provocan una pérdida excesiva de potasio si una persona utiliza uno de los fármacos tiazídicos tan comunes para la hipertensión arterial, como hacen millones de estadounidenses. También se ha descubierto que los ciclamatos interfieren en la acción de los medicamentos para la diabetes, aunque el objetivo de su uso generalizado se anuncia como una solución a los problemas de los diabéticos, que así consumirían menos azúcar. También muestra indicios de provocar cáncer de vejiga.

En Midland, Michigan, DOW Chemical tuvo que cerrar su planta de 2,4,5T porque los trabajadores sufrían cloracné, una enfermedad de la piel para la que no se conoce ningún método de tratamiento. Durante años, las naranjas se vendían al público cubriéndolas con bifenilo, el producto químico utilizado en el proceso de embalsamamiento en los tanatorios. Uno de los alimentos más consumidos en el mundo es la pasta, la palabra italiana para referirse a ella. De hecho, la pasta, o espaguetis, es trigo molido que se mezcla con agua para formar una pasta. En las bibliotecas se llama pasta de biblioteca. Millones de personas consumen esta pasta congelada cada día. Los macarrones, otro alimento común, son un almidón concentrado deshidratado. La leche es la parte más mucosa de la dieta media de los estadounidenses; el consumo de leche provoca congestión en el sistema, lo que conduce a los resfriados, que a menudo se convierten en gripe, asma o neumonía. Alrededor del 75% de la población mundial es incapaz de digerir la leche de vaca, lo que nunca ha disuadido a ninguna empresa láctea de anunciarse en televisión con el lema "La leche es buena para ti".

Los refrescos contienen grandes cantidades de ácido cítrico químico, que actúa aumentando el nivel de acidez de todo el organismo. Los resultados se manifiestan con frecuencia en aftas bucales y úlceras duodenales. El caramelo, también muy utilizado, se prepara a partir del amoníaco; su ingestión provoca trastornos mentales en los niños. Las bebidas de cola, un derivado de la cocaína, aumentan la acción del corazón, causan irritabilidad de los nervios y el consiguiente insomnio, y pueden provocar una parálisis del corazón. La cerveza contiene yeso, más conocido como yeso de París.

El lúpulo de la cerveza tiene un efecto hipnótico y puede causar delirium tremens. (El único caso de delirium tremens observado por este autor se produjo en un soldado que no bebió nada más fuerte que cerveza. Esto me intrigó en su momento, ya que siempre había oído que el delirium tremens sólo se daba en aquellos que ingerían grandes cantidades de licor fuerte).

Entre los aditivos, colorantes y condimentos alimentarios más utilizados está la cochinilla, que se emplea para producir un color rojo brillante y se obtiene del cuerpo de los piojos secos. Los colorantes alimentarios han sido objeto de advertencias durante muchos años; Arthur Kallet publicó en 1933 las conclusiones de que los colorantes Violeta 1 y Rojo Cítrico 2 (utilizados para colorear las naranjas) eran definitivamente cancerígenos. Hace unos años, se retiraron rápidamente del mercado varios productos sanitarios que contenían hexaclorofeno, una sustancia antiséptica muy recomendada. Se descubrió que el Phisohex, un producto que entonces se utilizaba a diario en todos los hospitales de Estados Unidos, causaba la muerte de los bebés al frotarles la piel. El fisohex también estaba presente en los aerosoles de higiene femenina, el jabón de marcación, los champús, la pasta de dientes y muchos productos cosméticos femeninos, todos los cuales contenían concentraciones peligrosas de hexaclorofeno. No sólo se fabricó con el mismo producto químico que los mortíferos herbicidas de DOW, 2,4,5T y 2,4D, sino que también está estrechamente relacionado con la muy publicitada dioxina mortal. Sólo después de muchos años de uso en el ámbito sanitario se descubrió que los productos que contenían hexaclorofeno provocaban reacciones peligrosas en los bebés que se lavaban o frotaban con productos que lo contenían, aunque la relación con la dioxina mortal no se hizo pública hasta mucho después. Incluso con esta revelación, se necesitaron diez años de lucha para retirar del mercado los productos altamente rentables a base de hexaclorofeno.

Los colorantes alimentarios más utilizados son el amaranto (rojo), el burdeos (marrón), el naranja (amarillo) y el escarlata (rojo), todos ellos derivados de la combinación de nitrógeno y benceno (un destilado del carbón), que también es un combustible de uso común en la automoción. Los fabricantes tiñen sus bebidas con naftol (amarillo), verde guinea, que se obtiene de la reacción del cloroformo o el benceno y el cloruro de aluminio para producir un verde oscuro; el tartrazeno (amarillo) se fabrica haciendo reaccionar el acetofeno con el diazometano para producir una sustancia química tóxica que luego se utiliza en la coloración de los alimentos.

El Dr. Samuel West explica que la muerte por shock, que suele producirse justo después de un accidente o una intervención quirúrgica, es el resultado de las proteínas sanguíneas atrapadas que atraen el exceso de sodio y provocan la muerte del organismo, empezando por el nivel celular.

Las recomendaciones para una mejor nutrición incluyen comer alimentos con almidón con grasa o verduras verdes, comer fruta sola y condimentar con hierbas. El efecto de las hierbas es que actúan eléctricamente sobre el sistema, lo que significa que actúan rápidamente y provocan cambios "milagrosos". Las advertencias de tomar leche de vaca no explican que la leche de vaca es una sustancia muy alejada de la naturaleza de la leche materna humana. Contiene un 300% más de caseína porque está diseñado por la naturaleza para un ternero que puede aumentar su peso bruto de uno a dos mil kilos en seis a ocho semanas; ningún humano crece a un ritmo tan rápido.

La alfalfa es una sustancia muy recomendada por muchos nutricionistas debido a su estructura; su molécula de clorofila es una red de átomos de carbono e hidrógeno, nitrógeno y oxígeno agrupados en torno a un único átomo de magnesio; esta estructura es similar a la de la hemoglobina, el glóbulo rojo, salvo que los átomos se agrupan en torno a un único átomo de hierro en lugar de magnesio.

Un tratamiento recomendado para los cálculos renales es el jugo de limón en un vaso de agua, o una combinación de jugo de zanahoria y remolacha. El presente autor consiguió un rápido alivio y reducción de un cálculo renal en el uréter bebiendo cantidades de zumo de arándanos. Estos jugos aparentemente comienzan a disolver la piedra, que luego pasa sin esfuerzo. La piedra suele ser un óxido, una acumulación de minerales u óxidos que forman una piedra dura.

Aunque el enlatado de alimentos se hizo muy popular durante el siglo XIX, como método ideal para conservar grandes cantidades de alimentos que de otro modo se desecharían, el proceso de enlatado calienta los alimentos hasta destruir las enzimas. Al calentar los alimentos a más de 130 grados, se eliminan las enzimas, que son la clave del crecimiento del sistema. Las enzimas se encargan de los minerales y los utilizan para el crecimiento.

El excedente de elementos procedentes de la fabricación de bombas atómicas nos amenaza ahora con otro proceso "mágico", el de la conservación de alimentos por irradiación. El cobalto 60, uno de los restos de las bombas atómicas, se ofrece ahora a los irradiadores de alimentos a 100.000 dólares el kilogramo. Si el programa de irradiación de alimentos fracasa, este subproducto de las bombas atómicas tendrá que ser eliminado por el fabricante a un gran costo. Se trata de una repetición de los dilemas que nos trajeron las "gangas" públicas como la cloración del agua tras la Primera Guerra Mundial y los fertilizantes con nitrato tras la Segunda Guerra Mundial.

El primer uso comercial de la irradiación de alimentos tuvo lugar en la Alemania Occidental ocupada en 1957, donde se utilizó de forma experimental para esterilizar las especias utilizadas en la fabricación de salchichas. Los resultados fueron tan alarmantes que el gobierno de Alemania Occidental se vio obligado a prohibirla en 1958. Al mismo tiempo, la Unión Soviética había comenzado a utilizar la irradiación para inhibir la brotación en las patatas almacenadas; en 1959, los soviéticos la utilizaron para desinfectar los cereales. Canadá, fuertemente influenciado por los representantes prosoviéticos de su gobierno, comenzó a utilizar la irradiación en las patatas en 1960. La Ley de Alimentos y Medicamentos Cosméticos de Estados Unidos de 1958 retomó el uso de la irradiación, definiéndola como "aditivo" y poniéndola bajo su control. En 1963, la FDA autorizó el uso de la irradiación para esterilizar el tocino enlatado; esta autorización fue revocada en 1968.

En 1968, el Monopolio Rockefeller pasó a apoyar el proceso de irradiación de alimentos a nivel nacional. La Coalición para la Irradiación de Alimentos fue formada por algunas de las mayores empresas alimentarias del país: ALPO, Beatrice, Campbell Soup, Del Monte, Gaines Foods, General Foods, Hormel, Heinz, Hershey, Gerber, MARS, Stouffer y Welch. Las empresas químicas W.R. Grace, DuPont y Rockwell International se han unido a la coalición. La coalición puso en práctica la técnica probada de celebrar "conferencias" bien planificadas y costosas en universidades de renombre, donde sólo se escucharía a los defensores de su plan. Una de estas conferencias fue contraproducente. La conferencia sobre la radiación en el Centro de Educación e Investigación sobre la Radiación de la Universidad Johns Hopkins estaba programada para agosto de 1987. Los posibles participantes se sintieron molestos al comprobar que la lista de ponentes prevista estaba muy inclinada a favor de la irradiación de alimentos. De los veinte ponentes de la lista, diecinueve eran conocidos defensores de la irradiación. El único crítico de la irradiación de alimentos, el diputado californiano Douglas Bosco, se retiró cuando se dio cuenta de que le estaban tendiendo una trampa. Se hizo saber que, aunque los críticos de la irradiación de alimentos tenían un lugar en la conferencia, las conclusiones serían totalmente favorables a la irradiación. Entre los defensores de la irradiación de alimentos se encontraban el Dr. Ari Brynjolfsson, del MIT; el Dr. Ronald E. Engel, Administrador Adjunto del Departamento de Agricultura de Estados Unidos, que había aprobado la irradiación de la carne de cerdo; George Giddings, Director de Isomedix, la mayor empresa de irradiación del país; Dennis Heldman, Vicepresidente Ejecutivo de National Food Processors, que había proyectado un irradiador de cesio con el Departamento de

Agricultura de Estados Unidos. James H. Moy, profesor de la Universidad de Hawai, que propuso un irradiador de cesio conjuntamente con el Departamento de Agricultura de Hawai. La Universidad Johns Hopkins participó de buen grado en la conferencia porque en 1986 recibió 317 millones de dólares en fondos de defensa; la Universidad Johns Hopkins es el segundo mayor contratista de defensa después del MIT. El Dr. Brynjolfsson del MIT fue uno de los primeros defensores de la irradiación de alimentos.

El ejército estadounidense ha gastado unos 50 millones de dólares en la irradiación de alimentos desde la década de 1950; la mayoría de los resultados han sido sesgados. Maine ha prohibido la venta de alimentos irradiados. Milwaukee ha prohibido la construcción de una planta de irradiación, y la oposición pública también ha obligado a Radiation Technology a abandonar una planta en Elizabeth, Nueva Jersey. En 1987, el Parlamento Europeo votó en contra de la irradiación en la Comunidad Europea "por motivos de precaución". El Parlamento canadiense decidió entonces no utilizar la irradiación para el trigo. Mientras tanto, Abbott Laboratories y Baxter Travenol, importantes fabricantes de productos farmacéuticos, han concedido licencias de irradiación gamma a DOW Corning, General Electric, General Foods, IBM, IRT Corporation, Merck, RCA y Rockwell International.

Después de que el Parlamento canadiense recomendara no utilizar la irradiación para el trigo, el Honorable Jake Epp, Ministro de Salud y Bienestar de Canadá, anunció que se permitiría la irradiación de alimentos. Este anuncio, realizado por el Sr. Epp el 10 de septiembre de 1987, sorprendió a muchos canadienses. Llegó después de que el Parlamento canadiense lo recomendara y de que la Comisión de Alimentos de Londres (Inglaterra) condenara la irradiación de alimentos. Una vez más, la desesperación del Chemical Trust le llevó a poner en peligro la salud de una nación. Hay muchos informes de pruebas que indican los peligros de los alimentos irradiados. El consumo de arroz irradiado se ha relacionado con el desarrollo de trastornos de la glándula pituitaria, la tiroides, el corazón y los pulmones, así como con el desarrollo de tumores. Los niños y los animales de laboratorio alimentados con trigo irradiado han desarrollado un mayor polifoidismo (una anomalía cromosómica). En la revista *East/West* de febrero de 1988, la siguiente cita fue tomada de un documento no clasificado del Departamento de Estado sobre la irradiación de alimentos, publicado en una audiencia del Congreso sobre el pesticida DiBromuro de Etileno, utilizado en frutas y cereales :

"La Administración y el Congreso desean promover el uso de una tecnología exclusiva de los Estados Unidos que utiliza el isótopo de cesio 137 en beneficio de la humanidad. El tratamiento de los residuos nucleares de Estados Unidos produce actualmente el isótopo de cesio que el Departamento de Energía desea utilizar con fines benéficos. La promulgación de la tecnología del cesio beneficiaría a las operaciones del sector privado estadounidense y reduciría los problemas de eliminación de residuos nucleares en Estados Unidos. "

CAPÍTULO 9

EL CONGLOMERADO DE LA DROGA

En 1987, las dieciocho mayores empresas farmacéuticas estaban clasificadas de la siguiente manera:

1. Merck (Estados Unidos): 4.200 millones de dólares en ventas.

2. Glaxo Holdings (Reino Unido) 3.400 millones de dólares.

3. Hoffman LaRoche (Suiza) 3.100 millones de dólares.

4. Smith Kline Beckman (Estados Unidos) 2.800 millones de dólares.

5. Ciba-Geigy (Suiza) 2.700 millones de dólares.

6. Pfizer (Estados Unidos) 2.500 millones de dólares (Standard & Poor's da un volumen de negocio de 4.000 millones).

7. Hoechst A. G. (Alemania) 2.500 millones de dólares (Standard & Poor's indica que su volumen de negocio asciende a 38.000 millones de marcos alemanes).

8. American Home Products (Estados Unidos) 2.400 millones de dólares (4.930 millones según Standard & Poor's).

9. Lilly (Estados Unidos) 2.300 millones de dólares (3.720 millones según Standard & Poor's).

10. Upjohn (Estados Unidos) 2.000 millones de dólares.

11. Squibb (Estados Unidos) 2.000 millones de dólares.

12. Johnson & Johnson (Estados Unidos) 1.900 millones de dólares.

13. Sandoz (Suiza) 1.800 millones de dólares.

14. Bristol Myers (Estados Unidos) 1.600 millones de dólares.

15. Beecham Group (Reino Unido) 1.400 millones de dólares (Standard & Poor's da 1.400 millones de dólares en ventas de la filial estadounidense, 2.600 millones de libras como ingresos totales).

16. Bayer A.G. (Alemania) 1.400 millones de dólares (Standard & Poor's da la cifra de 45.900 millones de marcos alemanes).

17. Syntex (Estados Unidos) 1.100 millones de dólares.

18. Warner Lambert (Estados Unidos) 1.100 millones de dólares (Standard & Poor's da la cifra de 3.100 millones).

Así, vemos que Estados Unidos mantiene un liderazgo abrumador en la producción y venta de drogas. En Estados Unidos, las ventas de medicamentos con receta aumentaron en 1987 un 12,5%, hasta alcanzar los 27.000 millones de dólares. Once de las 18 primeras empresas están situadas en Estados Unidos, tres en Suiza, dos en Alemania y dos en el Reino Unido. Nutricionista T. J. Frye señala que el conglomerado de la droga en Estados Unidos está controlado por el Grupo Rockefeller en una relación de cártel con German I. G. Farben. De hecho, I. G. Farben era el mayor grupo químico de Alemania en los años 30, cuando llegó a un acuerdo de cártel activo con Standard Oil de Nueva Jersey. El gobierno militar aliado la dividió en tres empresas después de la Segunda Guerra Mundial, como parte de los [22]"anti-cártel" de ese período, no muy diferente a la famosa división de la propia Standard Oil por orden judicial, mientras que los Rockefeller conservaron una participación de control en cada una de las nuevas empresas. En Alemania, el general William Draper, socio de la banca de inversión de Dillon Read, dio a conocer el nuevo decreto desde su despacho en el edificio I. G. Farben. A partir de ahora, I. G. Farben dejará de existir, pero se crearán tres empresas: Bayer en Leverkusen, BASF en Ludwigshafen y Hoescht cerca de Frankfurt. Cada una de estas tres empresas es ahora más grande que la anterior. G. Farben; sólo la empresa inglesa ICI es más importante. Estas empresas exportan más de la mitad de sus productos. BASF está representada en Estados Unidos por Shearman and Sterling, el bufete de abogados de los Rockefeller del que William Rockefeller es socio.

La principal empresa farmacéutica del mundo, Merck, comenzó como boticario en Darmstadt (Alemania) en 1668. Su presidente, John J. Horan, es socio de J. P. Morgan Company y de Morgan Guaranty Trust. Asistió a una reunión de los Bilderberger en Rye, Nueva York, del 10 al 12 de mayo de 1985. En 1953, Merck absorbió otra gran empresa farmacéutica, Sharp & Dohme. En esa época, Oscar Ewing, una figura central en la promoción gubernamental de la fluoración por parte del Aluminum Trust, era secretario de Merck, cuya oficina se encontraba entonces en One Wall Street en la ciudad de Nueva York.

Entre los directores de Merck se encuentra John T. Connor, que comenzó su carrera empresarial en Cravath, Swaine y Moore, el bufete de abogados de Kuhn, Loeb Company; Connor se incorporó después a la Oficina de Investigación Naval, se convirtió en asistente especial del secretario de la Marina de 1945 a 1947, pasó a ser presidente de Merck, luego presidente de Allied Stores de 1967 a 1980, y después presidente de Schroders, la compañía bancaria de Londres. Connor también es director de

---

[22] Antimonopolio.

una empresa farmacéutica de la competencia, Warner Lambert, director del conglomerado de medios de comunicación Capital Cities ABC y director del Chase Manhattan Bank de Rockefeller. Todas las grandes empresas farmacéuticas de Estados Unidos tienen al menos un director con estrechos vínculos con Rockefeller o un banco Rothschild. Otro director de Merck es John K. McKinley, director general de Texaco; también es director del Manufacturers Hanover Bank, que el Congressional Record identifica como un importante banco de Rothschild.

McKinley también es director de la empresa aeroespacial Martin Marietta, Burlington Industries, y es director del Instituto del Cáncer Sloan Kettering, controlado por Rockefeller. Ruben F. Mettler, presidente de la empresa de defensa TRW, Inc., es otro director de Merck; anteriormente fue jefe del departamento de misiles guiados de Ramo-Wooldridge y recibió el Premio de Relaciones Humanas de la Conferencia Nacional de Cristianos y Judíos; también es director del Bank of America.

Otros directores de Merck son Frank T. Cary, que fue presidente de IBM durante muchos años; también es director de Capital Cities ABC, y socio de la J. P. Morgan Company; Lloyd C. Elam, presidente del Meharry Medical College, Nashville, TN, la única facultad de medicina para negros del país. Elam también es director de la Asociación Americana de Psiquiatría, del Nashville City Bank y de la Fundación Alfred P. Sloan, lo que le confiere una estrecha relación con el Sloan Kettering Cancer Center de Rockefeller; Marian Sulzberger Heiskell, heredera de la fortuna del *New York Times*. Se casó con Orville Dryfoos, redactor jefe del periódico, que murió de un ataque al corazón durante una huelga del periódico; luego se casó con Andrew Heiskell en una fusión de medios de comunicación: él era presidente de la revista *Time y había* trabajado para la organización Luce durante 50 años. También es directora de Ford Motor. Heiskell es director de People for the American Way, un grupo de activistas políticos, presidente de la Biblioteca Pública de Nueva York y presidente del Club del Libro del Mes. El consejo de administración de Merck también incluye a un miembro de la familia, Albert W. Merck; Reginald H. Jones, nacido en Inglaterra, ex presidente de General Electric, ahora presidente del Consejo de Supervisores de la Escuela de Comercio de Wharton, director de Allied Stores y de General Signal Corporation; Paul G. Rogers, que ocupó un puesto en el Congreso desde el 84° hasta el 95° Congreso; fue presidente del importante subcomité de sanidad; y en 1979 se incorporó al influyente bufete de abogados de Washington, D.C., Hogan and Hartson, como abogado y lobista. También es director de la Sociedad Americana del Cáncer, Rand Corporation y Mutual Life Insurance.

Por ejemplo, encontramos que la principal empresa farmacéutica del mundo tiene dos directores que son socios de la empresa J. P. Morgan, uno que es director del Chase Manhattan Bank de Rockefeller y el otro que es director del Rothschild Bank, Manufacturers Hanover; la mayoría de los directores están relacionados con industrias de defensa vitales, y están conectados con otras empresas de defensa. El consejo de administración de TRW, del que Rubén Mettler es presidente, incluye a William H. Krome George, antiguo presidente de ALCOA, y a Martin Feldstein, antiguo asesor económico del presidente Reagan. Los grandes bancos, las empresas de defensa y los principales políticos tienen vínculos con la CIA y las empresas farmacéuticas.

La empresa farmacéutica número 2 es Glaxo Holdings, con unas ventas de 3.400 millones de dólares. Su presidente es Austin Bide; su vicepresidente es P. Girolami, que es director del National Westminster Bank, uno de los cinco grandes de Inglaterra. Los directores son Sir Alistair Frame, presidente de Rio Tinto Zinc, una de las tres empresas que están detrás de la fortuna de los Rothschild; Frame también es miembro del consejo de administración de otro holding de los Rothschild, la famosa empresa de municiones Vickers, y de Plessey, otra empresa de defensa que recientemente se presentó a un importante contrato con Estados Unidos. Frame es presidente de Britoil, y los directores de Glaxo son Lord Fraser de Kilmarnock, que fue vicepresidente del Partido Conservador (ahora el partido gobernante en Inglaterra) desde 1946 hasta 1975, cuando se incorporó a Glaxo; Lord Fraser fue también miembro del influyente Gabinete en la sombra; B. D. Taylor, asesor del

Victoria College of Pharmacy y presidente del Wexham Hospital; J. M. Raisman, presidente de Shell Oil UK Ltd, otra empresa controlada por Rothschild. Lloyd's Bank, una de las Cinco Grandes, British Telecommunications, y el Comité Real sobre Contaminación Ambiental; Sir Ronald Arculus, se retiró del Servicio Diplomático de Su Majestad tras una distinguida carrera; había servido en San Francisco, Nueva York, Washington y París; posteriormente fue nombrado Embajador en Italia, y fue delegado del Reino Unido en la Convención de las Naciones Unidas sobre el Derecho del Mar, cuyo objetivo era distribuir la riqueza marina entre los países pobres : Arculus es ahora director de Trusthouse Forte Hotels, y London and Continental Bankers; y el profesor R. G. Dahrendorf, uno de los sociólogos más activos del mundo y antiguo propagandista marxista. Dahrendorf, director de la Fundación Ford desde 1976, es licenciado por la London School of Economics, profesor de sociología en Hamburgo y Tubinga, secretario de Estado parlamentario en el Ministerio de Asuntos Exteriores de Alemania Occidental desde 1969, y ha recibido distinciones de Senegal, Luxemburgo y Leopoldo II.

Al parecer, los Rothschild nombraron a Dahrendorf director de Glaxo por sus enfáticos pronunciamientos marxistas. Director europeo de la Fundación Ford, afirma en su libro *Marx en perspectiva* que Marx es el mayor factor de la aparición de la sociedad moderna. La principal aportación de Dahrendorf a la sociología fue su conocido concepto del "hombre nuevo", al que llamó "homo sociologicus", un ser transformado por el socialismo en una persona en la que habían desaparecido todas las características, incluidas las raciales. Es el robot moderno, una criatura uniforme que puede ser fácilmente controlada por la fuerza del socialismo mundial. Dahrendorf es el apóstol de la fe moderna de que no hay diferencias raciales en las distintas razas de la humanidad; denuncia cualquier mención de "superioridad" o de habilidades diferentes como una "distorsión ideológica". Dahrendorf es un eminente miembro de los Bilderbergers; asistió a su reunión en Rye, Nueva York, del 10 al 12 de mayo de 1985. Es catedrático de Sociología en la Universidad de Constanza, además de otros cargos que ha ocupado anteriormente.

Así, nos encontramos con que la segunda empresa farmacéutica más grande del mundo está dirigida por dos de los secuaces más fiables de la familia Rothschild y por el apologista del marxismo más declarado del mundo.

El tercer narcotraficante del mundo, el suizo Hoffman LaRoche, sigue estando controlado por miembros de la familia Hoffman, aunque en los últimos años han circulado rumores de intentos de tomar el control. La empresa fue fundada por Fritz Hoffman, que murió en 1920. El primer gran vendedor de la empresa fue Siropin en 1896; sus ventas de Valium y Librium suponen ahora mil millones de dólares al año; su filial esparció el peligroso producto químico dioxina por la ciudad italiana de Seveso, cuya limpieza costó 150 millones de dólares en diez años. La viuda de su hijo, Maya Sacher, está ahora casada con Paul Sacher, músico y director de la Orquesta de Cámara de Basilea. Hoffman añadió el nombre de su esposa, LaRoche, a la empresa familiar, como es habitual en Europa; los Hoffman siguen controlando el 75% de las acciones con derecho a voto. Los Sacher poseen una de las colecciones de arte más caras del mundo, con cuadros de maestros antiguos y modernos.

En 1987, Hoffman LaRoche intentó hacerse con Sterling Drug, empresa en la que contaban con la ayuda de Lewis Preston, presidente de la J. P. Morgan Company; también era el banquero de Sterling. En el alboroto subsiguiente, Preston decidió retirarse. Eastman Kodak compró entonces Sterling, con el apoyo de los Rockefeller. El presidente de Hoffman LaRoche es Fritz Gerber, un coronel del ejército suizo de 58 años. Hijo de un carpintero, se convirtió en abogado y luego en presidente de Hoffman LaRoche. Gerber es también director de Zurich Insurance, lo que le convierte en socio de las dos mayores empresas suizas. Cobra un sueldo de 2,3 millones de francos suizos al año, además de un contrato laboral de 1,7 millones de dólares con Glaxo Holdings.

Hoffman LaRoche recibió mucha publicidad en abril de 1988 debido a las revelaciones adversas sobre su medicamento para el acné, "Accutane", después de que la Administración de Alimentos y Medicamentos diera a conocer cifras que indicaban que el fármaco provocaba 1.000 abortos espontáneos, otros 7.000

abortos y otros efectos secundarios como dolor en las articulaciones, sequedad de la piel y las mucosas y caída del cabello. La FDA criticó a Hoffman LaRoche por omitir deliberadamente a las mujeres, especialmente a las embarazadas, de los estudios en los que basó sus solicitudes de aprobación de Accutane. La empresa sabía que Accutane causaba efectos graves cuando se tomaba durante el embarazo.

A raíz de las revelaciones sobre Accutane, Hoffman LaRoche saltó a la primera página del *Wall Street Journal* con la petición del congresista Ted Weiss, comunicada el 6 de mayo de 1988, de abrir una investigación penal sobre las cuarenta muertes, registradas desde 1986, causadas por la toma de Versed, el tranquilizante de Hoffman LaRoche, que es un primo químico de su fármaco más vendido, el Valium.

El fármaco número cuatro, Smith Kline Beckman, forma parte del Banco Mellon. Su presidente, Robert F. Dee, es director de General Foods, Air Products and Chemical y de la empresa de defensa United Technologies, que tiene relación con Citibank. Los directores son Samuel H. Ballam, Jr., presidente del Hospital de la Universidad de Pensilvania, director de American Water-Works, Westmoreland Coal Company, General Coal Company, INA Investment Securities, presidente del CIGNA High Yield Fund y Geothermal Resources International; Francis P. Lucier, presidente de Black & Decker; y Donald P. McHenry, ex presidente de los Estados Unidos. Embajador ante las Naciones Unidas, 1979-81, ahora asesor internacional del Consejo de Relaciones Exteriores, director de la Brookings Institution y de la Carnegie Endowment for International Peace, de la Fundación Ford y de la supersecreta Fundación Ditchley, creada por W. Averell Harriman durante la Segunda Guerra Mundial; McHenry es también director de Coca Cola e International Paper; Carolyn K. Davis, que fue decana de la Escuela de Enfermería de la Universidad de Michigan de 1973 a 1975, y de Salud y Servicios Humanos desde 1981; también es directora de Johns Hopkins.

Los otros directores de Smith Kline son Andrew L. Lewis, Jr., presidente de Union Pacific, fuente de la fortuna de Harriman; director de Ford Motor, de la empresa Reading, síndico de la quiebra, ex presidente del equipo de transición de Reagan y subdirector del Comité Nacional Republicano; R. Gordon McGovern, Presidente de Campbell Soup; Ralph A. Pfeiffer, Jr., Presidente de IBM World Trade Corporation, American International Far East Corporation, Riggs National Bank, y Presidente de la U.S.-.Comisión de Comercio de China; también es vicepresidente de la principal operación de política exterior, el Centro de Estudios Estratégicos e Internacionales, que fue fundado por el marido de Jeane Kirkpatrick, Evron Kirkpatrick, de la CIA.

La quinta empresa farmacéutica del mundo, la suiza Ciba-Geigy, factura mil millones de dólares al año en Estados Unidos y tiene diez plantas de producción de medicamentos.

Pfizer, la sexta empresa farmacéutica del mundo, tiene unas ventas anuales de 4.000 millones de dólares según Standard & Poor's; la empresa hace negocios con el Chase Manhattan Bank de Rockefeller. El presidente de Pfizer, Edmund T. Pratt, Jr. fue interventor de IBM de 1949 a 1962; hoy es director del Chase Manhattan Bank, de General Motors, de International Paper, del Business Council y de la Business Roundtable, dos organizaciones del establishment; también es presidente del Emergency Committee for American Commerce. El presidente de Pfizer es Gerald Laubach, que se incorporó a Pfizer en 1950; es miembro del Consejo de la Universidad Rockefeller y director de CIGNA, Loctite y General Insurance Corporation; Barber Conable es director de Pfizer; fue congresista en representación de Nueva York de 1965 a 1985, lo que indica una estrecha relación con Rockefeller; Conable es ahora presidente del Banco Mundial. Los otros directores de Pfizer son Joseph B. Flavin, director general de la empresa Singer, que tiene unos ingresos anuales de 2½ mil millones. Flavin trabajó en IBM World Trade Corporation de 1953 a 1967, y después fue presidente de Xerox; ahora es miembro del Comité para el Desarrollo Económico, del Hospital de Stamford, de la Fundación para la Investigación del Cáncer y del Consejo Nacional de Cristianos y Judíos; Howard C. Kauffman, es presidente de EXXON desde 1975; anteriormente fue coordinador regional de EXXON en América Latina y luego presidente de Esso Europa en Londres; también es director de Celanese y del Chase Manhattan Bank; su oficina se encuentra en One Rockefeller Plaza; James T. Lynn, que fue consejero general del Departamento de Comercio de los Estados Unidos de 1969 a 1971, luego subsecretario de Estado de 1971 a 1973 y, por último, secretario del Departamento de Vivienda y Desarrollo (HUD) de 1973 a 1975, sucediendo a George Romney en ese cargo; Lynn fue redactor jefe de la *Harvard Law Review, y* luego se incorporó a Jones, Day, Reavis y Pogue en 1960 (un importante bufete de abogados de Washington) ; Lynn acompañó a Peter Peterson, entonces Secretario de Comercio y antiguo presidente de la empresa Kuhn, Loeb, a Moscú en 1972 para concluir un acuerdo comercial con los soviéticos; este acuerdo se concluyó en octubre de 1972; John R. Opel, presidente de IBM, director del Banco de la Reserva Federal de Nueva York, de Time y del Instituto de Estudios Avanzados; Walter B. Wriston, presidente de Citicorp, director de General Electric, Chubb, del Hospital de Nueva York, de Rand Corporation y de J. C. Penney.

Otros directores de Pfizer son Grace J. Fippinger, secretaria-tesorera de NYNEX Corporation, que gestiona 10.000 millones de dólares anuales; asesora de Hanover Manufacturers, Rothschild Bank; directora de los bancos de inversión Bear Stearns, Gulf & Western Corporation, Connecticut Mutual Life Insurance y miembro honorario del Consejo de Administración de la American Cancer Society; Stanley O. Ikenberry, Presidente de la Universidad de Illinois, Director de Harris Bankcorp, Fundación Carnegie para el Avance de la Enseñanza; William J. Kennedy, Director General de North Carolina Mutual Life, Director de Quaker Oats (con Frank Carlucci, actual Secretario de Defensa), Mobil (con Alan Greenspan, actual Presidente de la Junta de Gobernadores de la Reserva Federal - el Sr. Greenspan fue delegado en la reunión de Bilderberger en Rye, Nueva York, del 10 al 12 de mayo de 1985); Paul A. Marks, director del Centro Oncológico Sloan Kettering desde 1980; es biólogo, profesor de genética humana en Cornell, profesor adjunto en la Universidad Rockefeller, profesor visitante en el Hospital Universitario Rockefeller, becario del Instituto Nacional de la Salud, del Fondo Mutuo Dreyfus, director del tratamiento del cáncer en el Instituto Nacional del Cáncer, director de la Asociación Americana para la Investigación del Cáncer, formó parte del Panel del Cáncer del Presidente de 1976 a 1979 y de la Comisión del Presidente sobre el Accidente de Three Mile Island ; Es director de la Fundación Revson (fortuna cosmética), de 100 millones de dólares, con Simon Rifkind y Benjamin Buttenweiser, cuya esposa fue abogada de Argel Hiss mientras Buttenweiser era alto comisionado adjunto para la Alemania Occidental ocupada.

Entre las principales empresas farmacéuticas, ninguna muestra vínculos más directos con los intereses de Rockefeller que Pfizer, que hace negocios con el banco de Rockefeller, Chase Manhattan, tiene como directores a Howard Kaufmann, presidente de Exxon, y a Paul Marks, del Sloan Kettering Cancer Center y del Rockefeller Hospital, controlados por Rockefeller. En la mayoría de los casos, sólo se necesita una conexión Rockefeller para controlar una empresa.

El número 7 de las empresas farmacéuticas más importantes del mundo es la alemana Hoechst A. G., una escisión de I. G. Farben, es decir, el control de Rockefeller Warburg Rothschild. Explota varias fábricas en Estados Unidos, entre ellas American Hoechst en Somerville, Nueva Jersey, y Hoechst Fibers Company. Hoechst fabrica la fibra de poliéster Trevira, ampliamente utilizada, aditivos antibióticos para piensos de cerdos y pollos de engorde (Flavomycin), y otros productos farmacéuticos utilizados en la cría de animales.

En el puesto 8 del ranking mundial, American Home Products es propiedad del banco Rothschild, Manufacturers Hanover, y gana 3.800 millones de dólares al año (4,93 según Standard & Poor's). Ha cobrado aún más importancia con su reciente compra de A. H. Robins Drug Company de Richmond, VA. A. H. Robins quebró tras pagar 2.500 millones de dólares a unas 200.000 mujeres perjudicadas por su dispositivo intrauterino Dalkon Shield. Una pinza vaginal inadecuadamente probada causó graves daños a muchas mujeres. Una empresa francesa, Sanofi, intentó entonces comprar la empresa, pero fue derrotada cuando American Home decidió pagar un alto precio por las conocidas marcas de la empresa, Chapstick y Robitussin. El director general de American Home es John W. Culligan, que lleva en la empresa desde 1937; es Caballero de Malta, director del Mellon Bank, de la Universidad Carnegie Mellon, de American Standard y del Valley Hospital; el presidente de American Home es John

R. Stafford, director del Rothschild Bank, de Manufacturers Hanover; fue anteriormente consejero general de la tercera empresa farmacéutica Hoffmann LaRoche y socio del influyente bufete de abogados Steptoe and Johnson. Los directores son K. R. Bergethon, de Noruega, actual presidente del Lafayette College; A. Richard Diebold; Paul R. Frohring, y jefe de la división farmacéutica de la Junta de Producción de Guerra de 1942 a 1946; hoy es administrador del John Cabot College de Roma, supervisor de la Case Western Reserve University, del Mercy Hospital, de la Navy League y del Biscayne Yacht Club; William F. LaPorte, que es director del Manufacturers Hanover Trust, de American Standard, de B.F. Goodrich, Dime Savings Bank, y presidente de la Buck Hill Falls Company; John F. McGillicuddy, presidente del Manufacturers Hanover Bank, que recientemente sustituyó a Lewis Preston, de la J. P. Morgan Company, como director del Banco de la Reserva Federal de Nueva York (Preston había sido criticado por su papel en la promoción de un acuerdo para Hoffman LaRoche cuando fue contratado como banquero de Sterling Drug); John F. Torell III, presidente de Manufacturers Hanover Trust y Manufacturers Hanover Corporation; H. W. Blades, antiguo presidente de Wyeth Labs, ahora director de Provident Mutual Life Insurance, Wistar International, Philadelphia National Bank y Bryn Mawr Hospital; Robin Chandler Duke, de la familia del tabaco; Edwin A. Gee, director de Air Products and Chemical, International Paper, Bell & Howell; ahora presidente de International Paper y Canadian International Paper; Robert W. Sarnoff, hijo de David Sarnoff, que fundó el imperio RCA; y William Wrigley, presidente de Wrigley Corporation, director de Texaco y del National Bank Boulevard de Chicago.

El número 9 de la clasificación mundial es Eli Lilly, cuyo presidente Richard D. Wood es también director de Standard Oil of Indiana, Chemical Bank New York, Elizabeth Arden, IVAC Corporation, Cardiac Pacemakers Inc, Elanco Products, Dow Jones, Lilly Endowment, Physio-Control Corporation y el American Enterprise Institute for Public Policy Research, un think tank supuestamente de derechas de Washington donde reina Jeane Kirkpatrick. Los directores de Lilly son Steven C. Beering, nacido en Berlín, Alemania, actualmente presidente de la Universidad de Purdue; forma parte de numerosas juntas médicas, de la Asociación de Diabetes, de la Asociación de Endocrinología y es director de Arvin Industries; Randall H. Tobias, director de la junta de Bretton Woods, trabaja en Bell Telephone Labs desde 1964, actualmente es director de AT&T y de Home Insurance Corporation; Robert C. Seamans, Jr. que fue secretario de las Fuerzas Aéreas de 1969 a 1973, ahora es director del Instituto Carnegie, del Museo Smithsoniano y de la Sociedad Geográfica Nacional (con Laurance Rockefeller); también es director de Combustion Engineering, una empresa que tiene varios acuerdos con la Unión Soviética, Putnams Funds, una empresa de inversiones de Nueva Inglaterra; otros directores de Lilly son J. Clayton LaForce, becario Fulbright, es ahora director de la Oficina Nacional de Investigación Económica, financiada por la Fundación Rockefeller, y decano de la Graduate School of Management de la Universidad de California. LaForce es un influyente miembro de la secreta Sociedad Mount Pelerin, que representa a la Escuela de Economía de Viena, una empresa patrocinada por los Rothschild cuyo portavoz es Milton Friedman, de hecho un think tank de pseudo-derecha dirigido por William Buckley y la CIA. LaForce es también el administrador del think tank de pseudo-derecha, la Institución Hoover de la Universidad de Stanford, que está dirigida por dos directores de la Liga para la Democracia Industrial, financiada por Rockefeller, el principal reservorio de ideas trotskistas dirigidas por Sidney Hook y Seymour Martin Lipset. Los otros directores de Lilly son J. Paul Lyet II, presidente del gigante de la defensa Sperry Corporation - dos tercios de sus contratos son con agencias gubernamentales; Lyet también es director de Eastman Kodak, que recientemente compró Sterling Drug; y es director de Armstrong World Industries, NL Industries y el Grupo Continental ; Alva Otis Way III, presidente de American Express, director de Schroder Bank and Trust, ex presidente - también director- de Shearson Lehman, que ahora incluye Kuhn, Loeb Company y Lehman Brothers, director de Firemans Fund Insurance Company y de American International Banking Corporation, Warnex Ampex Communications Corporation; C. William Verity, Jr., cuyo padre fundó Armco Steel; licenciado en Yale, Verity es ahora Presidente de Armco; recientemente fue nombrado Secretario de Comercio en sustitución de su colega de Yale Malcolm Baldrige, director de la empresa de defensa Scovill Manufacturing-Baldrige, tras una caída de un caballo.

Verity también es directora del Chase Manhattan Bank, Mead Corporation y Taft Broadcasting. Verity fue elegido como secretario de comercio por su largo historial de agitación en nombre del grupo supersecreto, el U.S.U.R. Trade & Economic Council, también conocido como USTEC, cuyos documentos están clasificados como Top Secret. Actualmente hay varias demandas en curso para obligar al gobierno a revelar los documentos de USTEC en virtud de la Ley de Libertad de Información, pero hasta ahora los abogados del gobierno han rechazado todos los intentos de averiguar qué hace este grupo. El USTEC, que se supone que es un grupo cordial de empresarios estadounidenses bienintencionados que se reúnen con sus sonrientes homólogos soviéticos, fue creado por un alto funcionario del KGB, que lo promovió en la cumbre de 1973 entre el presidente Nixon y Brezhnev. El intermediario era Donald Kendall, de Pepsicola, que acababa de cerrar un importante acuerdo comercial con Rusia; parte del precio fue la venta de Kendall de USTEC al equipo de la Casa Blanca. Sin Kendall, la USTEC nunca habría llegado a existir. El verdadero propósito de USTEC fue expresado por H. Rowan Gaither, director de la Fundación Ford, cuando fue entrevistado por el investigador de la fundación, Norman Dodd. Gaither se quejó de la mala prensa que estaba recibiendo la Fundación Ford, diciendo que era injustificada. "La mayoría de los que estamos aquí", exclamó, "hemos estado en algún momento en la OSS o en el Departamento de Estado o en la Administración Económica Europea. En ese momento, y sin excepción, estábamos operando bajo las directivas emitidas por la Casa Blanca, cuya sustancia era que teníamos que hacer todo lo posible para cambiar la vida en los Estados Unidos con el fin de hacer posible una fusión cómoda con la Unión Soviética."

El USTEC es un paso importante en el programa de fusión. Alva Way, Presidente de American Express, forma parte del Consejo de Administración de Eli Lilly con C. William Verity. El colega de Way, James D. Robinson III, que es presidente de

American Express, es uno de los principales instigadores de la USTEC, al igual que Robert Roosa, socio del banco de inversiones Brown Brothers Harriman, que es el director general de la Comisión Trilateral. Otros miembros importantes del USTEC son Edgar Bronfman, presidente del Congreso Sionista Mundial, presidente de Seagrams, la empresa de la familia Bronfman, que controla una importante participación del 21% en DuPont; Maurice Greenberg, presidente de American International Group; el Dr. Armand Hammer, amigo de la Unión Soviética desde hace mucho tiempo; y Dwayne Andreas, magnate de los cereales que dirige la empresa Archer-Daniels-Midland. Andreas, que financió el CREEP, la organización que condujo a la dimisión de Richard Nixon de la presidencia de Estados Unidos, tiene en su consejo a Robert Strauss, antiguo presidente del Comité Nacional Demócrata, y a la señora Nelson Rockefeller.

En 1972, se convocó una reunión en Washington, en el ultraexclusivo F. Street Club, que durante mucho tiempo había sido el lugar de encuentro secreto de los mejores traficantes de Washington. Donald Kendall había invitado a David Rockefeller, que había abierto una sucursal de Chase Manhattan en la Plaza Roja de Moscú, a Helmut Sonnenfeldt, del Departamento de Estado, que habría sido el "controlador" de Henry Kissinger cuando éste llegó a Estados Unidos como agente doble bajo el patrocinio de Sonnenfeldt, y a Georgi Arbatov, el famoso propagandista soviético en Estados Unidos. Arbatov informó al grupo de quiénes querían los rusos soviéticos en la junta directiva de la futura organización, que se convirtió en el USTEC. Quería al Dr. Armand Hammer, a Reginald Jones de General Electric, a Frank Cary de IBM y a Irving Shapiro, director de DuPont. El objetivo aparente de la USTEC era promover el comercio entre Estados Unidos y Rusia; su propósito real era salvar la maltrecha economía soviética y salvar a sus líderes de una revolución desastrosa. Estados Unidos ofreció alta tecnología, cereales y productos militares; los rusos ofrecieron mantener el sistema comunista.

La décima empresa farmacéutica del mundo es Upjohn, que está muy implicada en la producción de productos químicos agrícolas, como Asgrow.

Upjohn ha sido adquirida por la principal empresa de defensa, Todd Shipyards, entre cuyos directores se encuentra Harold Eckman, director de W. R. Grace, The Bank of New York, Centennial Life Insurance Company, Home Life Insurance Company -es presidente de Atlantic Mutual Insurance Company- y Unión de Seguros de México: Raymond V. O'Brien, Jr. que es presidente del Emigrant Savings Bank de Nueva York y de International Shipholding Corporation; R. T. Parfet, Jr. que es presidente de Upjohn, director de Michigan Bell Telephone; Lawrence C. Hoff, que es presidente de la Fundación Nacional para las Enfermedades Infecciosas y de la Fundación Americana para la Educación Farmacéutica; es miembro del Consejo de Administración del Instituto del Cáncer Sloan Kettering y fue subsecretario de Sanidad en HEW de 1974 a 1977; es director del Instituto Nacional del Corazón y los Pulmones y de la Junta de Farmacia del Servicio de Salud Pública de los Estados Unidos; P. H. Bullen, que trabajó en IBM de 1946 a 1971, y que ahora opera como Bullen Management Company; Donald F. Hornig, profesor y director de Progreso Interdisciplinario en Salud en la Escuela de Salud Pública de la Universidad de Harvard; director de Westinghouse Electric, y fue jefe de grupo en Los Álamos para el desarrollo de la bomba atómica; asesor científico especial en la Universidad de EE.UU. de 1964 a 1969; becario Guggenheim y Fullbright; Preston S. Parish, presidente del comité ejecutivo de Upjohn, es miembro del consejo de administración del Williams College, del Hospital Metodista Bronson y presidente del consejo de administración del W. E. Upjohn Unemployment Corporation, presidente de Kal-Aero, American National Holding Company y copresidente del Food and Drug Law Institute; William D. Mulholland, presidente del Bank of Montreal, en el que los Bronfman tienen una participación mayoritaria, Charles Bronfman es director. Mulholland es también director de The Standard Life Assurance Company de Edimburgo, Escocia, y director de Kimberly-Clark, Canadian Pacific Railroad, Harris Bancorp y de la sucursal de Bahamas y el Caribe Ltd. del Banco de Montreal. El Sr.

Mulholland fue socio general de Morgan Stanley de 1952 a 1969, antes de ser presidente de Brinco, un holding de Rothschild en Canadá, de 1970 a 1974.

Mulholland también es director de la Allgemeine Credit Anstalt de Frankfurt (lugar de nacimiento de la familia Rothschild). William N. Hubbard Jr. es director de Johnson Controls, Consumers Power Company (3½), ex presidente de Upjohn y decano de la Facultad de Medicina de la Universidad de Nueva York.

La undécima empresa farmacéutica, E. E. Squibb, tiene a Richard E. Furlaud como presidente; es director de la principal empresa de municiones Olin Corporation, y fue consejero general de Olin de 1957 a 1966. Furlaud era un abogado del prominente bufete de Wall Street, Root, Ballantine, Harlan, Busby y Palmer, fundado por el secretario de Estado de Wilson, Elihu Root, que destinó 100 millones de dólares del fondo de guerra personal de Wilson a la Rusia soviética para salvar el tambaleante régimen bolchevique en 1917. Furlaud es miembro del consejo de administración de la Universidad Rockefeller y del Instituto del Cáncer Sloan Kettering, lo que demuestra una conexión con Rockefeller en Squibb. Entre los directores de Squibb se encuentra J Richardson Dilworth, fiduciario financiero desde hace mucho tiempo de todos los miembros de la familia Rockefeller. Dilworth está aliado por matrimonio con la acaudalada familia Cushing, y fue socio de la firma Kuhn, Loeb desde 1946 hasta 1958, cuando su socio, Lewis Strauss, Loeb, de Kuhn, se retiró como asesor financiero de los Rockefeller. Dilworth asumió este cargo a tiempo completo en 1958, haciéndose cargo de toda la planta 56 del Rockefeller Center, donde se encargó de todas las facturas que se produjeron por un miembro de la unidad familiar en 1981. Hoy es presidente del consejo de administración del Rockefeller Center, director de la Corporación Internacional de Economía Básica de Nelson Rockefeller, de Chrysler, de R. H. Macy, de Colonial Williamsburg (otro negocio de la familia Rockefeller) y de la Universidad Rockefeller. Es director de la Yale Corporation y del Metropolitan Museum, y director de Selected Investments of Luxemburg. Los otros directores de Squibb son Louis V.

Gerstner, presidente de American Express, director de Caterpillar Tractor y miembro durante mucho tiempo del consejo del Sloan Kettering Cancer Institute; Charles G. Koch, jefe de la empresa familiar Koch Enterprises, un negocio de 3.000 millones de dólares al año con sede en Kansas City. Koch posee una fortuna de 500 millones de dólares y ha financiado personalmente las organizaciones supuestamente de derechas, el Instituto Cato, la Sociedad Mount Pelerin y el Partido Libertario. Koch Industries sólo hace negocios con Morgan Guaranty Trust, lo que la mantiene en la órbita de la empresa J. P. Morgan.

Los otros directores de Squibb son Helen M. Ranney, presidenta del Departamento de Medicina de la Universidad de California en San Diego desde 1973; trabajó en el Hospital Presbiteriano de Nueva York de 1960 a 1964 y es miembro de la Sociedad Americana de Hematología; Robert W. van Fossan, presidente de Mutual Benefit Life Insurance, director de Long Island Public Service Gas & Electric, Amerada Hess y Nova Pharmaceutical Corporation; Sanford H. McDonnell, presidente de la Defense Corporation, McDonnell Douglas Aircraft Corporation; director de Centerre Bancorp y de la Navy League; Robert H. Ebert, decano de la Harvard Medical School desde 1964; director de la Rockefeller Foundation, del Population Council y presidente del influyente Milbank Memorial Fund; director de la Robert W. Johnson Foundation de la Johnson & Johnson Pharmaceutical Fortune; Ebert fue becario de Rhodes y Markle; Burton E. Sobel, director de la División Cardíaca de la Universidad de Washington desde 1973, Instituto Nacional de Salud, editor de *Clinical Cardiology, American Journal of Cardiology, American Journal of Physiology* y muchos otros cargos médicos; Rawleigh Warner, Jr., presidente del gigante Mobil Corporation y director de numerosas empresas, entre ellas AT&T, Allied Signal (una empresa de defensa de 9.000 millones de dólares al año), American Express, Chemical Bank (John F. Connally, ex secretario del Tesoro, y Carla Hills, ex secretaria del Departamento de Vivienda y Desarrollo Urbano, cuyo marido era presidente de la Comisión de Valores y Bolsa, también formaban parte del consejo de Signal); Eugene F. Williams, director de la empresa de defensa Olin Corporation y de Emerson Electric. Squibb ha creado recientemente un instituto de investigación en la Universidad de Oxford con una subvención de 20 millones de dólares; también gestiona el Instituto Squibb de Investigación Médica en Estados Unidos. El descendiente de la familia es el senador Lowell Weicker, un liberal que vota sistemáticamente contra el Partido Republicano, del que es miembro. Está protegido de la disciplina del partido por su fortuna familiar.

Johnson & Johnson ocupa el duodécimo lugar entre las empresas farmacéuticas del mundo; su presidente, James E. Burke, es también director de IBM y de Prudential Insurance. El presidente de Johnson & Johnson es David R. Clare; forma parte del consejo de administración del MIT y es director de Motorola y del Hospital Overlook. Los directores son William O. Baker, químico investigador de los Laboratorios Bell Tel desde 1939 hasta 1980. Especialista en investigación de polímeros, el Dr. Baker forma parte de los consejos de numerosas organizaciones y es miembro de la Junta Asesora de Inteligencia del Presidente. Es asesor de la Agencia de Seguridad Nacional, consultor del Departamento de Defensa desde 1959, administrador de la Universidad Rockefeller, de General Motors, de la Fundación de Investigación del Cáncer y de la Fundación Robert A. Welch; Thomas S. Murphy, presidente del conglomerado de medios de comunicación Capital Cities ABC, director de Texaco; Clifton E. Garvin, presidente de Exxon desde 1947, la piedra angular de la fortuna de los Rockefeller; también es director de Citicorp y Citibank, TRW, la empresa de defensa, J. C. Penney, Pepsi Cola, Sperry, vicepresidente del Sloan Kettering Cancer Center, presidente de la Business Roundtable y director de la Teachers Annuity Association of America.

Otros directores de Johnson & Johnson son Irving M. London, presidente del Albert Einstein College of Medicine desde 1970, profesor de medicina en Harvard y el MIT, becario Rockefeller de medicina en la Universidad de Columbia, asesor del Cirujano General de los Estados Unidos; Paul J. Rizzo, vicepresidente de IBM y del Grupo Morgan Stanley; y Joan Ganz Cooney, casada con Peter Peterson, antiguo presidente de Kuhn, Loeb Company. Es presidenta de Children's TV Workshop, directora del Chase Manhattan Bank, del Chase Manhattan

Group, de los grandes almacenes May y de Xerox. Ha sido publicista de la NBC desde 1954, cuando desarrolló su muy rentable programa de televisión para niños.

Recibió el premio Stephen S. Premio Wise.

El número trece del ranking mundial es la suiza Sandoz.

El ácido lisérgico, el famoso LSD, fue desarrollado en los laboratorios Sandoz en 1943 por el químico Albert Hofmann. Sandoz tiene unas ventas anuales de 5.000 millones de dólares, incluidos 500 millones de dólares en productos químicos agrícolas y tintes producidos por sus plantas de Estados Unidos. Sandoz es propietaria de Northrup King, la enorme empresa de semillas híbridas, Viking Brass y otras empresas.

Bristol Myers ocupa el puesto 14 del mundo. Su director de operaciones es Richard Gelb, antiguo responsable de Clairol, la empresa fundada por su familia. Gelb es presidente del Sloan Kettering Cancer Center, controlado por Rockefeller; es director del Banco de la Reserva Federal de Nueva York, de Cluett Peabody, del New York Times, de New York Life Insurance, de Bankers Trust, del Council of Foreign Relations, del Business Council y de la Business Roundtable. Entre los directores de Bristol-Myers se encuentran Ray C. Adam, socio de J. P. Morgan Company y director de Morgan Guaranty Trust, Metropolitan Life, Cities Service y presidente de NL Industries, una empresa de servicios petrolíferos de 2.000 millones de dólares al año; William M. Ellinghaus, que trabaja en Bell Systems desde 1940, presidente de New York Telephone, director de J. C. Penney, Bankers Trust, Vicepresidente de la Bolsa de Nueva York, International Paper, Armstrong World Industries, New York Blood Center y United Way; Caballero de Malta del Santo Sepulcro de Jerusalén, Presidente de AT&T, Director de Textron, Revlon y Pacific Tel & Tel; John D. Macomber, presidente de Celanese, director del Chase Manhattan Bank, RJR Industries, Nabisco; Martha R. Wallace, miembro de la Comisión Trilateral, consultora de gestión en el Departamento de Estado de 1951 a 1953, ahora directora de RCA, *Fortune, Time,* Henry Luce Foundation y en Redfield Associates, consultores, desde 1983. Es presidenta del Comité de Selección de Becarios

Rhodes de Nueva York, directora de American Can, American Express, Chemical Bank, New York Stock Exchange, New York Telephone, presidenta del Comité de Finanzas del Consejo de Relaciones Exteriores y miembro del súper secreto American Council on Germany, que es el gobierno de Alemania Occidental entre bastidores; Robert E. Allen, que es director de AT&T, Pacific Northwest Bell, Manufacturers Hanover y Manufacturers Hanover Trust; Henry H. Henley, Jr. presidente de Cluett Peabody, Clupak Corporation, General Electric, Home Life Insurance, Manufacturers Hanover Bank y Manufacturers Hanover Trust, y director del Presbyterian Hospital de Nueva York; James D. Robinson III, presidente de American Express, director de Shearson Lehman Hutton, Coca Cola, Union Pacific, Trust Company of Georgia, presidente del Rockefeller's Memorial Hospital for Cancer and Allied Diseases, director del Sloan Kettering Cancer Center, miembro del Consejo de Administración de la Universidad Rockefeller, presidente de United Way, del Council on Foreign Relations Business Council y de la Business Roundtable; figura destacada del establishment neoyorquino, Mr. Robinson trabajó en Morgan Guaranty Trust de 1961 a 1968 como asistente del presidente del banco, Andrew C. Sigler, Presidente de Key Policy Corporation, Champion Paper, Director de Chemical New York, Cabot Corporation, General Electric y RCA.

Bristol-Myers es el 44° anunciante de Estados Unidos, y gasta 344 millones de dólares al año, principalmente en televisión y publicidad; esto le da mucho peso a la hora de dictar el contenido de los programas. Bristol-Myers comercializa actualmente su nuevo tranquilizante, Buspar, y su nuevo medicamento para reducir el colesterol, Questran, cada uno de los cuales se espera que genere al menos 100 millones de dólares al año. La revisión de los medicamentos contra el colesterol ha revelado efectos secundarios preocupantes, como daños en el hígado y otras consecuencias "no deseadas".

El número 15 en la clasificación mundial de empresas farmacéuticas es el grupo inglés Beecham, especializado en productos farmacéuticos humanos y veterinarios. El presidente de Beecham es Robert P. Bauman, que también es vicepresidente de Textron, director de McKesson, otra empresa farmacéutica, y del conglomerado de medios de comunicación Capital Cities ABC. El presidente de Beecham es Sir Graham Wilkins, director de Thorn EMI TV, Hill Samuel, uno de los banqueros de inversión Magic Seventeen autorizados por el Banco de Inglaterra, y la empresa de dulces Rowntree Mackintosh, así como Courtauld's, la gigantesca empresa textil inglesa con estrechos vínculos con el servicio secreto de inteligencia británico. Los directores de Beecham son Lord Keith de Castleacre, que es el presidente de Hill Samuel, los banqueros de inversión, el director de Rolls Royce, British Airways, Times Newspapers Ltd., y el presidente del Consejo de Planificación Económica, que tiene el control total de los negocios en Inglaterra. Lord Keith fue director de inteligencia en el Ministerio de Asuntos Exteriores antes de dedicarse a los negocios. Otro director de Beecham es Lord McFadzean de Kelvinside, que es presidente de Shell Transport and Trading, una empresa controlada por Rothschild, director de British Airways, Shell Petroleum y Rolls Royce. Es Comandante de la Orden de Orange Nassau, la organización supersecreta creada para celebrar la instauración de Guillermo de Orange como Rey de Inglaterra, y la subsiguiente constitución del Banco de Inglaterra. La filial americana de Beecham factura 500 millones de dólares al año.

El decimosexto puesto del ranking mundial lo ocupa la alemana Bayer A. G., una de las tres empresas derivadas del cártel I. G. Farben tras la Segunda Guerra Mundial. Creada por orden del gobierno militar aliado, dominado entonces por el general William Draper y asociado con los banqueros de inversión de Dillon Read, Bayer es ahora más grande que el cártel original de I. G. Farben. En 1977, Bayer compró los Laboratorios Miles y los Perfumes Germaine Monteil, en 1981 compró Agfa Gevaert, otra escisión de la estadounidense I. G. Farben, y en 1983 compró los Laboratorios Cutter, una empresa californiana que se sabe que fue creada para proteger a las empresas farmacéuticas controladas por los Rockefeller durante las grandes guerras de inmunización contra la polio. Todas las vacunas defectuosas contra la poliomielitis habrían sido producidas por Cutter, liberando a las empresas Rockefeller de la amenaza de las demandas. Durante la década de 1930, Bayer explotó las empresas químicas Sterling Drug y Winthrop en Estados Unidos como filiales del gigante I. G. Farben. El presidente de Winthrop Chemical era George G. Klumpp, que se había casado con un miembro de la familia de J. P. Morgan. Klumpp fue jefe de la División de Medicamentos de la Administración de Alimentos y Medicamentos en Washington de 1935 a 1941, cuando se convirtió en presidente de Winthrop Chemical. También había sido profesor en la Facultad de Medicina de Yale. Director de Winthrop, E. S. Rogers fue médico del Instituto Rockefeller de 1932 a 1934, decano de la Escuela de Salud Pública de la Universidad de California en Berkley desde 1946; Rogers había sido asesor del Secretario de Guerra de 1941 a 1945. Laurance Rockefeller también fue director de Winthrop Chemical, lo que demuestra la estrecha relación entre los Rockefeller y yo. G. Farben. Rockefeller también fue director de McDonnell Aircraft, Eastern Air Lines, Chase Manhattan Bank, International Nickel, International Basic Economy Corporation, Memorial Hospital y Rockefeller Brothers Fund.

La decimoséptima empresa farmacéutica del mundo es Syntex, una empresa líder en la industria alimentaria. Su presidente fundador, George Rosencrantz de Budapest, da su dirección actual como Parque Vía Reforma 1730, México DF 10; abandonó el país tras un extraño secuestro en el que estuvo involucrada su esposa. El presidente de Syntex es Albert Bowers, nacido en Manchester (Inglaterra), becario Fulbright y miembro del consejo de administración de la Universidad Rockefeller; los directores son Martin Carton, vicepresidente ejecutivo de Allen and Company, la empresa de inversiones de Wall Street que durante años se rumoreó que era el brazo inversor del patrimonio mafioso de 500 millones de dólares de Meyer Lansky. Cartin es presidente del comité de finanzas de Fischbach Corporation, director de Rockcor Inc, Barco of California, Frank B. Hall & Company y Williams Electronics.

Otros directores de Syntex son Dana Leavitt, presidente de Leavitt Management Corporation, director de Pritchard Health Care, Chicago Title & Trust, United Artists, Transamerica y presidente de Occidental Life Insurance; Leonard Marks, vicepresidente ejecutivo de Castle & Cooke, la empresa de inversiones hawaiana, director de Times Mirror Corporation, Wells Fargo, Homestake Mining Company y California and Hawaii Sugar Company. Marks fue secretario adjunto de las Fuerzas Aéreas de 1964 a 1968. El director de Syntex es también un nombre importante en el banco, Anthony Solomon, ahora presidente de Mercury International de S. G. Warburg. Solomon era economista en la OPA cuando Richard Nixon comenzó su carrera en el gobierno. A continuación, Solomon abrió una empresa de sopas enlatadas en México, Rosa Blanca, que vendió por varios millones de dólares. A continuación, volvió al servicio del gobierno como funcionario de la AIF, presidente de la Corporación Internacional de Inversiones para Yugoslavia 1969-1972, fue nombrado subsecretario de asuntos monetarios en el Departamento del Tesoro, 1977-1980, y sucedió a Paul Volcker como presidente del principal banco del mercado monetario, el Banco de la Reserva Federal de Nueva York, cuando David Rockefeller elevó a Volcker al rango de presidente de la Junta de Gobernadores de la Reserva Federal en 1980.

El Sr. Solomon es también director de la Banca Commerciale Italiane.

Syntex es recordada por el aumento mercurial de sus existencias cuando empezó a verter grandes cantidades de medicamentos caducados en países de ultramar atrasados. Sus beneficios se dispararon, al igual que sus existencias.

El número 18 de la clasificación mundial es el antiguo imperio de Elmer Bobst, Warner-Lambert. Es el decimonoveno anunciante en Estados Unidos, con un gasto de 469 millones de dólares al año. El presidente de Warner-Lambert es Joseph D. Williams, que también es director de la filial de Warner-Lambert, Parke-Davis, que sólo fue adquirida porque Bobst había asumido la presidencia de su amigo Richard Nixon. Williams también es director de AT&T, J. C. Penney, Western Electric, Excello y la Universidad de Columbia. Es presidente de la Fundación People to People. El presidente de Warner-Lambert es Melvin R. Goodes, un ex empleado de Ford Motor Company nacido en

Canadá. Goodes fue miembro de la Fundación Ford y de la
Fundación Sears Roebuck.

Warner-Lambert, que ha creado un imperio farmacéutico
gracias a las numerosas adquisiciones de Bobst, ofrece ahora el
enjuague bucal Listerine (26,9% de alcohol), Bromo Seltzer,
Dentyne, las maquinillas de afeitar Schick, Sloan's Linament y
el tranquilizante Prazepan. Los directores son B. Charles Ames,
presidente de Acme Cleveland, de M. A. Hanna Corporation, de
Diamond Shamrock y de Harris Graphics; Donald L. Clark,
presidente de Household International, de la enorme corporación
financiera, del Hospital Square D. Evanston y del Consejo de
Relaciones Exteriores; William R. Howell, presidente de J. C.
Penney, director de Exxon y de Nynex; Paul S. Morabito,
director de Burroughs, Consumer Power y Detroit Renaissance,
el desafortunado experimento de "rehabilitación humana" que
vertió miles de millones en una ratonera de Detroit y del que
Henry Ford II dimitió indignado; Kenneth J. Whalen, director de
American Motors, Combustion Engineering, Whirlpool y
administrador del Union College; John F. Burdett, director de
ACF Industries, General Public Utilities (que tiene unos ingresos
anuales de 2.870 millones de dólares). El presidente de ACF es
el notorio ladrón Carl Icahn, que es presidente de la filial IC
Holding Company. Los otros directores de Warner-Lambert son
Richard A. Cramer, Irving Kristol, el eje del movimiento
neoconservador que gira en torno a Jeane Kirkpatrick y la CIA,
y Henry G. Parks, Jr., un negro simbólico que fundó Parks
Sausage en Baltimore. Hoy es director de la empresa W. R. Grace
y de la empresa Signal.

Los otros directores de Warner-Lambert son Paul S. Russell
de la Facultad de Medicina de Harvard, del Colegio de Médicos
y Cirujanos de Columbia, de la Marina de los Estados Unidos,
del Servicio de Salud Pública de los Estados Unidos, Director del
Centro Oncológico Sloan Kettering desde 1974; y Edgar J.
Sullivan, Presidente de Borden, Director del Banco de Nueva
York, Director de F. W. Woolworth, Profesor y Fideicomisario
de la Universidad de St. Sterling Drug, fabricante de la aspirina
de Bayer, y una escisión del cártel I. G. Farben, es otra de las
grandes empresas farmacéuticas. Su presidente, W. Clark

Wescoe, es director de la Fundación Tinker, la Fundación John Simon Guggenheim, Phillips Petroleum y Hallmark Cards. Es presidente de la Junta Médica de China de Nueva York, durante mucho tiempo la organización benéfica favorita del magnate de los medios de comunicación Henry Luce. Wescoe también es director de la Fundación Samuel H. Kress y de la Universidad de Columbia, y controla miles de millones de fondos de la fundación. Es director de la Asociación Médica Americana, el Colegio Americano de Médicos y el Consejo de Salud Familiar. El presidente de Sterling es John M. Pietruski, que trabajó en Proctor and Gamble de 1954 a 1967, ahora director del Irving Bank, Associated Dry Goods (un imperio textil de 2.600 millones de dólares al año); un presidente posterior, James G. Andress estuvo en Abbott Laboratories; los directores son Gordon T. Wallis, presidente del Irving Bank e Irving Trust, director del Banco de la Reserva Federal de Nueva York, del Consejo de Relaciones Exteriores, de F. W. Woolworth, del Grupo JWT, de General Telephone and Electronics, del Wing Hang Bank Ltd. y del International Commercial Bank Ltd.; William E. C. Dear-den, que fue presidente de Hershey Foods de 1964 a 1985, ahora con la Heritage Foundation, el pseudo tanque de pensamiento de derechas dirigido por la Sociedad Fabiana británica; y Martha T. Muse, presidenta de la influyente Fundación Tinker, de 30 millones de dólares. También es directora del Banco Irving, del American Council on Germany, del West German Leadership Group, del Edmund A. Walsh School of Foreign Service y el Georgetown Center for Strategic and International Studies, todos ellos reservas de la CIA de los veteranos Evron y Jeane Kirkpatrick. También es directora del Centro Internacional Woodrow Wilson y de la Orden de San Juan de Jerusalén. Esto convierte a Martha T. Muse en un auténtico directorio de operaciones secretas de la CIA en todo el mundo.

La Fundación Tinker, al igual que el Fondo Jacob Kaplan, es una de las organizaciones supersecretas que canalizan dinero a la CIA para actividades secretas demasiado extrañas como para ser objeto de un centro de operaciones del gobierno. El secretario de la Fundación Tinker es Raymond L. Brittenham, que nació en Moscú y estudió en el Instituto Kaiser Wilhelm de Berlín. Fue consejero general de ITT, cuyas operaciones en Alemania estaban dirigidas por el barón Kurt von Schroder, banquero personal de Adolf Hitler. Brittenham ha sido vicepresidente senior de derecho en ITT, Bell Tel, Belgian International, Standard Electric, vicepresidente de Standard Lorenz, Alemania Harvard Law School, y ha sido socio de banca de inversión en Lazard Frères desde 1980. El director de la Fundación Tinker es David Abshire, confidente de la Casa Blanca en asuntos sensibles de inteligencia. Es presidente del American Enterprise Institute, un grupo político secreto dirigido por Jeane Kirkpatrick, y del Center for Strategic and International Studies. Abshire fue embajador de Estados Unidos ante la OTAN en Bruselas, que sirve de cuartel general y centro de mando del orden mundial de los Rothschild; Abshire dirigió el equipo de transición de Reagan tras la elección de éste a la Casa Blanca; también dirigió el grupo de seguridad nacional, forma parte del consejo de administración del Naval War College, del President's Advisory Council on Foreign Intelligence y del influyente International Institute of Strategic Studies.

John N. Irwin II, que estudió en Oxford, es también director de la Fundación Tinker. Fue socio del bufete de abogados David Polk Wardwell de Wall Street hasta que se trasladó a Patterson Belknap. Irwin ocupó el cargo de Subsecretario de Estado de Defensa y Seguridad Nacional de 1957 a 1961, y de Subsecretario de Estado y Embajador en Francia de 1970 a 1974. Irwin es director de Morgan Guaranty Trust, IBM y Super-Secret 1925 F. Street Club en Washington. El vicepresidente de la Fundación Tinker es Grayson Kirk, presidente de la Universidad de Wisconsin, presidente emérito de la Universidad de Chicago, consejero de IBM, director del Fondo Bullock, de la Fundación Asia, del Instituto Francés, del Liceo Francés, administrador de Money Shares, High Income Shares y Hoover front, de la Fundación Belga-Americana para la Educación. Kirk también ha recibido la Orden del Imperio Británico, la Orden de San Juan de Jerusalén y es Comandante de la Orden de Orange-Nassau.

Cuando Hoffman LaRoche hizo una oferta en firme por Sterling Drug en 1987, su caso fue defendido por Lewis Preston, jefe del imperio J.P. Morgan, que también era banquero de

Sterling Drug. La publicidad sobre su papel hizo que se retirara de la empresa J. P. Morgan.

Posteriormente, Sterling fue adquirida por Eastman Kodak con la financiación de los Rockefeller. Kodak compra al Chase Lincoln First Bank, que es propiedad al cien por cien del Chase Manhattan Bank. Kodak gana 10.000 millones de dólares al año; su presidente es C. Kay Whitmore, que es director de Chase Manhattan Bank y Chase Manhattan National Corporation.

Los directores de Kodak son Roger E. Anderson, antiguo presidente del Continental Illinois Bank hasta que amenazó con la quiebra por su mala gestión; ahora trabaja para Amsted Industries, una empresa siderúrgica de 700 millones de dólares. Anderson es también presidente de la rama de Chicago del Consejo de Relaciones Exteriores. Los otros directores de Kodak son Charles T. Duncan, decano de la Facultad de Derecho de la Universidad Howard, director de la empresa de defensa TRW, Proctor and Gamble, y director del Fondo de Defensa Legal de la NAACP. Duncan, albañil de grado 32, lleva mucho tiempo participando en los asuntos de los negros, y fue asistente del actual juez del Tribunal Supremo Thurgood Marshall en el caso de desegregación escolar ante el Tribunal Supremo entre 1953 y 1955. Juanita Kreps también es directora de Kodak; fue secretaria de comercio del presidente Jimmy Carter; ahora es directora de RJR Industries y de la Bolsa de Nueva York; y ha recibido el premio Stephen S. Duncan's Stephen S. Duncan es ex secretario de comercio del presidente Jimmy Carter. Premio Wise. John G. Smale, presidente de Proctor and Gamble, director de General Motors, y Richard Mahoney, presidente de Monsanto Chemical Company, también forman parte del consejo de Sterling.

Debido a que tienen fórmulas químicas similares, las principales empresas químicas también están estrechamente vinculadas a las principales empresas de fabricación de medicamentos. Richard Mahoney, director de Sterling Drug, es presidente de Monsanto Chemical, una empresa de 7.000 millones de dólares al año.

Mahoney dice que busca una rentabilidad del 20% sobre el capital de Monsanto este año. También es director de Metropolitan Life Insurance Company, Centerre Bancorp, G. D. Searle. El presidente de Monsanto es Earle H. Harbison, Jr., que sirvió en la CIA de 1949 a 1967. Harbison es presidente de G. D. Searle, presidente de la Asociación de Salud Mental y director del Hospital General de Bethesda y del Hospital St. Los directores de Monsanto son Donald C. Carroll, decano de la Escuela de Negocios de Wharton; Richard I. Fricke, que fue consejero general de Ford Motor Company de 1957 a 1962, actualmente presidente de National Life Insurance Company y presidente de Sentinel Group Funds; Howard A. Love, presidente de National Intergroup, antes National Steel, director de Transworld Corporation y Hamilton Oil Corporation; Buck Mickel, magnate de la construcción, presidente de Daniel International Corporation, que gana más de 1.000 millones de dólares al año, presidente de RSI y presidente de Duke Power, presidente de Fluor Corporation, vicepresidente de J. P. Stevens, actualmente en proceso de OPA, director del ferrocarril Seaboard Coast Line.

William G. Ruckelshaus también es director de Monsanto. Fue Fiscal General Adjunto de los Estados Unidos y Fiscal General Adjunto en el Departamento Civil del Departamento de Justicia de 1969 a 1970, Administrador de la EPA de 1970 a 1973, Director del FBI, Primer Vicepresidente de Derecho de la gigantesca Weyerhauser Corporation, Director de los Estados Unidos. West y Pacific Gas Transmission; Stansfield Turner, que fue director de la CIA de 1977 a 1981, becario de Rhodes, presidente de la Escuela de Guerra Naval, comandante en jefe de la OTAN y de la Segunda Flota; C. Raymond Dahl, presidente de Crown Zellerbach, director de Bank America; John W. Hanley, ex presidente de Monsanto, ahora director de Citibank, Citicorp y RJR Industries; Jean Mayer, hijo del que fuera presidente de Lazard Freres durante mucho tiempo, Andre Mayer. Jean Mayer nació en París y es director de numerosas organizaciones dedicadas a los estudios de población; fue asesor especial del Presidente de los Estados Unidos de 1969 a 1970, y ha sido presidente de la Universidad de Tufts desde 1976, director de UNICEF y de la OMS; John S. Reed, presidente de

Citibank, director de Philip Morris, United Technologies, la Fundación Russell Sage y el Centro Oncológico Sloan Kettering; John B. Slaughter, director de General Dynamics, Laboratorio de Electrónica Naval en San Diego, NSF Missile Spec..., y rector de la Universidad de Maryland desde 1982; activo en varias organizaciones de grupos minoritarios, Liga Urbana, administrador del Instituto Politécnico Rensselaer; Margaret Bush Wilson, abogada en San Luis, tesorera de la NAACP y administradora de la Universidad de Washington.

El estrecho vínculo entre la industria química y la inteligencia gubernamental queda demostrado por el hecho de que entre los ejecutivos y directores de Monsanto hay un agente de la CIA de 20 años, otro ex director de la CIA, un ex director de la EPA y del FBI, y un ingeniero de General Dynamics, la principal empresa de defensa del país.

Aunque el DDT ha sido prohibido en ese país, Monsanto sigue obteniendo buenos beneficios enviándolo al extranjero, especialmente a países de América Latina y Asia.

Los 11.000 millones de dólares anuales de Dow Chemical Corporation cuentan con directores como Carl Gerstacker, director de Eaton Corporation. (Cyrus Eaton fue un protegido de John D. Rockefeller, implicado durante mucho tiempo en actividades pro-soviéticas como organizador de la Conferencia Pugwash dirigida por la KGB); Paul F. McCracken, economista del Banco de la Reserva Federal de Minnesota de 1943 a 1948, y profesor de economía en la Universidad de Michigan desde 1948; McCracken fue presidente del Consejo de Asesores Económicos de 1956 a 1971, y ha sido miembro del Consejo Asesor del Presidente sobre Política Económica desde 1981; Harold T. Shapiro, director de la Fundación Alfred P. Sloan, que financia el Centro Sloan Kettering, dominado por Rockefeller, presidente de la Universidad de Michigan, director de Ford Motor, Burroughs y Kellogg; Shapiro es miembro del panel de la CIA desde 1984. Aunque Dow fue una empresa familiar durante muchos años, con Willard Dow como presidente, y tres Dows en el consejo de administración, hoy todos ellos han desaparecido.

Mallinkrodt fue otra empresa química que durante mucho tiempo fue propiedad de una familia; ahora es una filial de International Minerals and Chemical; no hay ningún Mallinkrodt en su consejo de administración. Los directores son Jeremiah Milbank, una familia muy influyente de Nueva York. Es presidente del Fondo Milbank, que domina la investigación médica; también es tesorero de la Escuela de Gobierno Robert A. Taft y vicepresidente del Boys Club of America, del que J. Edgar Hoover formó parte durante muchos años; Warren L. Batts, presidente de Dart Industries, director de Mead Corporation, First National Bank of Atlanta, Dart & Kraft y director del American Enterprise Institute con Jeane Kirkpatrick; Frank W. Considine, presidente de la National Can Corporation; Louis Fernández, director de la Tribune Company de Chicago, de la Encyclopedia Britannica, del First Chicago National Bank, de Allis Chalmers y de la Loyola University; Paul R. Judy, copresidente de Warburg Paribas Becker y director de Robert Bosch of North America; Rowland C. Frazee, presidente del Royal Bank of Canada, director de Power Corporation of Canada, de la Universidad McGill y del Portage Program for Drug Addicts; James W. Glanville, estuvo en Lazard Freres, ahora Lehman Brothers, director de Halliburton Corporation; Thomas H. Roberts, Jr., presidente de DeKalb Agsearch, principales productores de maíz híbrido, del Continental Illinois Bank, de la Junta de Visitantes de la Universidad de Harvard, presidente del Hospital St. Lukes, del Rush Medical College Trust; Morton Moskin, abogado de la firma Wall Street White and Case, director de Crum & Forster.

Durante años, Mallinkrodt mantuvo una relación especial con el Memorial Hospital Sloan Kettering. Una de las oscuras y ya desaparecidas figuras que ejerció una considerable influencia entre bastidores fue el hombre que preparó el acuerdo, el Sr. Frederik Smith, un antiguo asociado de los Rockefeller que era el director de Mallinkrodt. Incansable relaciones públicas, Smith trabajó en Young & Rubicam, se encargó de la campaña de Bruce Burton para el Congreso y orquestó la candidatura presidencial de Wilkie. Smith fue asistente del presidente en la Conferencia de Bretton Wood y asistente del secretario del Tesoro de 1924 a 1944, donde representó los intereses de los Rockefeller. También se encargó de las relaciones públicas del Sloan Kettering Cancer Center, fue director de la CBA y de Simon and Schuster, se encargó de las relaciones públicas del Club del Libro del Mes y fundó la Asociación de Naciones Unidas por un Mundo Libre.

DuPont es otra empresa que durante años estuvo controlada por la familia DuPont, que ahora tiene pocos representantes en su Consejo de Administración.

Edgar Bronfman posee ahora el 21% de sus acciones. Un antiguo director de DuPont fue Donaldson Brown, que se casó con Greta DuPont; fue director del Banco de la Reserva Federal de Nueva York, de General Motors Acceptance Corporation y de Gulf Oil. La empresa de 14.000 millones de dólares anuales tiene ahora como director a Andrew Brimmer, antiguo gobernador de la Junta de la Reserva Federal; fue gobernador de 1966 a 1974.

Un viejo rival de DuPont es Imperial Chemical Industries de Inglaterra. Fue fundada por Alfred Mond, que se convirtió en Lord Melchett. En la década de 1920 llegó a acuerdos con I. G. Farben que le permitieron absorber British Dyestuffs y Nobel Industries en 1926. Su actual presidente es Sir John Henry Harvey-Jones, director de Barclay's Bank. El presidente del ICI es el 4º barón Lord Melchett, Peter Mond, que financia el Fondo de Medio Ambiente de Greenpeace. Los directores son Sir Robin Ibbs, director del Lloyd's Bank, que actúa como asesor del Primer Ministro. Forma parte del Consejo del Royal Institute of International Affairs, la organización matriz de nuestro Consejo de Relaciones Exteriores; Sir Alex A. Jarratt, que ocupó muchos puestos en el gobierno de 1949 a 1970, entre ellos el de Ministro de Energía y el de Ministro de Estado; ahora es Presidente del Midland Bank y Director del Grupo Thyssen-Bornemitza; Sir Patrick Meaney, que es Presidente de la Rank Organization, una empresa cinematográfica creada por el Servicio Secreto Británico; importaron a un húngaro, Rank, para que la dirigiera en su lugar y realizara películas antialemanas en preparación del estallido de la Segunda Guerra Mundial; Meaney es también Director del Midland Bank. Sir Jeremy Morse, presidente de Lloyd's, también es director del ICI; fue director del Banco de Inglaterra de 1965 a 1972 y ahora es presidente de la Asociación de Banqueros Británicos; el magnate de los medios de comunicación Lord Kenneth Thomson, presidente de la Organización Thomson, que posee 93 periódicos en Estados Unidos, también es director del ICI; la mayoría de los estadounidenses nunca han oído hablar de él; también es director de IBM Canadá y del gigante del papel prensa Abitibi-Price. Donald C. Platten también es director de Thomson Newspapers; anteriormente fue miembro del Consejo Asesor del Sistema de la Reserva Federal; su hija se casó con Alfred Gwynne Vanderbilt.

Otra empresa química, Stauffer Chemical, es ahora una filial de Cheseborough-Pond, una empresa de Rockefeller. Su presidente es Ralph E. Ward; es director de Chase Manhattan Bank y Chase Manhattan Corporation. La empresa farmacéutica Rohm & Haas está en la órbita del Mellon Bank, con destacados financieros de Filadelfia como directores. Entre ellos están G. Morris Dorrance, Jr., que es presidente de Corestates Financial Corporation, R. R. Donnelly Corporation, el Banco de la Reserva Federal de Filadelfia, Provident Mutual Life Insurance, Banque Worms et cie de Paris, y el Verwaltungsrat John Berenberg, Gossler & Company. Dorrance es también director de la Universidad de Pensilvania; Paul L. Miller, Jr. socio de Miller, Anderson & Sherrod; director de Enterra Corporation, Hewlett Packard, Berwind Corporation, Mead Corporation y director de la Fundación Ford. Otros directores son Robert E. Naylor, Jr., que fue director de investigación de DuPont de 1956 a 1981 y ahora es director de las empresas de genética avanzada. Otras empresas farmacéuticas son Schering-Plough, cuyo presidente, Richard J. Kogan, trabajó en Ciba-Geigy; ahora es director del National Westminster Bank de Estados Unidos; Virginia A. Dwyer, vicepresidenta senior de finanzas de AT&T, es consejera; también es consejera del Banco de la Reserva Federal de Nueva York, Borden y Eaton; Milton F. Rosenthal, que fue tesorero de Hugo Stinnes y ahora es presidente del principal corredor de oro, Engelhard Corporation, y director de la European American Banking Corporation. Es director de Salomon Brothers, Midatlantic Bank y Ferro Corporation; H. Guyford Spiver, Científico Jefe de las Fuerzas Aéreas de EE.UU., Presidente de la Universidad Carnegie-Mellon, Director de TRW (un contratista de defensa de 5.000 millones de dólares al año), Asesor Científico del Presidente de los Estados Unidos, que ocupa numerosos cargos y puestos en su lista *Who's Who;* W. David Dance, director emérito de General Electric, director de Acme Cleveland, A&P, Isek Corporation; Harold D. McGraw, Jr., presidente del gigante editorial comercial McGraw Hill y director de Standard & Poor's, CPC International; I. W. van Gorkum, presidente de Trans Union Corporation, director de Champion International, IC Industries, Zenith Radio e Inland Steel; y miembro del Bohemian Club.

Schering, una empresa alemana, fue incautada por el Custodio de la Propiedad Extranjera en 1942; fue vendida en subasta el 6 de marzo de 1952 por el Custodio de la Propiedad Extranjera a un sindicato dirigido por Merrill Lynch, Drexel & Company y Kidder Peabody que se unió a la operación.

Otra empresa farmacéutica, Burroughs Wellcome, es propiedad del Wellcome Trust de Inglaterra; su director es Lord Franks, un antiguo administrador de la Fundación Rockefeller.

Como se mencionó anteriormente, los Laboratorios Abbott de Chicago obtuvieron el reconocimiento de la AMA para sus productos gracias al hábil manejo del curandero más prominente del país, "Doc" Simmons. Su presidente, Robert Schoellhorn, es director de Pillsbury y de ITT; entre los directores están K. Frank Austen, profesor de la Facultad de Medicina de Harvard desde 1960, jefe de personal del Hospital Beth Israel desde 1980; es miembro de muchos grupos profesionales, entre ellos la Arthritis Foundation y el American Council on Allergy and Immunology; Joseph V. Charyk, nacido en Canadá, que trabajó en Lockheed Aircraft, Director del Espacio y Subsecretario de las Fuerzas Aéreas de 1959 a 1963; fue Director del Programa de Satélites de Comunicaciones; Director de American Securities Corporation, Washington, D.C., de los Laboratorios Draper, de General Space Corporation, Presidente de Communications Satellite Corporation y de COMSAT Corporation. David A. Jones, presidente del gigante hospitalario Humana Corporation, dirige una empresa con 17.000 empleados y ventas anuales de 1.500 millones de dólares; también es director de Abbott Laboratories. El presidente del Comité Ejecutivo de Abbott es Arthur E. Rasmussen, director de la Standard Oil de Indiana, fideicomisario de la Universidad de Chicago, creada gracias a una subvención de John D. Rockefeller, director de la Field Foundation y del International Rescue Committee, presidente de Household International y del Adler Planetarium; también es director de Amoco. Philip de Zulueta, uno de los principales agentes de Rothschild en el gobierno británico durante muchos años, es también director de los laboratorios Abbott. De Zulueta es un estrecho colaborador de Sir Mark Turner, que es presidente de Rothschild Rio Tino Zinc. De Zulueta ha sido asesor de todos los Primeros Ministros de Inglaterra desde la Segunda Guerra Mundial y fue secretario privado parlamentario del Primer Ministro Harold MacMillan. De Zulueta también sirvió durante años como emisario privado entre los Rothschild de Inglaterra y los Bronfman de Canadá, que son sus "recortes" o testaferros en este hemisferio.

Unilever, fundada en 1894, es otra de las grandes empresas químicas mundiales; en la actualidad está presidida por Lord Hunt de Tanworth, que ocupó numerosos e importantes puestos en el gobierno entre 1946 y 1973; también es presidente de la Tablet Publishing Company, presidente de la Fundación Ditchley, un organismo de alto secreto (encargado de pasar instrucciones entre los gobiernos de Estados Unidos y el Reino Unido), presidente de la Banque Nationale de Paris y director de Prudential Corporation e IBM ; El vicepresidente de Unilever es Kenneth Durham, que es presidente de Woolworth Holdings, Morgan Grenfell Holdings, United Technologies, Chase Manhattan Bank, Air Products and Chemicals, consejero de la Bolsa de Nueva York, director de British Aerospace y presidente del Center for Global Development y Leverhulme Trust. Unilever es propietaria de Lever Brothers en Estados Unidos; compró Anderson Clayton en 1986, Thomas Lipton y Lawry's Foods.

Las empresas farmacéuticas son una fuerza poderosa en Washington a través de sus actividades de cabildeo. El principal lobista de la Asociación de Fabricantes Farmacéuticos es el más poderoso de Washington, Lloyd Cutler. Su madre era Dorothy Glaser; su hermana Laurel se casó con Stan Bernstein; ella es ahora vicepresidenta de la empresa de relaciones públicas y el gigante de la publicidad McCann Erickson.

Cutler es socio del bufete de abogados Wilmer Cutler and Pickering de Washington D.C. desde 1962. Fue asesor del presidente entre 1979 y 1981, y es miembro del consejo de administración de la prestigiosa Brookings Institution. Director de Kaiser Industries y American Cyanamid, Cutler ha trabajado para la Administración de Préstamos, ha sido consultor principal de la Comisión Presidencial de Fuerzas Estratégicas en 1983, de la Corte Permanente de Arbitraje del Grupo de Estados Unidos en La Haya en 1984, y es director del Consejo de Desarrollo de Yale, de la Asociación de Política Exterior y del Consejo de Relaciones Exteriores. Es miembro del exclusivo club Buck's, en Londres, y de Lyford Cay, en Nassau. Escribe para la revista del CFR, *Foreign Affairs*. En un artículo titulado "Formar gobierno", se queja de que "la estructura de nuestra constitución nos impide hacerlo mucho mejor". Nos insta a corregir "este error estructural". Los monopolistas y sus muy bien pagados grupos de presión en Washington suelen encontrar en la Constitución un obstáculo para sus planes; están ansiosos por deshacerse de ella porque es la única protección que les queda a los ciudadanos de los Estados Unidos.

Los grupos hospitalarios, al igual que las empresas farmacéuticas, se han convertido en un gran negocio y muestran una estrecha coincidencia con las grandes empresas farmacéuticas. Baxter Travenol, con unas ventas anuales de 1.500 millones de dólares, está entrelazada con American Hospital Supply Corporation, que tiene unas ventas anuales de 2.340 millones de dólares. Ambas empresas tienen el mismo presidente, Karl D. Bays; es director de la Standard Oil de Indiana, el omnipresente vínculo con Rockefeller. Bays también es director de Northern Trust, Delta Airlines, IC Industries y Amoco, y administrador de Duke, Northwestern University y Lake Forest Hospital. El presidente de American Hospital Supply es Harold D. Bernthal, que también es director de Bucyars Erie Company, Butler Mfg, Bliss & Laughlin Industries y administrador de la Northwestern University y del Northwestern University Hospital. Los directores de American Hospital Supply son Blaine J. Yarrington, vicepresidente ejecutivo de Standard Oil of Indiana, director del Continental Illinois Bank y director del Field Museum of Natural History; el

Sr. Yarrington también es director de Baxter Travenol. Otros directores de American Hospital Supply son Harrington Drake, presidente de la Universidad Colgate, director del Corinthian Broadcasting System, Irving Bank, Irving Trust; Fred Turner, presidente de MacDonald's; Charles S. Munson, Jr., presidente de la Air Reduction Corporation, Guaranty Trust, Cuban Distilling Company, National Carbide, Canada Dry, Reinsurance Corporation of New York, North British and Mercantile Insurance Company of London, director de la Taft School y del Presbyterian Hospital; sirvió en el Chemical Warfare Service y en el Army and Navy Ammunition Board; William Wood Prince, magnate de Chicago, presidente de F. Travenol, también sirvió en la junta de Baxter. H. Prince Company, director de Gaylord Freeman, director de Atlantic Richfield y director del Instituto Aspen de Estudios Humanísticos y de la Universidad Northwestern.

Otro gigantesco holding hospitalario, American Medical International de Beverly Hills, ha visto crecer sus ingresos de 500 millones de dólares anuales a 2.660 millones de dólares en cinco años y cuenta ya con 40.000 empleados. Su presidente es Royce Diener, su presidente es Walter Weisman y el vicepresidente del grupo es Jerome Weisman. Entre los directores se encuentra Henry Rosovsky, nacido en Danzig, Alemania; es director del Congreso Judío Americano desde 1975. Rosovsky se formó en la Universidad Hebrea, el Jerusalem College y la Universidad Yeshiva, y es profesor en Harvard desde 1965. Rosovsky es miembro de la Harvard Corporation, director de Corning Glass y de Paine Webber, banqueros de inversión.

Bernard Schriever, nacido en Bremen (Alemania), es también director de AMI. Como general de las Fuerzas Aéreas estadounidenses, Schriever fue comandante del programa de misiles balísticos intercontinentales de 1954 a 1959, y comandante del Mando Estratégico de las Fuerzas Aéreas de 1959 a 1966. Ahora es presidente de una empresa contratista que hace muchos negocios para el gobierno en Washington, D.C., Schriever-McGee, desde 1971. Schriever es también director de Control Data, que gestiona importantes seguros de salud y otros contratos gubernamentales, director del contratista de defensa

Emerson Electric, y lleva a cabo gran parte de sus negocios en los terrenos del exclusivo Burning Tree Country Club, lugar histórico de los contratistas de defensa desde que el presidente Eisenhower lo convirtiera en su lugar de ocio favorito.

Rocco Siciliano también es director de AMI; formó parte de la Junta Nacional de Relaciones Laborales de 1953 a 1957, fue asistente especial del presidente Eisenhower de 1957 a 1959, subsecretario de comercio de 1969 a 1971, presidente de TICOR de 1971 a 1984, una importante compañía de seguros de títulos de California que ahora es una filial de Southern Pacific Siciliano fue sustituido al frente de esa compañía por Harold Geneen, antiguo presidente de ITT. Siciliano es el "asesor" de la firma de cabildeo de Washington, D.C. Jones, Day, Reavis y Pogue; también es director del gigantesco J. Paul Getty Trust y de la Escuela de Estudios Internacionales de la Universidad Johns Hopkins, fundada por Owen Lattimore (designado por el senador Joe McCarthy como una de las principales influencias comunistas en Estados Unidos). El director del IAM también es S. Jerome Tamkin, un destacado corredor de bolsa de Los Ángeles, dirige Tamkin Securities y Tamkin Consulting Company.

La historia del narcotráfico ha sido siempre una crónica de fraudes, de explotación de los acechos de los mal educados y crédulos, y de aprovechamiento de los temores universales a la enfermedad y a la muerte. El ancestro de todos los remedios son las gotas de Goddard, un destilado de hueso que se vendió como remedio para la gota en Inglaterra en 1673. En 1711, el arroz Tuscarora se vendía allí como remedio para la tisis. En el transcurso de unos cuatro mil años de práctica de la prescripción farmacéutica, muchos "remedios" han resultado ser peores que la enfermedad. William Shakespeare advirtió: "En la medicina hay veneno. " El Dr. R. R. Dracke, un conocido especialista en sangre de Atlanta, también advirtió que "los siguientes fármacos pueden envenenar la médula ósea, disminuir la producción de glóbulos blancos, pueden causar la muerte y sólo deben tomarse como medicamentos cuando lo indique específicamente un médico competente: amidopirina, dinitrofenol (un fármaco dietético), novaldina, antipirina, sulfanilamida, sedormid y salvarsen. "

Los médicos han advertido que ninguna acetanilida es segura, ya que todos los derivados del alquitrán de hulla son potentes depresores cardíacos. Rorer Pharmaceuticals fabrica Ascriptin, y los anuncios de televisión han instado a los hombres a tomar aspirina o un producto de aspirina diariamente "para proteger su corazón". Los fiscales generales de Texas y Nueva York han pedido a las empresas farmacéuticas que dejen de afirmar que la aspirina puede prevenir los infartos de miocardio en los hombres; además, reduce la fiebre y dificulta el diagnóstico correcto de la neumonía por parte del médico.

La empresa William S. Merrell, que se fusionó con Vick Chemical, comercializó la talidomida como el "tranquilizante del futuro". Garantizó el control de los síntomas desagradables durante el embarazo.

Por desgracia, los hijos de las madres que la tomaron nacieron sin brazos ni piernas; algunos tenían aletas en lugar de brazos. *60 Minutes* presentó recientemente una actualización de veinticinco años de las víctimas inglesas de la talidomida, evitando cuidadosamente cualquier tratamiento de las víctimas estadounidenses. El programa mostraba el asombroso valor de las víctimas, que intentaban seguir con su vida cotidiana, mientras que a los reporteros parecía costarles no estallar de risa ante estos extraños seres que rodaban como huevos humanos, maniobrando frenéticamente para no moverse. La CBS también evitó mencionar los nombres de los fabricantes o distribuidores de talidomida, aunque una operación típica bajo su marca de "periodismo de oposición" habría sido poner un micrófono en la cara del presidente de la compañía, exigiendo saber por qué no se habían dado cuenta de que era un medicamento peligroso. La CBS depende en gran medida de los ingresos publicitarios de los fabricantes de productos farmacéuticos y no está dispuesta a ofender a sus mejores clientes.

William S. Merrell también produjo el MER/29, que se anunció como un avance en el campo de los medicamentos para el colesterol. Pronto se descubrió que el MER/29 provocaba dermatitis, cambios en el color del cabello, pérdida de la libido y una enfermedad conocida como "piel de caimán". En 1949, la cloromicetina de Parke-Davis fue aclamada como el nuevo medicamento milagroso. Se convenció a varios médicos para que se lo dieran a sus hijos, que luego murieron de leucemia. El 75% de los casos de anemia aplásica resultantes de la administración de cloromicetina fueron mortales. El Dr. H. A. Hooks de El Paso perdió a su hijo de siete años y medio después de que un representante de Parke-Davis le asegurara que el medicamento era seguro. En diciembre de 1963, un gran jurado de Washington acusó a Richard Merrell y al presidente William S. Merrell de falsificar la fecha de la FDA en el MER/29. Se declararon "no impugnados" y el 4 de junio de 1964 se les impuso la multa máxima de 80.000 dólares. El abogado defensor de Parke-Davis era un antiguo juez federal de 1957 a 1960, Lawrence Walsh, del que ahora se habla mucho como el Caballero Blanco que demanda a personajes políticos por vagas acusaciones de malversación.

Después de que se descubriera que una píldora anticonceptiva oral era responsable de reacciones graves, la Asociación Médica Americana ejerció una fuerte presión sobre el Dr. Roger Hegeberg, Secretario Adjunto del HEW, y el Secretario del HEW, Finch, alegando que estaban "exagerando los peligros"; la advertencia sobre la píldora se redujo entonces de 600 palabras a sólo 96 palabras mucho más suaves; esta advertencia fue aumentada por el propio Secretario Finch el 7 de abril de 1970 a 120 palabras de advertencia, que fueron comunicadas personalmente por Finch. Entonces se estableció que la píldora provocaba una coagulación sanguínea fatal, un ataque al corazón y cáncer. El comportamiento de la AMA en este caso contrasta con sus violentos ataques durante muchos años contra los "charlatanes", de los que protestaba que eran los verdaderos peligros para el público.

Hoffman LaRoche comercializó un fármaco intravenoso, Versed, que ha sido relacionado con 40 muertes en dos años por estudios de la FDA. El libro definitivo de Richter, *Pills, Pesticides and Profits*, señala que una empresa estadounidense, Velsicol, vendió tres millones de libras de un pesticida, Phosvel (leptophos), que nunca había sido aprobado por la EPA. Velsicol lo exportó a 30 países. Provoca daños importantes en el sistema nervioso. En Egipto, mató a un centenar de búfalos de agua y envenenó a decenas de agricultores. Velsicol es una filial de Northwest Industries, una empresa de 3.000 millones de dólares al año con sede en Chicago cuyo presidente es el magnate ferroviario Ben Heinemann, administrador de la Universidad de Chicago, y First Chicago Corporation. Los directores de Northwest Industries son James E. Dovitt, director de Hart, Schaffner y Marx, presidente de Mutual of New York y director de MONY; también es director de National Can. Los otros directores de Northwest son William B. Graham, presidente de Baxter Travenol Drug Company, también director de la Universidad de Chicago, director de Deere, Field Enterprises, Bell & Howell y Borg-Warner; National Council of U.S. China Trade; Thomas S. Hyland, vicepresidente de Standard & Poor's; Gaylord Freeman, director de Baxter Travenol y Atlantic Richfield; James F. Bere, presidente de Borg-Warner, director de Abbott Laboratories, Time, Inc, Hughes Tool Company y Continental Illinois Bank.

La Comisión de Seguridad de los Productos de Consumo de Estados Unidos prohibió en 1977 el TRIS, un producto químico ignífugo utilizado en la ropa, tras años de publicidad entusiasta de que salvaría a miles de niños de la muerte por incendio cada año. En ese momento, se exportaron al Tercer Mundo 2,4 millones de prendas tratadas con TRIS. En 1977, la FDA retiró el dipireno del mercado. Se había descubierto que causaba graves trastornos sanguíneos, interfiriendo en la función de los glóbulos blancos; entonces se vendía ampliamente en América Latina sin advertencia alguna.

Se descubrió que el cloquinol, un fármaco utilizado para tratar la disentería amebiana, producido por Ciba-Geigy en 1934 (Batero Vioform y Mexon), causaba un trastorno nervioso. Setecientos japoneses murieron por su uso, tras 11.000 casos de SMON, una neuropatía óptica mieloide subaguda. Ciba-Geigy pagó entonces una indemnización a unas 1.500 víctimas y supervivientes. Hoechst comercializó un analgésico que sería como la aspirina, el aminopireno y el dipireno. Se descubrió que causaba anemia y se prohibió en Estados Unidos, pero se siguió vendiendo en América Latina y Asia. El clorofenicol (cloromicetina) también se sigue vendiendo en América Latina y

Asia. Se advierte a los viajeros que tengan cuidado con las drogas procedentes de países extranjeros que están prohibidas desde hace tiempo en Estados Unidos.

El aspartamo (Nutrasweet), un edulcorante artificial, ha inundado el mercado estadounidense. Aportó 750 millones de dólares a sus productores en 1987, aunque ha sido atacada como causa de accidentes cerebrovasculares. El debate sobre el aspartamo lleva trece años; ahora están previstas nuevas audiencias en el Congreso. Mientras tanto, Burroughs Wellcome espera ganar millones con su nuevo medicamento contra el SIDA, el AZT. Se dice que prolonga la vida de las víctimas del SIDA de seis meses a dos años. La empresa es propiedad del Wellcome Trust, del que es director Lord Franks, de la Fundación Rockefeller.

Los tranquilizantes siguen siendo un gran negocio. Los laboratorios Roche (Hoffman LaRoche) siguen presionando a su número uno en ventas, Valium, mientras promocionan sus otros vendedores, Librium, Limbitrol, Marplan, Noludar, Tractan, Clonpin y Dalmane. Roche también produce Matulane, que se utiliza en el tratamiento del cáncer. Este medicamento provoca leucopenia, anemia y trompenia, con efectos secundarios como náuseas, vómitos, estomatitis, disfagia, diarrea, dolor, escalofríos, fiebre, sudoración, somnolencia, taquicardia, hemorragias y leucemia. Si un médico alternativo se atreviera alguna vez a ofrecer esa droga al público, sería encarcelado de por vida. Todos sabemos lo peligrosos que son los "charlatanes" para la salud. El director médico de Roche, el Dr. Bruce Medd, considera que estos medicamentos son una bendición para la humanidad. Escuche su rapsodia: "A diferencia de los remedios de curandero, que no están probados ni demostrados científicamente, los productos de Roche son sinónimo de calidad y eficacia. En Roche nos sumamos a la lucha contra la charlatanería médica y el fraude sanitario. A pesar de las afirmaciones del Dr. Medd, la Oficina de Evaluación Tecnológica del gobierno estadounidense afirma que el 95% de los fármacos que se comercializan no han sido probados. De hecho, este autor nunca ha oído hablar de un remedio "curandero" que produzca ni siquiera una fracción de los efectos secundarios perjudiciales como los enumerados anteriormente y causados por Matulane, el orgullo del Dr. Medd.

Otra empresa que ofrece fármacos "probados" es Smith, Kline Beck, que hizo sus primeros millones vendiendo el fármaco conocido como "speed" con receta, los famosos Dexedrine y Dexamil. Los directivos de Smith Kline Beckman se declararon culpables de 34 cargos por encubrir 36 muertes y casos de daños renales graves en pacientes que utilizaban su medicamento Selocrin, que finalmente fue retirado del mercado. El Dr. Sidney M. Wolfe, en su Carta de la Salud de julio de 1986, señaló que Eli Lilly, de Indiana, y Smith Kline Corporation, de Filadelfia, se declararon culpables de cargos penales por no notificar con prontitud a la FDA las muertes y lesiones graves de personas que utilizaban sus medicamentos. El Oraflex de Lilly, un medicamento para la artritis, llevaba tres meses en el mercado y había sido utilizado por 600.000 estadounidenses antes de ser retirado por sus efectos secundarios. El medicamento para la hipertensión Selacryn de Smith Kline vendió 300.000 recetas en ocho meses.

Pfizer ocultó a la FDA información sobre el Feldene (piroxicam, un medicamento para la artritis) a pesar de las muertes y los efectos secundarios perjudiciales en otros países. Se descubrió que el Suprol de McNeil, aprobado en 1985 como analgésico oral, causaba daños renales. Orudis (jetoprofeno), el medicamento de Wyeth para la artritis, ha aumentado la incidencia de úlceras. Merital (nomigensina), un antidepresivo producido por Hoechst, fue aprobado por la FDA en diciembre de 1984, pero tuvo que ser retirado del mercado en enero de 1986 debido a reacciones mortales, entre ellas la anemia hemolítica. Se descubrió que el Wellbutrin (buproprion) provocaba convulsiones en las mujeres y fue retirado del mercado en marzo de 1986.

Un fármaco "estándar" aprobado oficialmente para el tratamiento del cáncer de colon se basa en el uso de una sustancia química altamente tóxica, el 5-F-U, a pesar de los informes publicados en prestigiosas revistas médicas que indican que no funciona. Sigue siendo muy utilizado, quizás porque la Sociedad Americana del Cáncer es propietaria del 50% de la 5-F-U. La empresa suiza Ciba-Geigy ha encontrado un mercado creciente en el sistema escolar público estadounidense para su medicamento Ritalin, que, gracias a cierta alquimia, se ha convertido en el principal medio de control de los escolares "hiperactivos" (léase sanos). Los trabajadores sociales han acuñado un nuevo término, ADD (trastorno por defecto de atención), que puede ser "controlado" con tabletas de 20 mg de Ritalin en cápsulas de liberación prolongada. Con la ayuda de la institución educativa, propensa a añadir cualquier droga o producto químico al proceso educativo, el Ritalin ha experimentado un aumento del 97% en su consumo desde 1985. Los estudiantes son obligados a tomar esta droga, o se enfrentan a la expulsión inmediata de la escuela. El *Wall Street Journal* del 15 de enero de 1988 señaló que se han presentado varias demandas contra las escuelas por parte de padres preocupados por el uso forzado de Ritalin. La Junta de Examinadores Médicos de Georgia está investigando actualmente el uso desenfrenado de Ritalin en las escuelas de los suburbios acomodados de Atlanta. Un estudiante, actualmente juzgado por asesinato, ha declarado en su defensa que estaba tomando Ritalin.

Los pesticidas siguen siendo aún más peligrosos que los insectos.

El lindano (Gammelin 20), producido por Hooker Chemical, una empresa relacionada con Rockefeller, provoca mareos, enfermedades cerebrales, convulsiones, espasmos musculares y leucemia. Durante años, la FDA ha librado una batalla contra las tiras de pesticidas de Shell Oil, que contienen lindano. Estas bandas y otros aerosoles emiten continuamente lindano, y son ampliamente utilizados en los restaurantes, a pesar de que se ha establecido que el lindano contamina no sólo cualquier sustancia alimenticia, sino también cualquier recipiente de alimentos que no sea de metal. Aunque estas pruebas finalizaron en 1953, el organismo regulador de plaguicidas siguió autorizando su uso durante otros dieciséis años. Los informes de la FDA han demostrado que las tiras de plaguicidas de Shell Chemical Company liberan continuamente Vapone 3, la formulación del lindano. El Departamento de Agricultura prohibió estrictamente su uso en las plantas de procesamiento de carne, pero el emprendedor fabricante las vendió a los restaurantes. De 1965 a 1970, el Servicio de Salud Pública de los Estados Unidos emitió advertencias de que las tiras Shell No Pest eran inseguras para su uso en las habitaciones de los ancianos o de los niños pequeños. El Dr. Roy T. Hansberry, ejecutivo de Shell Chemical, que financió Shell Development, fue miembro del grupo de trabajo ad hoc de siete miembros del Departamento de Agricultura para estudiar los procedimientos de registro de pesticidas. Shell había registrado 250 productos pesticidas. La autorización personal del Dr. Hansberry para formar parte de este grupo de trabajo llevaba la siguiente nota sin firmar: "El Servicio de Registro Agrícola no tiene, o no tiene conocimiento, de ningún negocio oficial con personas, empresas o instituciones con las que el Dr. Hansberry tenga otros intereses financieros. que puedan entrar en conflicto o constituir un conflicto de intereses. "

Dr. Mitchell A. Zaron, Comisionado Adjunto de Salud, también fue consultor de Shell Chemical y poseía acciones de Shell Oil. Publicó informes que afirmaban que la Vapona era tan segura que no requería una advertencia para los bebés, los ancianos o los enfermos. En una reunión del departamento de salud pública, aprobó el uso de las tiras Vapona. John S. Leary, Jr., jefe de personal de la División de Investigación Farmacológica, rechazó la objeción del departamento al registro original de Vapona por parte de Shell en 1963 y continuó apoyando el uso de Vapona hasta 1966, cuando dimitió para incorporarse a la Shell Oil Company. Se estima que miles de víctimas sufren cada año la exposición a las tiras Shell No Pest.

Otro pesticida, el paratión, fabricado por Monsanto y Bayer A.G., también tuvo efectos secundarios adversos. El pesticida malatión, utilizado en Pakistán en 1976, envenenó a 2.500 personas, muchas de las cuales murieron. Y el DDT, como hemos señalado, mucho después de que fuera prohibido en Estados Unidos, sigue encontrando un mercado fácil en el extranjero, para gran beneficio de su productor, Monsanto.

En 1975, los investigadores descubrieron que dos medicamentos ampliamente recetados, Adactone y Flagyl, producidos por el G. D. Searle, causó cáncer en animales de laboratorio. Sus ventas anuales fueron de 17,3 millones de dólares. La empresa había proporcionado a la FDA datos fraudulentos y había destruido los registros de los tumores en ratones provocados por estos fármacos.

Un mensaje sobre la protección de los consumidores emitido en Washington el 15 de marzo de 1962 afirmaba que, desde 1938, los fabricantes estaban obligados a demostrar al gobierno la eficacia de un medicamento antes de comercializarlo. Sin embargo, la normativa contenía una importante laguna: no se exigía demostrar la eficacia ni probar que el medicamento "funcionará como se indica en la etiqueta". El mensaje decía: "No hay manera de medir el sufrimiento innecesario, el dinero inocentemente desperdiciado y la prolongación de la enfermedad que resulta del uso de estos medicamentos ineficaces. En 1962, el Congreso promulgó las Enmiendas Kefauver-Harris que exigían la prueba de eficacia. Estas pruebas debían ser juzgadas por la Oficina de Medicina de la Administración de Alimentos y Medicamentos, pero el puesto de jefe de esa oficina estaba vacante porque el Dr. Bois-feuillet Jones, asistente especial para asuntos médicos de la HEW, había bloqueado el nombramiento del Dr. Charles D. May, un destacado médico que había testificado en las audiencias de Kefauver sobre los métodos de las compañías farmacéuticas para promocionar los medicamentos con receta. El Dr. May había afirmado que las compensaciones y otras promociones suponían tres veces y media el coste de todos los programas educativos de nuestras facultades de medicina. Jones "se ganó la confianza de la industria farmacéutica al bloquear el nombramiento del Dr. May", según un informe publicado en *Drug Research Reports, de* junio de 1964. En lugar del Dr. May, Jones eligió al Dr. Joseph F. Sadusk, Jr. que hizo todo lo posible para frustrar la legislación sobre la eficacia, según el testimonio ante el Comité del Senado sobre Operaciones Gubernamentales. Posteriormente, Sadusk se convirtió en vicepresidente de Parke-Davis. Antes de ser propuesto como vicepresidente de Parke-Davis, Sadusk había impedido la retirada del medicamento antibiótico Cloranfenicol, que había causado toxicidad en la sangre y leucopenia. El Dr. Joseph M. Pisani le sucedió como Director Médico de la FDA en la Oficina de Medicina. El Dr. Pisani dejó la FDA para trabajar en la Asociación de Fabricantes de Medicamentos. El siguiente

Director de la Oficina de Medicina se convirtió más tarde en un alto ejecutivo de Hoffman LaRoche. Al Dr. Howard Cohn, antiguo jefe del Comité de Evaluación Médica de la FDA, se le ofreció un puesto en Ciba-Geigy, que aceptó. Al Dr. Harold Anderson, jefe de la División de Medicamentos de la FDA, se le ha ofrecido un puesto en la Winthrop Drug Company. Morris Yakowitz comprobó que su experiencia en la FDA le permitía trabajar en Smith Kline y en una empresa farmacéutica francesa. Allan E. Rayfield, que había sido Director de Cumplimiento Normativo, aceptó un puesto en Richardson-Merrell, Inc.

Así, vemos que la puerta giratoria ha sido durante mucho tiempo una característica de la regulación gubernamental de la industria farmacéutica. El cirujano general Leonard Scheele se convirtió en presidente de Warner-Lambert Research Labs; el comisario de la FDA Charles C. Edwards, es ahora vicepresidente de Becton Dickinson, una importante empresa de suministros médicos. Aunque no es una marca muy conocida, gana 1.000 millones de dólares al año en el ámbito médico. Su presidente, Wesley Howe, es el presidente fundador de la Asociación de Fabricantes de la Industria Sanitaria. El comisario de la FDA, James L. Goddard, se ha convertido en presidente del consejo de administración de la Ormont Drug and Chemical Company, cuyo presidente es George Goldenberg. Joseph Sadusk, el director médico de la FDA, mencionado anteriormente, tras aceptar un puesto como vicepresidente de Parke-Davis, fue nombrado presidente.

Se podría pensar que estos señores dejaron la FDA para encontrar condiciones de trabajo más agradables, lo que es particularmente deprimente en la FDA. El Dr. Richard Crout, director de pruebas de la Oficina de Medicamentos de la FDA, dijo a la Asociación de Fabricantes Farmacéuticos en 1976: "Muchos empleados se aburren abiertamente desde hace meses, el centro está paralizado por lo que algunos han llamado el peor personal del gobierno. Hubo intimidación interna, gente tambaleándose por las esquinas, lanzando bolitas de papel; me refiero a los médicos, gente desplomada en una silla, sin responder a las preguntas, gimiendo y haciendo gestos escandalosos. "(Del New England *Journal of Medicine*, 27 de mayo de 1976).

Es cuestionable que un departamento gubernamental formado por científicos y médicos formados profesionalmente tolere tales condiciones de trabajo. La respuesta es que este monopolio médico quería estas condiciones y se aseguró de que prevalecieran en la FDA, para expulsar a los servidores públicos sinceros y dedicados que sólo querían hacer su trabajo, que querían proteger al público de los medicamentos peligrosos. Parece que las drogas más peligrosas son también las más rentables porque producen resultados espectaculares y fácilmente visibles. Por desgracia, también suelen producir efectos secundarios tan dramáticos como daños renales y cerebrales o la muerte súbita.

Los fabricantes de medicamentos son expertos en organizar grupos de presión influyentes en Washington que el público desconoce. Unas 96 empresas, entre las que se encuentran Dow, Monsanto, Hoffman LaRoche y muchas otras, contribuyen con 5.000 dólares cada una al año para apoyar al Consejo de Ciencia y Tecnología Agrícola y al Instituto de Tecnología Alimentaria, grupos que engañan sistemáticamente al público sobre los peligros de los aditivos alimentarios cancerígenos. Consiguen minimizar y debilitar los frecuentes intentos de los miembros del Congreso de exponer los peligros de muchos de estos aditivos. Todo esto forma parte del juego de las relaciones públicas.

En los años 50, el senador Estes Kefauver era uno de los políticos más influyentes del país. Parecía seguro que se dirigía a la Casa Blanca. Sin embargo, debido a una avalancha de quejas de sus electores sobre las prácticas de la industria farmacéutica de defraudar a los ancianos y producir medicamentos inseguros, Kefauver programó audiencias completas ante el Senado sobre el abuso generalizado cometido por el Monopolio Médico. Incluso convocó su propia subcomisión, la subcomisión antimonopolio del Senado. Estas audiencias, celebradas en 1959 y 1960, revelaron que Schering tenía unos márgenes de beneficio del 1118% en su medicamento, la predisona, y que otros fabricantes de medicamentos obtenían regularmente beneficios del 10.000 al 20.000% en sus medicamentos. El resultado de estas audiencias fueron las recomendaciones del gobierno para la promoción de medicamentos "genéricos" más baratos, o sin marca, para la venta masiva de los mismos medicamentos a precios más bajos. Estas empresas experimentaron entonces un aumento considerable de su volumen de ventas, con el correspondiente incremento de sus beneficios. Un resultado más trágico fue que estas audiencias resultaron ser el Waterloo político del senador Kefauver. Atacado por las calumnias y críticas que resultaron de las audiencias, el hacha del Monopolio Médico, del que hemos mostrado no sólo a los funcionarios y empleados visibles al público, sino también a las oscuras figuras del fondo, (muchos de ellos son extranjeros, que controlan millones de acciones de estas empresas mediante la práctica de los nombres de préstamo, ocultando su identidad), cayó; anunciando que "Kefauver está acabado". Cuando inauguró su campaña presidencial, descubrió que los fondos se habían agotado misteriosamente. Sin dinero, su candidatura estaba condenada al fracaso. Desprestigiado, abandonó su campaña a la Casa Blanca y más tarde murió, según algunos, desconsolado. Los políticos captaron el mensaje; no se repitieron las audiencias de Kefauver sobre los abusos de la industria farmacéutica. Los productos individuales, como el actual furor por el aspartamo, pueden estar sujetos al escrutinio del Congreso, pero las operaciones generales del cártel médico siguen protegidas de la investigación del Congreso.

Mientras tanto, las empresas farmacéuticas se regocijan con las enormes ventas y los beneficios récord de sus nuevos medicamentos. El Capoten de Squibb, un medicamento para la hipertensión, podría alcanzar este año los 900 millones de dólares en ventas, ¡casi mil millones de dólares para un solo producto! Merck espera que Vesoten, otro medicamento para la hipertensión, alcance los 720 millones de dólares en ventas este año. En 1987, Merck tenía trece productos en ocho clases terapéuticas con ventas de más de 100 millones de dólares cada uno. Debido a este gran volumen, el coste de producción ha descendido de forma constante para las grandes empresas farmacéuticas, con una disminución media del 15% desde 1980. De hecho, esto ha supuesto un aumento del 15% en los beneficios sólo por este factor.

En 1987, Syntex informó de que el 53% de su volumen de ventas de 1.100 millones de dólares procedía de sólo dos productos, Noprosyn y Ahaprox.

Business Week, 11 de enero de 1988, predijo "otra mina de oro para los narcotraficantes estadounidenses". Sin embargo, esta mina de oro no sería más que otro agujero seco si los médicos estadounidenses no recetaran cada vez más estos medicamentos a sus pacientes. El eslabón débil del monopolio médico es que depende casi por completo de los médicos y del personal de los hospitales para promocionar sus rentables productos. Los 18 a 20 millones de dólares que se necesitan para que un nuevo medicamento supere el periodo de prueba de tres a doce años no tienen por objeto proteger al público de los nuevos medicamentos "peligrosos". Son necesarias para proteger al cártel farmacéutico durante el mayor tiempo posible, dándole tiempo para vender el mayor número posible de sus medicamentos actuales antes de que sean sustituidos por otros más nuevos de la competencia. Esto se llama "proteger la cuota de mercado" en el mundo empresarial. Se consideraría una violación de las leyes antimonopolio si las empresas farmacéuticas no fueran inmunes a la persecución en virtud de dichas leyes.

A medida que el mercado de valores se recupera lentamente del Lunes Negro, el desplome bursátil del 19 de octubre de 1987, bien planificado y ejecutado, las empresas farmacéuticas están aguantando con creces, recompensando a los astutos monopolistas que compraron en el fondo del mercado.

Las políticas de inversión de las compañías de seguros son las típicas de Equitable Life, que en 1987 tenía el 7,8% de sus activos invertidos en acciones de fabricantes de medicamentos, incluyendo 13 millones de dólares en Marion Labs, 4 millones en Merck, 7 millones en Syntex y 4 millones en Upjohn. Otro 5,8% de sus inversiones estaba en el inventario de empresas de suministros hospitalarios muy rentables.

Ninguna crónica de las principales empresas farmacéuticas del mundo estaría completa sin relacionarlas con la operación mundial de lucha contra la droga conocida como "Dope, Inc."

Comenzó con un pequeño grupo de financieros internacionales, con sede en Londres, que ayudaron a crear un servicio de inteligencia "americano", conocido originalmente como la "Oficina de Servicios Estratégicos" durante la Segunda Guerra Mundial. Esta organización se creó bajo la estrecha supervisión del Servicio de Inteligencia Secreto británico y posteriormente fue disuelta por el presidente Truman, que sospechaba mucho de sus operaciones. La OSS pasó entonces a la clandestinidad en el Departamento de Estado como un "grupo de investigación" que trabajaba en la "teoría del comportamiento". Estaba dirigido por un tal Evron Kirkpatrick, cuya esposa, Jeane Kirkpatrick, es la directora del grupo trotskista financiado por Rockefeller, la Liga para la Democracia Industrial, que a menudo se presenta como "un gran anticomunista", con la trampa de que todos los buenos trotskistas se oponen con vehemencia a la rama moscovita del Partido Comunista. Todavía lloran la muerte de su líder, León Trotsky, asesinado por un agente estalinista en Ciudad de México en 1940. El grupo Kirkpatrick resurgió entonces como la "Agencia Central de Inteligencia", dirigida por Allen Dulles, socio del Banco Schroder, el banco que había gestionado la cuenta bancaria personal de Adolf Hitler. El hermano de Dulles, John Foster Dulles, era entonces Secretario de Estado del Presidente Eisenhower.

Independientemente del interés que la CIA pudiera tener en la "inteligencia", pronto quedó claro que su principal actividad era obtener los enormes beneficios asociados al comercio internacional de drogas.

Dado que las fortunas británicas de principios del siglo XIX se habían basado en este comercio, era lógico que los agentes del SIS que crearon nuestra OSS, más tarde la CIA, estuvieran programados para dedicarse a esta actividad. Más tarde se le conoció con el apodo interno de "La Compañía", que por supuesto significa un negocio con fines de lucro. La excusa que se dio para entrar en esta empresa fue que un Congreso "tacaño" se negaba a adelantar suficiente dinero a la CIA para financiar sus operaciones encubiertas; por lo tanto, un agente leal de la CIA haría todo lo posible para ayudar a "la empresa" a recaudar los fondos necesarios para este trabajo. De hecho, algunos de sus agentes más activos, como Edwin Wilson, se encontraron de repente con activos por valor de 6 millones de dólares en la zona de desarrollo de la circunvalación de Washington, lo que indica que, efectivamente, había mucho dinero procedente de algún sitio. ¿Cuál es la escala actual de la operación global de la CIA contra el narcotráfico? El teniente coronel Bo Gritz, que cuenta con 30 años de distinguido servicio en las Fuerzas Especiales del Ejército de Estados Unidos, declaró ante la Comisión de Asuntos Exteriores de la Cámara de Representantes, Grupo de Trabajo Internacional sobre Narcóticos, que en 1987 iban a entrar en el mundo libre 900 toneladas de heroína y opio procedentes del sudeste asiático y del Triángulo de Oro. El coronel Gritz había viajado varias veces a Asia para reunirse con uno de los mayores productores de droga del continente, Khun Sa. Khun Sa culpó entonces de la operación mundial de drogas a algunos conocidos agentes de la CIA, entre ellos Theodore Shackley, que fue jefe de estación de la CIA en Laos de 1965 a 1975. Khun Sa dijo que Shackley había trabajado estrechamente con Mao Se Hung, que era el principal narcotraficante del sudeste asiático en aquella época. Otro colega de Shackley era un "civil" llamado Santos Trafficante. Trafficante había sido durante mucho tiempo una figura de la mafia y había sido llamado a declarar ante el Congreso sobre un posible intento de asesinato de Castro en Cuba. Cuando el régimen comunista tomó el poder, la mafia perdió un imperio de juego y prostitución en La Habana y otras ciudades. Buscaban venganza. Trafficante fue instruido por Meyer Lansky, el Sindicato del Dinero, para deshacerse de Castro. No está claro si el intento fracasó o, más probablemente, la Mafia llegó a un acuerdo con Castro sobre el tráfico de drogas. La mafia se involucró entonces en el tráfico de drogas en la región del Pacífico, convirtiéndose en intermediaria de la Operación Mano de Nugán, el banco de la droga en Australia y el Triángulo de Oro.

Otra figura destacada identificada por Khun Sa y otras personas como activa en el tráfico de drogas fue Richard Armitage, cuyas operaciones de narcotráfico comenzaron durante la guerra de Vietnam. Más tarde se trasladó a la Embajada de Estados Unidos en Bangkok. De 1975 a 1979, según los testigos, utilizó su puesto de embajador para llevar a cabo operaciones antidroga. Después dejó ese puesto y creó la Far East Trading Corporation en Bangkok. A continuación, el presidente Reagan nombró a Armitage Subsecretario de Defensa para Asuntos de Seguridad Internacional, bajo la supervisión directa del Secretario de Defensa Casper Weinberger. El magnate empresarial Ross Perot se enteró entonces de la historia de Armitage. Fue a la Casa Blanca, exigiendo que Armitage fuera despedido. Habló con George Bush, antiguo jefe de la CIA, que le dio luz verde enviándole al director del FBI William Webster (poco después Webster fue nombrado discretamente jefe de la CIA). Webster se negó a actuar ante las quejas de Perot, lo que abrió la puerta a su nombramiento en la CIA. Mientras tanto, Weinberger, temiendo que el papel del Departamento de Defensa en el escándalo de las drogas estuviera a punto de salir a la luz, dimitió apresuradamente. Fue sustituido por Frank Carlucci, que entonces era Consejero de Seguridad Nacional y que conocía toda la operación. Carlucci ordenó personalmente a Perot que renunciara a su cruzada contra los Armitage. Como la fortuna de Perot se había construido con enormes contratos gubernamentales, no tuvo más remedio que echarse atrás. El general Richard Secord, que apareció en el asunto Irán-Contra y que se jactó de enviar por aire cargamentos de oro al sudeste asiático para pagar a los narcotraficantes, también estuvo involucrado.

El culebrón diurno conocido como el caso Irán-Contra se hizo por encargo de los agentes secretos de la CIA. Se alegraron de llevar a los obtusos miembros del Congreso por una pista falsa tras otra, mientras la historia real permanecía oculta. Fue la sorpresa del chef, una delicia culinaria de drogas, venta de armas a las partes en conflicto y dinero, bien sazonada con salsa política, elaborada con diversos compromisos con el Estado de Israel por parte de los principales políticos de Washington, y coronada con suculentas cuentas bancarias suizas. De hecho, el caso Irán Contra fue el resultado lógico de la larga implicación de los intereses de Rockefeller y del Drug Trust en las actividades procomunistas. El propio John D. Rockefeller había puesto la suma de 10.000 dólares en efectivo en el bolsillo de León Trotsky antes de acompañarlo a lanzar la revolución bolchevique en Rusia. El Partido Socialista Obrero Trotskista, que se quedó atrás para subvertir los Estados Unidos, operaba bajo el nombre de Partido Socialista Obrero. Más tarde recibió el nombre de portada de la Liga para la Democracia Industrial. Así, el cártel médico, a la vez que mantenía el gobierno comunista estalinista en Rusia, mantenía simultáneamente un régimen de apoyo comunista en Estados Unidos, el movimiento trotskista, por si caía el régimen estalinista.

Visiblemente irritado por esta competencia, Stalin envía a un agente a México para eliminar a su rival, al que había exiliado previamente, dándose cuenta de que Trotsky seguía siendo demasiado popular en Rusia para ser asesinado allí.

La organización de Trotsky tenía ahora su mártir político. En la década de 1950, colocó discretamente a sus miembros en el poder en los medios de comunicación, las universidades y el gobierno, sustituyendo en la mayoría de los casos a los estalinistas de línea dura en el poder. Los estalinistas de Washington que habían rodeado a Roosevelt y Truman fueron sustituidos gradualmente por "neoconservadores", es decir, ideólogos de línea dura contra Moscú, que luego añadieron a su mascarada otros *nombres de pájaro* impresionantes, como "la derecha dura", "la nueva derecha", "la derecha religiosa" o, en algunos casos, simplemente "conservadores". Nada menos que el hombre de Hollywood en el caballo blanco, Ronald Reagan, llegó al poder en 1980 en una ola de "neoconservadurismo". Su principal apoyo procedía de la CIA, que en aquel momento no era más que un portavoz de los neoconservadores, y de su órgano interno, el *National Review,* cuyo director, William Buckley, se jactaba de no haber tenido nunca otro trabajo que el de la CIA. Jeane Kirkpatrick, de la Liga para la Democracia Industrial, financiada por Rockefeller, se convirtió en la portavoz de la nueva política, mientras que todo el equipo de Reagan estaba dominado por la Institución Hoover, cuyos dos principales miembros, Sydney Hook y Seymour Martin Lipset, formaban parte del consejo de la LID. Así, David Rockefeller mantuvo una estrecha relación con los comunistas estalinistas de Moscú, mientras que otros intereses de Rockefeller dirigían la postura "anticomunista" del régimen de Reagan. Se trata de una clásica operación hegeliana de tesis y antítesis, cuya síntesis está aún por hacer. El poder de la LID residía en su dominio de la CIA y en su compromiso total con el Estado de Israel como sede mundial del movimiento comunista trotskista. Así, Elliott Abrams, yerno del propagandista israelí Norman Podhoretz, que fue editor del Comité Judío Americano, *Commentary, fue* nombrado por Reagan para dirigir la Operación Contra en Nicaragua, un enfrentamiento clásico entre el régimen estalinista de Managua y los rebeldes trotskistas dirigidos en las colinas.

La implicación de las drogas en esta operación no debería sorprender a nadie, ya que los intereses de los Rockefeller, al haber creado el cártel médico estadounidense, llevan mucho tiempo actuando no sólo en las drogas éticas, sino también en las no éticas. El caso Contra no sólo amenazó con hacer saltar la tapa de la Conexión Irán; también puso en peligro la Conexión Israelí, la Conexión Suiza y, en última instancia, la Conexión Rockefeller. El peligro se evitó gracias a las hábiles maniobras de los dóciles miembros del Congreso y a la hábil manipulación de los medios de comunicación para que se centraran en el coronel Oliver North y el almirante Poindexter, excluyendo a sus controladores. Así, una "cruzada contra el comunismo", un noble esfuerzo para contener a los comunistas a la manera de George Kennan, financiada con el dinero "sucio" de la venta de drogas, resultó ser finalmente el mismo equipo de agentes de la CIA que contrabandeaba sus drogas y blanqueaba su dinero en diferentes partes del mundo. (El autor está investigando actualmente un libro que documentará todas estas operaciones).

El vínculo entre la CIA y las drogas no sólo estaba profundamente arraigado en la búsqueda de beneficios fáciles, sino también en el plan paralelo para obtener el control total de los pueblos del mundo por parte de los amos del cártel médico. Así, Bowart afirma: "La Criptocracia es una hermandad que recuerda a las antiguas sociedades secretas, con ritos de iniciación y programas de adoctrinamiento para desarrollar en sus miembros fieles una comprensión especial de sus misterios. Tiene códigos secretos y juramentos de silencio que refuerzan el sentido de elitismo necesario para mantener su estricta lealtad. "El presente autor ha descrito algunos de estos ritos secretos en *La maldición de Canaán.*

El enfoque en las drogas y la experimentación, que se originó con la Escuela Alemana de Medicina Alopática y fue traído a este hemisferio por iniciados Illuminati como Daniel Coit Gilman, fue el primer paso en la transformación de toda la práctica médica en los Estados Unidos de un proceso de curación centrado en el paciente a un enfoque totalmente diferente, en el que el paciente se convirtió en un instrumento para ser manipulado en beneficio de varios otros programas, principalmente la ciencia experimental. El Dr. J. Marion Sims, el "científico loco" responsable de la creación de lo que hoy es el Memorial Hospital Sloan Kettering Cancer Center, controlado por Rockefeller en Nueva York, es un ejemplo típico. Este compromiso total con la "ciencia" también ha guiado e inspirado los programas antidroga de la CIA, los proyectos Bluebird, Artichoke, MK Ultra y MK Delta, en los que se utilizaron unas 139 drogas en víctimas desprevenidas, con sustancias como el cannabis, el LSD, la escopolamina, el amital sódico, el hidrato de cloral (las famosas gotas del Salvaje Oeste), el cornezuelo, la cocaína, la morfina y la heroína.

La historia de las drogas en la CIA comienza en 1943, cuando la organización aún era conocida como la OSS. Un tal Dr. Albert Hoffmann realizaba experimentos en los laboratorios Sandoz de Suiza (Sandoz estaba entonces controlada por la familia Warburg). Aunque Sandoz llevaba fabricando una sustancia conocida como LSD, o ácido lisérgico, desde 1938, sólo se había utilizado en experimentos con monos. Una forma posterior de esta sustancia, el LSD-25, producía sorprendentes efectos psicotrópicos, como descubrió accidentalmente el Dr. Hoffmann cuando absorbió una pequeña cantidad de hongo de centeno, la base de la droga, mientras trabajaba. Esto ocurrió en agosto de 1943, en plena Segunda Guerra Mundial. El Dr. Hoffmann informó más tarde: "Una corriente ininterrumpida de imágenes fantásticas de extraordinaria plasticidad y vivacidad descendió sobre mí, acompañada de un intenso juego caleidoscópico de color.... Pensé que me estaba muriendo o que me estaba volviendo loco. Fue el primer "viaje", el precursor de millones de experiencias de este tipo por parte de los drogadictos. En 1958, el Dr. Hoffmann se interesó por las setas mexicanas y la mescalina, que entonces se hicieron muy populares entre los grandes banqueros de Nueva York y los famosos de Hollywood.

En el momento del descubrimiento del LSD, Allen Dulles se encontraba en Suiza, como si fuera una precognición. Bajo su dirección, la CIA se convirtió en la principal operación de Dope, Inc. A continuación, se dedicó a diversas actividades con funcionarios del régimen nazi. Hasta el día de hoy, nadie ha podido determinar si trataba de preservar el régimen de Hitler o de derrocarlo. La hipótesis más probable es que trataba de preservarla en cierta medida, por temor a que la guerra terminara demasiado pronto para los fabricantes de municiones con ánimo de lucro, pero al mismo tiempo para evitar cualquier tipo de final victorioso para sus cohortes nazis. Las notas del Gotterdammerung ya habían sonado. La asociación de Dulles con el régimen de Hitler se remonta a una fatídica reunión en Colonia en 1933, cuando él y su hermano, John Foster Dulles, aseguraron a Hitler que habría dinero para garantizar la consecución de sus objetivos tal y como los había expuesto en *Mein Kampf*. Allen Dulles se convirtió más tarde en director del Banco Schroder, que manejaba la cuenta bancaria personal de Hitler. Es interesante observar que nadie ha podido rastrear un solo centavo de la considerable fortuna personal de Hitler, que recibió de la venta de sus libros y otros ingresos. A diferencia de su oponente, Franklin D. Roosevelt, Hitler no tenía ningún fondo fiduciario de su madre (el producto del comercio del opio en China).

Dulles, como jefe de espionaje internacional, probablemente habría estado al tanto de las experiencias del Dr. Hoffmann. Tras su regreso a Estados Unidos y su nombramiento como jefe de la nueva CIA, Dulles encargó 10 kg de LSD a Sandoz, con el objetivo de "utilizarlo en experimentos con animales y humanos". Como hay unas 10.000 dosis por gramo, esto significa que Dulles pidió cien millones de dosis de LSD. Mientras tanto, un tal Dr. Timothy Leary había sido contratado por el Instituto Nacional de Salud para experimentar con drogas psicodélicas, entre ellas el LSD. Leary ya había sido obligado a dimitir de West Point, y luego fue despedido de la facultad de Harvard, por lo que puede ser la única persona que podría explicarlo. El estudio de

Leary en los NIH fue financiado por una subvención de la Fundación Uris de Nueva York. Continuó de 1953 a 1956, cuando se transfirió al Servicio de Salud Pública de los Estados Unidos, con experimentos que continuaron hasta 1958, y también en el HEW de 1956 a 1963. Un memorando de la CIA fechado el 1 de noviembre de 1963 presentaba relatos elogiosos del trabajo del Dr. Leary y de su asociado, el Dr. Richard Alpert (que también fue despedido posteriormente del personal de Harvard). Inventaron el movimiento "enciende, sintoniza, abandona" que paralizó a la juventud estadounidense durante toda una generación. Este movimiento, en el que la CIA siempre ha tenido un interés propietario, recibió un estatus académico cuando fue lanzado desde los salones cubiertos de hiedra de Harvard por Leary y su grupo. Tras su salida forzada de Harvard, el rico heredero de Mellon, Tommy Hitchcock, los trasladó a una propiedad de un millón de dólares en Nueva York. Su movimiento arrasó en los campus universitarios estadounidenses y destruyó las oportunidades educativas de miles de jóvenes estadounidenses.

Una investigación posterior del gobierno de la CIA, presidida, por supuesto, por Nelson Rockefeller, hizo este comentario en su Informe Rockefeller al Presidente sobre las actividades de la CIA: "A partir de finales de los años 40, la CIA comenzó a estudiar las propiedades de ciertas drogas que afectan al comportamiento .... todos los documentos relacionados con el programa fueron destruidos en 1973, incluyendo un total de 152 archivos separados. La CIA también contrató a la entonces Oficina de Estupefacientes para administrar drogas psicotrópicas a sujetos no deseados en condiciones normales de vida. "

Lo anterior se refiere a varios incidentes desafortunados en los que empleados de la CIA, que habían recibido dosis de LSD sin su conocimiento, se suicidaron bajo la influencia maliciosa de este producto. Las familias de estas víctimas se enteraron muchos años después de las verdaderas circunstancias de estos "suicidios" y demandaron con éxito al gobierno para obtener acuerdos financieros.

Entre los diversos proyectos de la CIA, el más conocido es el de MK Ultra. Estos programas fueron supervisados por otro prototipo de "científico loco", el Dr. Sidney Gottlieb. A pesar de la devastación causada por sus actividades, el Dr. Gottlieb nunca fue llevado ante la justicia. De hecho, el director de la CIA en ese momento, Richard Helms, se aseguró de que todos los registros de la Operación MK Ultra fueran destruidos durante los últimos días de su mandato, dejando al Dr. Gottlieb inmune a la acusación.

El Dr. Gottleib, que ha sido descrito por los observadores como "un Dr. Strangelove [23]farmacéutico", consideró la posibilidad de dosificar a poblaciones enteras con drogas alucinógenas. Influido por sus experiencias con la CIA, el ejército estadounidense consideró un programa para enloquecer a poblaciones enteras con estas drogas. Unos 1.500 militares recibieron LSD durante las pruebas realizadas por el Cuerpo Químico del Ejército a mediados de la década de 1960. Muchos de ellos sufrieron graves daños psicológicos, y los síntomas más aterradores aparecieron años después. El ejército probó entonces un alucinógeno químico más potente, al que llamaron B.Z. Esta droga se probó en la armería de Edgewood entre 1959 y 1975. Aproximadamente 2.800 soldados fueron expuestos a B.Z. Algunos de ellos han presentado desde entonces denuncias por daños irreparables como consecuencia de este experimento.

Uno de los resultados periféricos del programa antinarcóticos de la CIA fue el asesinato del presidente John F. Kennedy, del que posteriormente se culpó a varios grupos, la CIA, la mafia, los comunistas cubanos y otros. La base de estas acusaciones era que todos ellos estaban profundamente involucrados. Para cubrir sus huellas, unas 40 personas fueron asesinadas posteriormente. Algunas de ellas eran periodistas, siendo la más conocida la difunta Dorothy Kilgallen, una conocida columnista. En 1965, utilizó sus contactos para obtener permiso para entrevistar a Jack Ruby en su celda de la prisión. Más tarde, dijo a sus amigos que había podido obtener pruebas que "harían estallar el caso de J.F. Kennedy". Poco después, la encontraron en su apartamento,

---

[23] Referencia al Dr. Folamour en la película homónima de Stanley Kubrick.

muerta por lo que más tarde se diagnosticó como una "sobredosis" de barbitúricos y alcohol. El apartamento estaba desordenado y todas las notas de sus conversaciones con Ruby habían desaparecido. Hasta el día de hoy, nadie ha admitido haberlos visto. El Monopolio Médico utilizó entonces la muerte de Kilgallen como excusa para emitir una piadosa advertencia sobre "los peligros de mezclar barbitúricos y alcohol", pero no dijo nada sobre los peligros de visitar a Jack Ruby. A principios de 1967, Ruby se quejó varias veces de haber sido envenenado. Entonces se le diagnosticó un cáncer, pero murió de un "ataque", al igual que uno de sus cómplices, David Ferrie.

La aparición del Dr. Sidney Gottlieb como "científico loco" de la CIA queda eclipsada por el registro del Dr. D. Ewen Cameron, que encarna la versión hollywoodiense del médico loco que realiza experimentos con sujetos humanos indefensos. Nacido en Escocia, el Dr. Cameron se trasladó a Estados Unidos, donde se nacionalizó. Aunque desarrolló la mayor parte de sus actividades médicas en Canadá, residía en Lake Placid, Nueva York. La operación en ambos países puede haber estado motivada por el deseo de evitar acciones legales. En 1943, el Dr. Cameron recibió una subvención de la Fundación Rockefeller para establecer un nuevo instituto psiquiátrico, el Allen Memorial Institute, en un ala del Royal Victorian Hospital, el hospital universitario de McGill en Montreal. Este enlace de Rockefeller canalizó entonces unos 10 millones de dólares de la CIA a Cameron a través del Dr. Gottlieb como parte del proyecto MK Ultra. Este dinero fue transferido al Dr. Cameron, a partir de 1953, porque ya había demostrado su compromiso con los experimentos de control mental. Así que los fondos de la CIA estaban destinados al control mental.

El Dr. Cameron había atraído la atención favorable de los Rockefeller tras inventar algunas de las técnicas "psiquiátricas" más terroríficas jamás conocidas. Inventó un proceso llamado "despatrimonialización" y una técnica posterior llamada "conducción psíquica", ambas habrían hecho honor a cualquier experto en lavado de cerebro comunista. La "despaterización" consistía en altas dosis de fármacos combinadas con descargas eléctricas, terapia electroconvulsiva, o TEC, como se denominaba entonces. Después se desacreditó durante años por el daño que causaba a los pacientes, pero increíblemente, ahora se ha recuperado y se utiliza de forma permanente en algunos círculos. La terapia electroconvulsiva ha sido descrita por sus víctimas como la prueba más aterradora que se pueda imaginar. De hecho, fue simplemente el proceso de electrocución que se interrumpió justo antes de que fuera fatal. El paciente era atado a una silla y electrocutado dos o tres veces al día.

Al principio, la recuperación se limitaba a altas dosis de medicación durante un periodo de 15 a 30 días; esta parte del programa se denominaba "terapia de sueño". Un "cóctel para dormir", digno de la imaginación del Dr. Frankenstein, estaba compuesto por 100 mg de Thorazine, 100 mg de Nembutal, 100 mg de Seconal, 150 mg de Vernonal y 100 mg de Phenergan, cada uno de los cuales era suficiente para dormir a cualquier paciente. El cóctel de sueño se administró al paciente tres veces al día. Posteriormente, como parte del tratamiento de terapia del sueño, el paciente era despertado dos o tres veces al día para recibir los tratamientos de electroshock. El Dr. Cameron ignoró el voltaje recomendado para la terapia electroconvulsiva, aumentándolo entre veinte y cuarenta veces más de lo que ningún otro médico se había atrevido a hacer. Observó con aprobación cómo los pacientes indefensos gritaban constantemente durante la "terapia de electroshock". Estaba convencido de que gritar también era una parte esencial del tratamiento, aunque probablemente representara su satisfacción personal.

La siguiente etapa de la "despaterización", que es también uno de los inventos más extraños de Cameron, es el "aislamiento sensorial", en el que se coloca al paciente en una gran caja con los ojos tapados y los oídos tapados. Tras unos 30 días de tratamiento, el paciente quedó reducido al estado de un zombi indefenso. Satisfecho de haber purgado al paciente de todas sus imágenes e ideas anteriores, el Dr. Cameron pasó a la siguiente fase, que denominó "conducción psíquica". Esto implicaba obligar al paciente a escuchar mensajes grabados que se repetían miles de veces. Este "tratamiento" se administraba a través de altavoces de almohada o auriculares. Todas las agencias de inteligencia del mundo se pusieron verdes de envidia cuando se enteraron de las nuevas técnicas de Cameron. Afortunadamente, la CIA había sido la primera en llegar y le había proporcionado fondos suficientes para sus obsesiones lunáticas.

Nacido en 1901 cerca de Glasgow, Cameron había estudiado en la Universidad de Londres, de donde puede haber sacado algunas de sus extrañas ideas. También es probable que se involucrara en una secta londinense, que presentaba esas ideas monstruosas. Al fin y al cabo, Mary Shelley había escrito Frankenstein impregnado del mismo ambiente.

A lo largo de sus actividades en Canadá, los servicios técnicos de la CIA y la división química del personal financiaron con entusiasmo su trabajo.

Se le rindieron honores, ya que se corrió la voz sobre sus técnicas "innovadoras". Llegó a ser presidente de la Asociación Canadiense de Psiquiatría, presidente de la Asociación Americana de Psiquiatría y presidente fundador de la Asociación Mundial de Psiquiatría.

Tras la muerte del Dr. Cameron en 1967, la CIA se vio asediada por algunos de los supervivientes de sus víctimas. En las fases más avanzadas del programa MK Ultra, se había probado en unas 53 personas. Este grupo incluía a algunos canadienses destacados. Finalmente, Harry Weinstein, cuyo padre, Louis, había sido un destacado empresario de Montreal, interpuso una demanda. Otra víctima fue Velma Orlikon, esposa de un miembro del Partido Demócrata en el Parlamento canadiense. A pesar de esta historia, las víctimas se enfrentaron a un muro de piedra. El *Washington Post* informó en enero de 1988 de que la CIA seguía luchando contra la acción de nueve ancianos canadienses que habían sido drogados en la década de 1950 y que pedían 175.000 dólares cada uno por daños y perjuicios, que más tarde se incrementaron a 1.000.000 de dólares cada uno. El caso llegó entonces a los tribunales, tras nueve años de tácticas dilatorias por parte de la CIA, pero nadie prevé una resolución rápida.

Durante la época de Cameron, la CIA continuó con sus propios experimentos en Estados Unidos. Utilizó los servicios de un traficante de drogas, George Hunter White, y lo instaló en un apartamento de Greenwich Village. Se le dio una identidad encubierta como artista y marinero, que se reunía con gente en fiestas y bares y los atraía al apartamento. El dinero de la CIA había convertido el destartalado apartamento en un aparato de espionaje con espejos bidireccionales, equipos de vigilancia y grabación y otras herramientas del oficio. White drogó a sus visitantes con LSD, mientras el equipo de la CIA registraba meticulosamente sus reacciones. A menudo se trataba de "malos viajes" en los que las víctimas se volvían temporalmente locas, intentaban suicidarse o asesinar, y daban una prueba más del "control mental" que la CIA deseaba dominar.

Para evitar exponerse a denuncias, la CIA trasladó a White a San Francisco, donde se le encomendó la gestión de otras dos bases de la CIA. Entonces lanzó la Operación Clímax de Medianoche. A las prostitutas drogadictas se les pagaba para que recogieran a los hombres en los bares locales y los trajeran de vuelta para una orgía que incluía bebidas con alto contenido de LSD. Lo que siguió fue grabado y fotografiado con gran detalle, aunque es probable que los resultados no se pongan a disposición de la Biblioteca del Congreso.

A pesar de los excesos a los que médicos como el Dr. Cameron y el Dr. Sims han llegado en su entusiasmo científico, hay historias de horror igualmente inquietantes que salen de los experimentos clínicos realizados por las empresas farmacéuticas tradicionales. Con cientos de millones de dólares en beneficios potenciales de cada nuevo producto farmacéutico, el Monopolio Médico debe cumplir con las regulaciones que él mismo ha desarrollado y puesto en marcha. El objetivo de esta normativa es proteger la cuota de mercado de un nuevo medicamento milagroso hasta que pueda ser sustituido por otro. Como señaló un profesional de la salud alternativa, que fue enviado a prisión por vender tés de hierbas, "un medicamento milagroso es un medicamento que tomas y luego te preguntas qué te va a hacer. "

Las restricciones a los nuevos medicamentos suelen respetarse si el fabricante cree que puede ganar mucho dinero. No están dispuestos a poner un nuevo medicamento en el mercado, ver que tiene éxito y luego verse obligados a retirarlo porque no han cumplido con toda la normativa. De 1948 a 1958, las empresas farmacéuticas lanzaron 4829 nuevos productos, 3686 nuevos compuestos y 1143 nuevas dosis. Todos estos productos tuvieron que pasar por el mismo proceso.

Los nuevos medicamentos tardan una media de siete a diez años en recibir la aprobación final de la FDA, un proceso que cuesta entre 10 y 12 millones de dólares, y a menudo hasta 18 o 20 millones. Los ensayos clínicos pasan por tres fases claramente definidas. La fase I consiste en probar el nuevo fármaco en un pequeño número de personas sanas. La fase II requiere que los "voluntarios" tomen el fármaco durante un periodo de prueba de dos años. La fase III incluye ensayos clínicos más diversos en entre 1.000 y 3.000 pacientes durante un período de tres años. Esto significa que los médicos y los hospitales sólo administran el fármaco porque los ensayos de fase II han establecido su toxicidad y otros posibles efectos secundarios. Por lo general, se trata de pacientes que están en condiciones de demandar o generar publicidad adversa si el medicamento resulta inseguro, lo que significa que quienes lo prescriben se basan en las pruebas de fase II para recomendarlo como fiable.

La fase II, en la que el fármaco se prueba en humanos, suele requerir una población cautiva. Los fármacos se prueban a veces en secreto en escuelas, hospitales e instituciones psiquiátricas, pero las empresas farmacéuticas prefieren, por lo general, recurrir a una población de prueba mucho más segura, confinada en nuestras prisiones porque es poco probable que se queje. Sabemos que incluso los reclusos de las instituciones psiquiátricas se quejan, tras su puesta en libertad, de que les hagan pruebas de drogas ilegales. Los presos que han sido condenados por delitos son menos propensos a quejarse. Desde el cambio de siglo, Estados Unidos es el país que lidera el número de experimentos médicos realizados en las prisiones.

El ciudadano respetuoso de la ley podría pensar que es normal realizar experimentos médicos con prisioneros, a pesar de que varios médicos alemanes han sido ejecutados por ese delito. Las pruebas de drogas podrían ser una forma de que el preso pague su deuda con la sociedad. Sin embargo, la realidad de la situación actual es que, aunque muchos delincuentes están encerrados en nuestras prisiones, cada vez son más los estadounidenses que son enviados a las cárceles por delitos políticos. Estos presos políticos se enfrentan a los mismos riesgos en términos de experimentación médica que los criminales más duros. Cada año se dictan más condenas en los tribunales estadounidenses como castigo por problemas bancarios, hipotecarios o fiscales.

Debido al control de los medios de comunicación por parte del Monopolio Médico, la utilización de prisioneros en experimentos médicos rara vez se pone en conocimiento del pueblo estadounidense. Una búsqueda exhaustiva en los índices de las revistas desde 1900 hasta la actualidad sólo revela unos pocos reportajes de este tipo, que eran uniformemente favorables a los experimentos. Los propios presos tienen poco acceso a los medios de comunicación, a menos que se rebelen y atraigan la atención de las cámaras.

La Asociación Médica Americana sigue siendo la principal defensora del uso de los presos para las pruebas de drogas. El columnista Pertinax, que escribió en el *British Medical Journal* en enero de 1963, dijo: "Me molesta que la Asociación Médica Mundial tenga ahora reservas sobre su cláusula relativa al uso de criminales como material experimental. La influencia de la AMM ha actuado para su suspensión. En la décima reunión, los científicos estadounidenses bromearon al respecto. Uno de los científicos estadounidenses más simpáticos que conozco dijo: "Los delincuentes de nuestras cárceles son un buen material de experimentación y mucho más barato que los chimpancés".

El científico no estaba haciendo una mala broma: los chimpancés cuestan hasta 4.500 dólares cada uno, mientras que los prisioneros estadounidenses pueden ser llevados por tan sólo un dólar al día. Pertinax comentó la propuesta realizada por la Asociación Médica Mundial en 1961, y propuesta para su adopción, de que "los presos, al ser grupos cautivos, no deben ser utilizados como sujetos de experimentos". "Esta propuesta fue fuertemente contestada por los delegados de la Asociación Médica Americana y finalmente fue rechazada.

Si esto suena un poco a los crímenes de los "médicos nazis" y sus experimentos con prisioneros, la coincidencia no es casual. Los médicos acusados declararon en su propia defensa que se limitaban a seguir las prácticas habituales en Estados Unidos. En un juicio celebrado en 1947, 515 médicos alemanes fueron juzgados en Núremberg acusados de realizar experimentos con prisioneros. En su defensa demostraron que en 1906 los médicos estadounidenses de Filadelfia habían utilizado a los prisioneros para realizar experimentos médicos, inyectándoles gérmenes de peste y beriberi; en 1915 se inyectó pelagra a los prisioneros de Massachusetts; en 1944 se inyectó malaria a cientos de prisioneros en Estados Unidos con el pretexto de la necesidad de guerra para ayudar a nuestros soldados en el Pacífico. A pesar de esta defensa, los médicos alemanes fueron condenados y algunos de ellos fueron ejecutados.

El tema resurgió con la reciente publicación del libro de Robert Jay Lufton, *Nazi Doctors*, uno de la serie de libros sobre nazis que cada vez salen más en la prensa estadounidense, siguiendo el dicho de que todo se vende en Estados Unidos si tiene una esvástica en la portada. El libro suscitó un animado debate en la página de "Cartas" del *Sunday Book Review* del *New York Times*. Bruno Bettelheim había criticado por primera vez el libro, diciendo que el esfuerzo por comprender a los médicos nazis era erróneo, "por el peligro siempre presente de que la comprensión completa se acerque al perdón". "Los cristianos, por supuesto, ofrecen el perdón como un precepto religioso básico. Paul Ramsey escribió para incluir un extracto de un anuncio: "El profesor McCance y los miembros del departamento de investigación médica quieren que se les informe si nacen niños en los centros de acogida de mujeres y en las salas de los hospitales con meningocele o anomalías similares, que hacen improbable que los niños sobrevivan más allá de un corto periodo de tiempo. El profesor McCance y su departamento quieren hacer experimentos con estos niños, que no les produzcan ningún tipo de dolor, pero no se sienten autorizados a hacer estos experimentos con niños normales y sanos.

Cuando se conozca el nacimiento de estos niños, deberá informarse inmediatamente al profesor McCance por teléfono.

Ramsey señala que el anuncio apareció en una publicación estadounidense en 1946, cuando los médicos alemanes estaban siendo juzgados. Telford Taylor, el fiscal estadounidense de los juicios de Nuremberg, escribió a *The Times para* corregir los errores que ya habían aparecido, incluida la afirmación de que uno de los condenados era "Edwin Katzenellenbogen, que en un momento dado formó parte del cuerpo docente de la Facultad de Medicina de Harvard". Taylor dijo que nadie llamado Kazenellenbogen había sido juzgado en Nuremberg.

De hecho, el nombre parece haber sido incluido como una broma elaborada, al haber aparecido en chistes anteriores. El *Times* no se disculpó. Telford Taylor señaló además que veinte médicos fueron juzgados en Nuremberg en el caso mencionado, y no diecinueve como se informó en la revista, y que cuatro fueron ahorcados, cinco fueron condenados a cadena perpetua, tres recibieron sentencias menores y siete fueron absueltos de todos los cargos.

La experimentación médica a gran escala, similar a la que fue condenada como un crimen en Nuremberg mientras se sigue practicando en las prisiones estadounidenses, se aprovecha indebidamente de los "voluntarios". Algunos son analfabetos, la mayoría son jóvenes y sanos y nunca han tenido una enfermedad grave. No tienen ni idea de lo que puede ser una enfermedad grave derivada de la inyección de medicamentos experimentales, ni de las complicaciones que pueden surgir a lo largo de la vida.

En 1963, la revista *Time* publicó un artículo sobre los programas a gran escala que los funcionarios federales habían puesto en marcha en nuestras prisiones. Estos programas de cribado a gran escala se justificaron como parte de la "guerra contra el cáncer" que Bobst y los Lasker habían lanzado desde la Casa Blanca. Los médicos inyectaban a los presos células cancerosas vivas y sangre de personas con leucemia. Varios médicos de Oklahoma ganaban trescientos mil dólares al año de los fabricantes de medicamentos por estas transacciones; estos médicos también sacaban regularmente sangre a los presos, pagándoles 7 dólares por litro; luego vendían la sangre por 15 dólares.

En la década de 1940, cuando empezaron a circular las primeras historias sobre el uso de prisioneros en experimentos médicos, la Asociación Médica Americana pidió al gobernador

Dwight de Illinois que enterrara estas historias. Blanqueó los experimentos nombrando a Morris Fishbein y a otros dirigentes de la AMA para que formaran parte de un comité que "investigó" solemnemente los programas y presentó informes elogiosos. El propio Fishbein regresó de la penitenciaría de Stateville para describir la experiencia de los reclusos como "ideal, por su cumplimiento ético". Fishbein desarrolló su entusiasmo destacando que el programa era un verdadero servicio para el público en general por el "simbolismo rehabilitador de ser un conejillo de indias en un experimento médico". Cabía esperar que Fishbein acudiera a Nuremberg para defender a los médicos alemanes con el mismo argumento de que habían ofrecido el mismo "simbolismo de rehabilitación" a los presos de los campos de concentración. Un portavoz de relaciones públicas de los Laboratorios Wyeth se mostró perplejo ante la indignación de algunos sectores y declaró que "casi todas nuestras pruebas de fase II se realizan con presos".

De hecho, existía una competencia feroz y continua entre las principales empresas farmacéuticas para conseguir prisioneros que pudieran ser utilizados como "sujetos" en experimentos médicos. Upjohn y Parke-Davis se adhirieron a los principios de monopolio establecidos cuando adquirieron "derechos exclusivos" sobre los reclusos de la prisión estatal de Jackson, en Mississippi. Estas empresas pudieron entonces inscribir a 1.200 de los 4.000 reclusos de la prisión en el programa de pruebas. *Business Week* hizo un comentario algo crítico sobre el programa, señalando que "las pruebas en la prisión están diseñadas principalmente para medir la toxicidad de la droga más que su eficacia". Las dosis se aumentan gradualmente hasta que se producen efectos adversos. "Evidentemente, la dosis se aumenta hasta que enferma al preso o le causa un daño grave. Los resultados fueron a menudo incapacitantes o mortales.

Sin embargo, a los prisioneros se les pagaba treinta céntimos al día por someterse a estos experimentos. *Business Week* señaló que era precisamente el aspecto vital de las pruebas de la fase II el que requería la intervención de los presos. Las empresas farmacéuticas necesitaban saber cuántas personas podían resultar perjudicadas por el medicamento, o cuántas demandas podían esperar de clientes enfadados.

Los programas de control de drogas fueron bien recibidos por los funcionarios de prisiones, que mantuvieron los viejos edificios de la guerra civil para alojar a los presos, mientras construían nuevas oficinas administrativas monumentales y otros beneficios del trabajo. En 1971, el Sistema Penitenciario del Estado de Nueva York gastaba 5.500 dólares al año por cada preso del sistema, incluyendo 72 centavos al día para comida y 15 centavos al día para ropa y otros servicios. De los 17 dólares diarios presupuestados para cada preso, se gastó menos de 1 dólar al día en mantenimiento físico. Se trataba de una parte esencial de un sistema penitenciario que había sido puesto en marcha por Boss Tweed y que seguía ofreciendo muchas oportunidades de oro a los que estaban atentos.

Sólo unas pocas historias se hicieron públicas durante estos años de posguerra. Las prisiones son sistemas cerrados y los periodistas de investigación rara vez son bienvenidos. Una de las más horribles, que habría avergonzado a cualquier médico nazi, proviene de la prisión estatal de Vacaville, California. Durante años se han llevado a cabo allí amplios programas de pruebas. Algunos de los prisioneros cobraban 15 dólares al mes, pero la mayoría sólo cobraba 1 dólar al día. Las víctimas informaron de una alarmante lista de resultados, como daños en el corazón, pérdida de cabello, dolor en las articulaciones, hinchazón en las piernas, dificultad para respirar y hemorragias en la piel. Un equipo de pruebas, bajo el nombre de Instituto Solano de Investigación Médica y Física, pudo incluso establecer su sede en la prisión. Establecido como una corporación sin ánimo de lucro en virtud de la Ley de Caridad de California, el Instituto sometió a 1.500 presos a diversos tipos de inyecciones. Un preso que había sido enviado a Vacaville para recibir un "tratamiento" demandó entonces al médico, un renombrado dermatólogo que era el jefe de su asociación profesional. El preso había sido obligado a recibir inyecciones musculares de Lederle, un medicamento a base de caridasa. El fármaco contenía enzimas fibrinolíticas que se pretendía utilizar como agente antiinflamatorio. El paciente declaró que fue agarrado por los custodios y retenido mientras le inyectaban por la fuerza ambos brazos. Luego desarrolló una enfermedad muscular casi mortal y úlceras estomacales crónicas, cuando su peso bajó de 140 libras a sólo 75 libras. Recibió cuatro dólares de indemnización.

El rey de los experimentos en la prisión era un tal Dr. Austin Stough. Había iniciado contratos con los mayores fabricantes de productos farmacéuticos del país para realizar pruebas de detección de drogas en varias prisiones de tres estados del sur, Alabama, Arkansas y Oklahoma. El programa, diseñado para analizar el plasma sanguíneo, alcanzó su punto máximo en 137 prisiones entre 1963 y 1970 y fue financiado por 37 empresas farmacéuticas, entre las que se encontraban grandes compañías como Upjohn, Wyeth, Lederle, Squibb y Merck. Aunque las recompensas económicas eran impresionantes, los resultados del programa no eran concluyentes. A continuación, el programa fue criticado por "mala gestión, manipulación descuidada y contaminación" de las muestras de las pruebas, una crítica que llevó a la finalización del programa. Cientos de presos sufrieron sus efectos secundarios durante años. Stough había establecido un monopolio penitenciario que daba buenos resultados hasta que sus métodos fueron expuestos como inútiles.

A pesar de las dramáticas implicaciones de los análisis de drogas, se encontraron con un plomizo silencio por parte de los medios de comunicación nacionales, quizás porque la publicidad de estos programas podría haber dado lugar a hipótesis sobre por qué los médicos alemanes habían sido ejecutados por las mismas prácticas. Un estudio de la *Readers Guide,* el índice de artículos de revistas impresas de todo Estados Unidos, mostró que de 1945 a 1970, en el momento álgido de los programas de pruebas de drogas en las prisiones, sólo hubo tres artículos sobre ellos durante este periodo. El primero, una historia conmovedora publicada en *Coronet* en noviembre de 1950, se titulaba "Los héroes de la prisión vencen a la malaria", un relato elogioso de los experimentos en la prisión estatal de Illinois en Joliet, donde el propio Dr. Fishbein se había visto abrumado por la naturaleza "ética" del programa de pruebas de drogas. El segundo artículo, que apareció en el *Saturday Evening Post* el 2 de marzo de 1963, se titulaba "Convicted felons". También fue un relato acrítico de los experimentadores de drogas, describiendo a los prisioneros como "conejillos de indias humanos". El periodista citó a un preso, quemado deliberadamente en ambos brazos: "El dolor era bastante intenso", y mencionó a otros presos a los que se les habían inyectado células cancerosas vivas. A pesar de que esta historia, escrita sobre reclusos de la Prisión Estatal de Ohio en Columbus, menciona que estos convictos no recibieron ningún pago por someterse a estos experimentos (las leyes de Ohio prohíben piadosamente tales pagos, ahorrando así a las compañías farmacéuticas aún más dinero), el autor termina su artículo con un elogioso tributo al programa, señalando que permitió a los "voluntarios recuperar la autoestima".

El tercer artículo, publicado en *Business Week* el 27 de junio de 1964, señala que las empresas farmacéuticas pudieron ahorrar varios millones de dólares utilizando a los presos para experimentos con medicamentos.

CAPÍTULO 10

LA UNIÓN ROCKEFELLER

El conservador estadounidense cree, por convicción, que los Rockefeller y el Consejo de Relaciones Exteriores ejercen un control absoluto sobre el gobierno y el pueblo de Estados Unidos. Esta tesis puede aceptarse como fórmula de trabajo si se es consciente de las cuestiones más amplias que están en juego. Dos escritores por los que este autor siente un gran respeto, el Dr. Emanuel Josephson y Morris Bealle, han insistido en centrarse en los Rockefeller y excluir todos los demás aspectos del orden mundial. Esto ha limitado seriamente el efecto de su trabajo, por lo demás revolucionario, sobre el Monopolio Médico.

Este escritor expuso un punto de vista contrario en "*El Orden Mundial*"[24], estableciendo el poder monetario de Rothschild, que alcanzó un punto de control mundial total en 1885, y su grupo político con sede en Londres, el Instituto Real de Asuntos Internacionales, como los responsables de la política de lo que ha sido esencialmente, desde 1900, un gobierno colonial restaurado en los Estados Unidos. El gobierno colonial, o de ocupación, opera principalmente a través del Consejo de Relaciones Exteriores, pero sólo como filial de la RIIA, y a través de la Fundación Rockefeller, que controla las funciones gubernamentales, las instituciones educativas, los medios de comunicación, las religiones y las legislaturas estatales.

---

[24] *El Orden Mundial, nuestros gobernantes secretos - Un estudio sobre la hegemonía del parasitismo,* publicado por Omnia Veritas Ltd.

Es cierto que los colonos estadounidenses tienen "elecciones libres" en las que tienen el derecho absoluto de votar a uno de los dos candidatos opuestos, ambos elegidos a dedo y financiados por la Unión Rockefeller. Esta conmovedora prueba de "democracia" sirve para convencer a la mayoría de los estadounidenses de que somos realmente un pueblo libre. Incluso tenemos una Campana de la Libertad agrietada en Filadelfia para demostrarlo.

Desde 1900, los jóvenes estadounidenses son libres de ir a morir a las guerras hegelianas en las que ambos combatientes reciben sus instrucciones del Orden Mundial. Somos libres de invertir en un mercado de valores en el que la cantidad, el precio y el valor diarios de la unidad monetaria son manipulados y controlados por un Sistema de Reserva Federal que sólo rinde cuentas al Banco de Inglaterra. Ha mantenido su supuesta "independencia" del control de nuestro gobierno, pero es la única independencia que ha tenido.

La constatación de que efectivamente vivimos bajo los dictados del "Sindicato Rockefeller" puede ser el punto de partida del largo camino de vuelta a una verdadera lucha por la independencia de Estados Unidos. Al exponer a los "Rockefellers" como agentes de una potencia extranjera, que no es sólo una potencia extranjera, sino un verdadero gobierno mundial, debemos darnos cuenta de que no se trata sólo de un grupo dedicado a hacer dinero, sino de un grupo comprometido a mantener el poder de una forma colonial de gobierno sobre el pueblo estadounidense. Así, la vieja calumnia de que John D. Rockefeller es un hombre obsesionado por la codicia (categoría en la que tiene muchos seguidores) enmascara el hecho de que desde el día en que los Rothschild empezaron a financiar su marcha hacia el monopolio total del petróleo en Estados Unidos desde sus arcas en el National City Bank de Cleveland, Rockefeller nunca ha sido un poder independiente, y ningún departamento del Sindicato Rockefeller funciona como un poder independiente. Sabemos que la Cosa Nostra, o Mafia, con la que el Sindicato está estrechamente aliado, tiene un poder algo autónomo en las áreas que han sido asignadas a esta particular "familia" por los Directores Nacionales, pero esto siempre implica que esta familia permanece bajo control total y responsable de todo lo que sucede en su territorio.

Del mismo modo, la Unión Rockefeller opera dentro de esferas de influencia claramente definidas. Las organizaciones "benéficas", las empresas comerciales y los grupos políticos siempre forman parte de una operación de trabajo, y ningún departamento de la Unión puede ir a la huelga o formular una política independiente, por muy justificada que esté.

El Sindicato Rockefeller opera bajo el control de la estructura financiera mundial, lo que significa que en un día cualquiera, todos sus activos podrían quedar casi sin valor mediante una hábil manipulación financiera. Este es el control final, que garantiza que nadie pueda abandonar la organización. No sólo sería despojado de todos sus bienes, sino que sería contratado para ser asesinado inmediatamente. Nuestro Departamento de Justicia es muy consciente de que los únicos "terroristas" que operan en Estados Unidos son agentes del Orden Mundial, pero evitan cuidadosamente cualquier mención a este hecho.

La estructura financiera mundial, lejos de ser una organización desconocida u oculta, es de hecho bien conocida y definida. Está formado por los grandes bancos suizos, los supervivientes del antiguo eje bancario veneciano-genésico, los cinco grandes del comercio mundial de cereales, el trust británico, centrado en el Banco de Inglaterra y sus bancos mercantiles colegiados, que opera a través de los Rothschild y los Oppenheim y ejerce un control absoluto sobre su colonia canadiense a través del Royal Bank of Canada y el Banco de Montreal, siendo sus lugartenientes canadienses los Bronfman, los Belzberg, los Reichmann y otros operadores financieros ; y la estructura bancaria colonial en los Estados Unidos, controlada por el Banco de Inglaterra a través del Sistema de la Reserva Federal; las familias brahmánicas de Boston que hicieron sus fortunas en el comercio del opio, incluidos los Delano y otros; y el Sindicato Rockefeller, formado por la red Kissinger con sede en el Rockefeller Bank, el Chase Manhattan Bank, American Express, la forma actual de los antiguos representantes de los Rothschild en los Estados Unidos, que incluye la Kuhn, Loeb Company y Lehman Brothers. Hay que señalar que el Sindicato

Rockefeller está en el último lugar de la lista de estructuras financieras mundiales. ¿Por qué entonces es tan importante? Aunque no es el factor crucial en las decisiones financieras del hemisferio occidental, es el verdadero mecanismo de control de la colonia americana. La propia familia Rockefeller, al igual que las familias Morgan, Schiff y Warburg, ha perdido su importancia, pero el mecanismo creado en su nombre funciona a toda velocidad, conservando todas las funciones para las que fue organizado. Desde que creó la Comisión Trilateral, David Rockefeller ha funcionado como una especie de mensajero internacional del Orden Mundial, encargado principalmente de dar instrucciones de trabajo al bloque comunista, ya sea directamente, en Nueva York, o visitando la región.

Laurance Rockefeller participa en la explotación del Monopolio Médico, pero sus principales intereses se centran en la explotación de varios balnearios en zonas tropicales. Estos son los dos supervivientes de los "Cinco Afortunados", los cinco hijos de John D. Rockefeller, Jr. y Abby Aldrich. John D. Rockefeller, Jr. murió en una institución de Tucson, Arizona, y fue incinerado apresuradamente. John D. Rockefeller III murió en un misterioso accidente en una autopista de Nueva York cerca de su casa. Nelson Rockefeller, que lleva el nombre de su abuelo, murió en los brazos de un reportero de televisión; más tarde se supo que también había estado en los brazos de otro reportero de televisión al mismo tiempo; la muerte fue sofocada durante muchas horas. En general, se acepta que estaba en conflicto con su red de narcotraficantes colombianos, y que el desacuerdo no era ni mucho menos trivial; se trataba de miles de millones de dólares en beneficios de la droga que no se habían distribuido adecuadamente. Winthrop Rockefeller murió alcohólico en brazos de su novio negro. Había sido entrevistado en televisión por Harry Reasoner para explicar su precipitado traslado de Nueva York a Arkansas. Winthrop dio a entender que su novio negro, un sargento del ejército que le habría enseñado los misterios de la instrucción, se negó a vivir en Nueva York. Para celebrar esta alianza, Winthrop Rockefeller hizo magníficas donaciones a las causas de los negros, como el edificio de la Liga Urbana en la calle 48 Este de Nueva York. Una placa en el segundo piso indica que fue su regalo; podría haberse escrito "D'Hadrien à son Anti-nous".

No queremos decir que los Rockefeller ya no tengan influencia, sino que los principales dictados políticos de la Unión Rockefeller son transmitidos por otros capos, de los que siguen siendo una fuerza visible. En la persona de David Rockefeller, la familia es llamada a veces "la primera familia de la Unión Soviética". Sólo él y el Dr. Armand Hammer, la fuerza motriz de USTEC, tienen permiso permanente para aterrizar sus aviones privados en el aeropuerto de Moscú. Otros sufrirían el destino del vuelo 007 de KAL.

Quizás el viaje más importante de David Rockefeller a la Unión Soviética fue el fatídico día en que aterrizó en Moscú, después de que le pidieran que informara a Jruschov de que estaba "acabado". Los rusos están muy preocupados por su salud, y un científico había enviado a Jruschov información de que el uso de fertilizantes químicos en la Unión Soviética suponía una amenaza para la población. Jruschov anunció entonces un importante cambio en la política agrícola soviética, centrado en la reducción del uso de productos químicos. El jefe del Chemical Fertilizer Trust, David Rockefeller, se sorprendió y respondió con una palabra escueta: "Fuera. "

Tanto la fortuna de la familia Rockefeller como la considerable parte reservada en las fundaciones del Sindicato Rockefeller están efectivamente protegidas de cualquier tipo de control gubernamental.

La revista *Fortune* señaló el 4 de agosto de 1986 que John D. Rockefeller, Jr. había creado en 1934 unos fideicomisos que sumaban ahora unos 2.300 millones de dólares; otros 200 millones de dólares se habían reservado para la rama de Abby Rockefeller. Los cinco hijos tenían fideicomisos que en 1986 sumaban 2.100 millones de dólares. Estos fideicomisos ascendían originalmente a sólo 50 millones de dólares cada uno, lo que muestra el aumento de sus activos, así como la inflación durante el siguiente medio siglo. *Fortune* estimó la riqueza total de Rockefeller en 1986 en 3.500 millones de dólares, incluyendo 900 millones de dólares en valores y propiedades inmobiliarias.

Poseían el 45% del edificio Time Life; la International Basic Economy Corporation de Nelson Rockefeller había sido vendida a una empresa británica en 1980. Durante años, la familia Rockefeller había mantenido deliberadamente bajos los alquileres en su principal empresa, el Rockefeller Center, una inversión de 1.600 millones de dólares que rendía un 1% anual. Fue un movimiento fiscalmente conveniente. El Rockefeller Center salió a bolsa recientemente, emitiendo acciones que se vendieron a compradores públicos. Se dice que los Rockefeller están liquidando sus inversiones en el área de Nueva York y reinvirtiendo en el oeste, particularmente en el área de Phoenix, Arizona. Es posible que ellos sepan algo que nosotros no sabemos.

Cualquiera que sea el tamaño de la riqueza de los Rockefeller, se puede atribuir al viejo John D. Sus orígenes se basan sin duda en su financiación inicial por el National City Bank de Cleveland, que fue identificado en los informes del Congreso como uno de los tres bancos Rothschild en los Estados Unidos, y su posterior aceptación de los consejos de Jacob Schiff de Kuhn, Loeb Company, que nació en la casa Rothschild en Frankfurt y ahora era el principal representante de los Rothschild (pero desconocido para el público) en los Estados Unidos.

Con el capital inicial del National City Bank de Cleveland, el viejo John D. Rockefeller no tardó en reclamar el título de "el estadounidense más despiadado". Es más que probable que esta cualidad fuera la que convenció a los Rothschild de apoyarle. Rockefeller se dio cuenta muy pronto de que el sector del refinado de petróleo, que podía ofrecer grandes beneficios en poco tiempo, también estaba a merced de la competencia incontrolada. Su solución fue un simple impulso a toda la competencia. El famoso compromiso de Rockefeller con el monopolio total fue simplemente una decisión comercial. Rockefeller se embarcó en una campaña para obligar a cerrar todas las refinerías de petróleo de la competencia.

Atacó en varios frentes, lo que también es una lección para todos los empresarios potenciales. En primer lugar, envió a un lacayo, que no sabemos si trabaja para Rockefeller, con una oferta para comprar la refinería de la competencia a un precio bajo, pero ofreciendo dinero. Si se rechaza la oferta, el competidor sería atacado por una refinería competidora que haría bajar su precio considerablemente. También podría enfrentarse a una huelga repentina en su refinería, obligándola a cerrar. El control del trabajo por parte de los sindicatos siempre ha sido una técnica básica de los Rockefeller. Al igual que la Unión Soviética, rara vez tienen problemas laborales. Si estas técnicas fracasan, Rockefeller se entristece ante la reticente decisión de utilizar la violencia; golpear a los trabajadores rivales en su camino de ida y vuelta al trabajo, o quemar o volar la refinería rival.

Estas técnicas convencieron a los Rothschild de que habían encontrado a su hombre. Enviaron a su representante personal, Jacob Schiff, a Cleveland para ayudar a Rockefeller a planificar una nueva expansión. En esa época, los Rothschild controlaban el 95% de todo el kilometraje ferroviario de Estados Unidos a través de la J. P. Morgan Company y la Kuhn Loeb Company, según las cifras oficiales del Departamento de Comercio para el año 1895. J. P. Morgan mencionó en su *Who's Who* que controlaba 50.000 millas de ferrocarriles americanos. Schiff estableció un elaborado acuerdo de reembolso para Rockefeller a través de una empresa ficticia, la South Improvement Company. Estos descuentos garantizaron que ninguna otra compañía petrolera pudiera sobrevivir en competencia con Rockefeller. El plan fue revelado más tarde, pero para entonces Rockefeller había obtenido un virtual monopolio de la industria petrolera en Estados Unidos. La hija de una de sus víctimas, Ida Tarbell, cuyo padre se arruinó por las operaciones criminales de Rockefeller, escribió la primera gran denuncia de la Standard Oil Trust.

Rápidamente fue denunciada como una "alcahueta" por el farsante Theodore Roosevelt, que afirmó ser un "negador de la confianza". De hecho, aseguró el dominio de la Standard Oil Trust y de otros conglomerados gigantes.

Durante el siguiente medio siglo, John D. Rockefeller fue caricaturizado regularmente por los propagandistas socialistas como la encarnación del capitalista despiadado. Al mismo tiempo, fue el principal financiador del movimiento comunista mundial a través de una empresa llamada American International Company. A pesar de que la Casa Rothschild ya había logrado el control mundial, el ruido y la furia se dirigieron exclusivamente contra sus dos principales representantes, John D. Rockefeller y J. P. Morgan. Una de las pocas revelaciones sobre el estado actual de las cosas apareció en la revista *Truth* el 16 de diciembre de 1912, en la que se señalaba que "el señor Schiff es el jefe del gran banco privado de Kuhn, la Compañía Loeb, que representa los intereses de los Rothschild a este lado del Atlántico. Se le describe como un estratega financiero y fue durante años el ministro de finanzas de la gran potencia impersonal conocida como Standard Oil. Nótese que este editor ni siquiera mencionó el nombre de Rockefeller.

Debido a estos factores ocultos, fue relativamente fácil para el público estadounidense aceptar el "hecho" de que los Rockefeller eran el poder preeminente en este país. Este mito se vistió de hecho con el ropaje del poder, con el Rockefeller Oil Trust convirtiéndose en el "complejo militar-industrial" que asumió el control político de la nación; el Monopolio Médico Rockefeller ganando el control de la asistencia sanitaria de la nación; y la Fundación Rockefeller, una red afiliada de creaciones exentas de impuestos, controlando efectivamente la vida religiosa y educativa de la nación. El mito logró su objetivo de camuflar a los verdaderos gobernantes ocultos: los Rothschild.

Después de que el actual autor expusiera esta mascarada durante unos veinticinco años, un nuevo mito comenzó a abrirse paso en los círculos conservadores estadounidenses, propagado eficazmente por agentes de doble actividad. Este mito encontró una multitud de entusiastas creyentes, ya que anunciaba una creciente fisura en el poder monolítico que oprimía a todos los pueblos del mundo. Esta nueva "revelación" era que se había desarrollado una lucha a muerte por el poder mundial entre los Rockefeller y los Rothschild. Según este sorprendente acontecimiento, una u otra facción, según el agente al que se escuchara, había tomado el control de la Unión Soviética y utilizaría su poder como base para lograr el derrocamiento de la otra acción. La repentina muerte de varios miembros de la familia

Rockefeller se ha citado como prueba de que esa lucha estaba teniendo lugar, aunque no se sabe que ningún Rothschild haya muerto en esta "guerra". Esto no tuvo en cuenta el hecho de que Nelson Rockefeller había sido "eliminado" tras la pérdida de los comprobantes de depósito de miles de millones de dólares en drogas del cártel colombiano, o que las otras muertes de Rockefeller no mostraban ningún rastro de "conexión con los Rothschild".

Habiendo guardado registros completos de esta situación durante varias décadas, el presente autor no podía creer que alguien pudiera estar tan mal informado como para pensar que los Rockefeller estaban ahora intentando arrebatar el poder a los Rothschild, en un momento en que la influencia de los miembros de la familia Rockefeller estaba ya en gran declive, siendo sus finanzas familiares gestionadas por J. Richardson Dilworth, sus asuntos legales eran gestionados por John J. McCloy, y otros servidores leales; ninguno de estos servidores habría estado dispuesto a participar en una verdadera lucha por el poder, ya que eran gerentes sin rostro que sólo vivían por su salario semanal. No tenían ambiciones propias. Sin embargo, muchos estadounidenses esperanzados captaron la idea de que los Rockefeller eran ahora "buenos americanos" dispuestos a arriesgarlo todo para derrocar a los Rothschild. Sorprendentemente, esta perniciosa historia persistió durante casi una década antes de quedar relegada a las curiosidades de la historia.

Al igual que J. P. Morgan, que comenzó su carrera empresarial vendiendo armas defectuosas al ejército estadounidense, el famoso negocio de los rifles Hall, John D. Rockefeller también fue un especulador de la guerra durante la Guerra Civil; vendió alcohol Harkness sin sellar a las tropas federales con grandes beneficios, obteniendo el capital inicial para embarcarse en su búsqueda del monopolio. Su interés por el negocio del petróleo era natural; su padre, William Rockefeller, llevaba años "en el negocio del petróleo". William Rockefeller se había convertido en un empresario petrolero tras el descubrimiento en 1842 de unos pozos de sal en Tarentum, cerca de Pittsburgh, que manaban petróleo. El propietario de los pozos,

Samuel L. Kier, comenzó a embotellar el aceite y a venderlo con fines médicos. Uno de sus primeros mayoristas fue William Rockefeller. La "medicina" fue etiquetada originalmente como "Aceite Mágico de Kier". Rockefeller imprimió sus propias etiquetas, utilizando "Rock Oil" o "Seneca Oil", siendo Seneca el nombre de una conocida tribu india. Rockefeller alcanzó su mayor notoriedad y beneficios presentándose como "William Rockefeller, el famoso especialista en cáncer". Es comprensible que sus nietos se hayan convertido en el poder de control entre bastidores del centro de tratamiento del cáncer más famoso del mundo y que dirijan los fondos gubernamentales y las contribuciones benéficas a áreas que sólo benefician al Monopolio Médico. William Rockefeller no escatimó en reclamos en su extravagante carrera. Garantizó que "todos los casos de cáncer se curan, a menos que estén muy avanzados". Los poderes curativos que atribuía a su cura mágica contra el cáncer eran tales que podía venderla a 25 dólares el frasco, una suma que entonces equivalía al salario de dos meses. La "cura" consistía en unos conocidos diuréticos, que se diluían en agua. Este pregonero de la medicina de feria difícilmente podía imaginar que sus descendientes controlarían el mayor y más rentable monopolio médico de la historia.

William Rockefeller eligió una carrera que no le permitió desarrollar una vida familiar estable, como "comercial", vendedor ambulante de feria. Su hijo John rara vez lo veía, circunstancia que ha inspirado a algunos analistas psicológicos a especular que la ausencia de una figura paterna o de amor paterno puede haber contribuido al posterior desarrollo de John D. Rockefeller como un tirano loco por el dinero que conspiró para mutilar, envenenar y matar a millones de sus compatriotas durante casi un siglo de sus operaciones monopolísticas y cuya influencia, levantándose de la tumba, sigue siendo la presencia más terrible y maligna en la vida estadounidense. Esto puede haber sido un factor que contribuya, pero también es posible que haya sido totalmente malvado. No se puede dejar de argumentar que es probablemente la figura más satánica de la historia de Estados Unidos.

Hace tiempo que es evidente que en cualquier familia importante de Estados Unidos hay uno o dos ladrones de caballos. En la familia Rockefeller, era más que un tópico. Guillermo parece haber seguido fielmente los preceptos del testamento de Canaán a lo largo de su carrera, "amor al robo, amor a la lujuria". Huyó de varias acusaciones por robo de caballos, y finalmente desapareció por completo bajo el nombre de William Rockefeller y reapareció como Dr. William Levingston de Filadelfia, nombre que mantuvo durante el resto de su vida. Un reportero de investigación del *New York World* de Joseph Pulitzer recibió una información que fue seguida. *The World* reveló entonces que William Avery Rockefeller había muerto el 11 de mayo de 1906 en Freeport, Illinois, donde fue enterrado en una tumba sin nombre como Dr. William Levingston. La vocación de William Rockefeller como médico facilitó en gran medida su profesión favorita de ladrón de caballos. Como tenía previsto viajar al siguiente condado por la mañana, fue fácil atar un apuesto semental a la parte trasera de su carro y dirigirse a la carretera. Esto también desempeñó un papel importante en su vocación de cazador de mujeres; se le describía como "loco por las mujeres". No sólo contrajo varios matrimonios pintorescos, sino que parece haber tenido pasiones incontroladas. El 28 de junio de 1849 fue acusado de la violación de una joven contratada en Cayuga, Nueva York; más tarde se descubrió que residía en Oswego, Nueva York, y se vio de nuevo obligado a huir por razones desconocidas. No tuvo dificultades para financiar sus intereses como cazador de mujeres a través de la venta de su cura milagrosa para el cáncer y de otro producto, su "linimento que funciona de maravilla", que ofrecía por sólo dos dólares el frasco. Se trataba de un petróleo crudo cuyos aceites ligeros habían sido hervidos, dejando una solución pesada de parafina, aceite lubricante y alquitrán, que constituía el "linimento". El aceite milagroso original de William Rockefeller sobrevivió hasta hace poco en forma de un brebaje llamado Nujol, compuesto principalmente de aceite y vendido como laxante. Era bien sabido que Nujol era sólo un apodo publicitario que significaba "aceite nuevo", en contraposición, aparentemente, al "aceite viejo". Vendido como antídoto contra el estreñimiento, privaba al organismo de las vitaminas liposolubles, ya que un hecho médico bien establecido es que el aceite mineral recubría el intestino e impedía la absorción de muchas vitaminas necesarias y otras necesidades nutricionales. Sus fabricantes añadieron caroteno a las personas preocupadas por la salud, pero apenas valió la pena. El Nujol era fabricado por una filial de Standard Oil de Nueva Jersey, llamada Stanco, cuyo único otro producto, fabricado en las mismas instalaciones, era el famoso insecticida Flit.

Desde hace años, Nujol se ha vendido desde el edificio de oficinas del Senado en Washington como parte de una interpretación más liberal del concepto de "conflicto de intereses". En este caso, apenas se trataba de un conflicto de intereses, ya el augusto vendedor ambulante, el senador Royal S. Copeland, nunca tuvo otro interés que el de servir a los Rockefeller. Era un médico al que Rockefeller había nombrado jefe del Departamento de Salud del Estado de Nueva York y que luego financió su campaña para el Senado. La franqueza de Copeland sobre el comercialismo asombró incluso a los periodistas más hastiados de Washington. Dedicó su carrera de senador a un programa publicitario diario para Nujol. Todas las mañanas se instalaba un micrófono en su despacho del Senado y el primer orden del día era el programa Nujol, por el que cobraba 75.000 dólares al año, un sueldo enorme en los años 30, superior al del presidente de los Estados Unidos. Las hazañas del senador Copeland le valieron muchos apodos en el Capitolio. A menudo se le llamaba el senador de la Asociación Médica Americana por su apoyo entusiasta a cualquier programa iniciado por la AMA y Morris Fishbein. De forma más realista, se le conocía como "el senador de la Standard Oil". Se podía contar con él para promover cualquier legislación diseñada para beneficiar al monopolio Rockefeller. Durante el debate en el Congreso sobre la Ley de Alimentos y Medicamentos de 1938, fue criticado por la congresista Leonor Sullivan, que acusó al senador Copeland, un médico que se encargó del proyecto de ley en el Senado, de reconocer francamente durante el debate que el jabón estaba exento de la ley porque, de lo contrario, los fabricantes de jabón, que eran los mayores anunciantes del país, se unirían a otras grandes industrias para luchar contra el proyecto. El congresista Sullivan se quejó de que "el jabón fue declarado oficialmente en la ley como un no cosmético. Los fabricantes de tintes para el cabello tienen licencia para comercializar productos conocidos como peligrosos siempre que coloquen una advertencia especial en la etiqueta, pero ¿qué mujer en un salón de belleza ve la etiqueta en el contenedor a granel en el que se envía la caja de tinte para el cabello?"

Al igual que el mayor de los Rockefeller se había pasado la vida persiguiendo su obsesión personal por las mujeres, su hijo John estaba igualmente obsesionado, loco por el dinero más que por las mujeres, totalmente comprometido con la búsqueda de una riqueza y un poder cada vez mayores.

Sin embargo, los principales logros de la campaña de Rockefeller por el poder, el sistema de reembolsos de los monopolios, la creación de las fundaciones para obtener el poder sobre los ciudadanos estadounidenses, la creación del banco central, el Sistema de la Reserva Federal, el apoyo a la revolución comunista mundial y la creación del Monopolio Médico, vinieron todos de los Rothschild o de sus empleados europeos. No encontramos en los archivos de John D. Rockefeller que esté detrás de ninguno de estos programas. El concepto de fundación benéfica exenta de impuestos nació en 1865 gracias al sirviente de los Rothschild, George Peabody. La Fundación Educativa Peabody se convirtió posteriormente en la Fundación Rockefeller. Es improbable que incluso la malvada mente de John D. Rockefeller pudiera haber ideado este juego de manos. Un historiador ha descrito el gran desarrollo de finales del siglo XIX, cuando las fundaciones benéficas y el comunismo mundial se convirtieron en movimientos importantes, como una de las facetas más interesantes de la historia, quizá equivalente al descubrimiento de la rueda. Este nuevo descubrimiento es el concepto desarrollado en las ratas -que al fin y al cabo están dotadas de una inteligencia bastante desarrollada- de que es posible atrapar a las personas con pequeños trozos de queso. Desde entonces, la historia de la humanidad es la historia de las ratas que atrapan a los humanos. El socialismo -o cualquier otro programa gubernamental- no es más que un cebo para ratas con un poco de queso que consigue atrapar a un ser humano.

El congresista Wright Putman, presidente de la Comisión de Asuntos Bancarios y Monetarios de la Cámara de Representantes, señaló que la creación de la Fundación Rockefeller aisló de hecho a la Standard Oil de la competencia. Las acciones de control habían sido aisladas de la manipulación del mercado o de posibles adquisiciones por parte de los competidores. También liberó a la Standard Oil de la mayoría de los impuestos, lo que supuso una enorme carga adicional para los contribuyentes estadounidenses. El senador Nelson Aldrich, líder de la mayoría republicana del Senado, aunque miembro de los Rockefeller por matrimonio, impulsó la carta del Consejo General de Educación en el Congreso, pero la de la Fundación Rockefeller resultó más difícil.

Las prácticas monopolísticas de Rockefeller han sido ampliamente criticadas, y sus esfuerzos por proteger sus beneficios de los impuestos o las adquisiciones se han visto como lo que eran. La carta fue finalmente adoptada en 1913 (la importante cifra masónica 13-1913 fue también el año de la introducción del impuesto progresivo sobre la renta y la promulgación de la Ley de la Reserva Federal). El senador Robert F. Wagner de Nueva York, otro senador de Standard Oil (había varios), hizo que el Congreso aprobara la carta. La carta fue firmada por John D. Rockefeller, John D. Rockefeller Jr., Henry Pratt Judson, Presidente de la Universidad Rockefeller de Chicago, Simon Flexner, Director del Instituto Rockefeller, Starr Jameson, descrito en The *Who's Who* como "el asesor personal de John D. Rockefeller en sus actividades benéficas", y Charles W. Eliot, Presidente de la Universidad de Harvard.

El monopolio petrolero de los Rockefeller cumple ahora 125 años, pero en 1911 el Tribunal Supremo, cediendo a la indignación de la opinión pública, decidió que debía ser desmantelado. Las empresas resultantes no supusieron ningún problema para los intereses de Rockefeller. La familia conservó un dos por ciento de participación en cada una de las "nuevas" empresas, mientras que las Fundaciones Rockefeller se hicieron con un tres por ciento de participación en cada una de ellas.

Esto les dio una participación del cinco por ciento en cada empresa; una participación del uno por ciento en una corporación suele ser suficiente para mantener el control operativo.

La participación de los Rockefeller en la promoción de la revolución comunista mundial también se desarrolló a partir de sus intereses comerciales. Nunca hubo un compromiso con la ideología marxista; como cualquier otra cosa, estaba ahí para ser utilizada al servicio de sus intereses. A principios de siglo, Standard Oil competía ferozmente con Royal Dutch Shell por el control del lucrativo mercado europeo. Un testimonio del Congreso reveló que Rockefeller había enviado grandes sumas de dinero a Lenin y Trotsky para lanzar la revolución comunista de 1905. Su banquero, Jacob Schiff, había financiado anteriormente a los japoneses en su guerra contra Rusia y había enviado a su emisario personal, George Kennan, a Rusia para que pasara unos 20 años promoviendo la actividad revolucionaria contra el zar. Tras el fracaso de la revolución de 1905, Lenin se exilió como "reservista" en Suiza hasta 1917. Trotsky fue llevado a Estados Unidos, donde vivió amablemente en la propiedad de la Standard Oil en Bayonne, Nueva Jersey. Cuando el Zar abdicó, Trotsky fue puesto en un barco con trescientos revolucionarios comunistas del Lower East Side de Nueva York. Rockefeller obtuvo de Woodrow Wilson un pasaporte especial para Trotsky y envió a Lincoln Steffens con él para asegurarse de que volviera sano y salvo a Rusia. Para los gastos de viaje, Rockefeller puso una cartera con 10.000 dólares en el bolsillo de Trotsky.

El 13 de abril de 1917, cuando el barco se detuvo en Halifax, los agentes del servicio secreto canadiense arrestaron inmediatamente a Trotsky y lo encerraron en Nueva Escocia. El caso se convirtió en una *famosa causa* internacional, ya que altos funcionarios de varios países exigieron frenéticamente la liberación de Trotsky. El servicio secreto había sido informado de que Trotsky estaba en camino para sacar a Rusia de la guerra, liberando más ejércitos alemanes para atacar a las tropas canadienses en el Frente Occidental. El Primer Ministro Lloyd George se apresuró a telegrafiar al Servicio Secreto Canadiense desde Londres con la orden de liberar a Trotsky de inmediato, pero lo ignoraron. Trotsky fue finalmente liberado por la intervención de uno de los compañeros más leales de los Rockefeller, el ministro canadiense Mackenzie King, que había sido durante mucho tiempo un "especialista en trabajo" para los Rockefeller. King aseguró personalmente la liberación de Trotsky y lo envió en una misión como emisario de los Rockefeller para ganar la revolución bolchevique. Así, el Dr. Armand Hammer, que proclamó a bombo y platillo su influencia en Rusia como amigo de Lenin, reivindicó de forma insignificante el papel de los Rockefeller en el apoyo al comunismo mundial. Aunque el comunismo, al igual que otros ismos, nació de la asociación de Marx con la Casa de Rothschild, disfrutó del apoyo reverencial de John D. Rockefeller porque vio al comunismo como lo que es, el monopolio definitivo, que controla no sólo el gobierno, el sistema monetario y toda la propiedad, sino un monopolio que, al igual que las sociedades que imita, es autosuficiente y eterno. Esta era la progresión lógica de su monopolio sobre la Standard Oil.

Un paso importante en el camino hacia el monopolio mundial fue la mayor empresa inventada por los Rothschild. Fue el cártel internacional de la droga y la química, I.G. Farben. Denominada "un estado dentro de un estado", se creó en 1925 como Interessen Gemeinschaft Farbeindustrie Aktien gesellschaft, generalmente conocida como I. G. Farben, que significa simplemente "el cártel". Nació en 1904, cuando las seis principales empresas químicas alemanas entablaron negociaciones para formar el cartel definitivo mediante la fusión de Badische Anilin, Bayer, Agfa, Hoechst, Weiler-ter-Meer y Greisheim-Electron. El espíritu rector, así como la financiación, vino de los Rothschild, que estaban representados por su banquero alemán, Max Warburg, de la M. M. Warburg Company de Hamburgo. Más tarde dirigió el servicio secreto alemán durante la Primera Guerra Mundial y fue el asesor financiero personal del Kaiser. Cuando el Kaiser fue derrocado tras perder la guerra, Max Warburg no se exilió con él a Holanda, sino que se convirtió en asesor financiero del nuevo gobierno. Los monarcas pueden ir y venir, pero el poder real sigue estando en manos de los banqueros. Mientras representaba a Alemania en la Conferencia de Paz de París, Max Warburg pasó muchas horas agradables renovando los lazos familiares con su hermano, Paul Warburg, quien, tras redactar la

Ley de la Reserva Federal en la isla de Jekyl, había dirigido el sistema bancario estadounidense durante la guerra. Estaba en París como asesor financiero de Woodrow Wilson.

I. G. Farben alcanzó rápidamente un patrimonio de seis mil millones de marcos, controlando unas quinientas empresas. Su primer presidente fue el profesor Carl Bosch. Durante el periodo de la República de Weimar, los funcionarios de I. G., viendo cómo se desarrollaban las cosas, empezaron a formar una estrecha asociación con Adolf Hitler, proporcionándole los fondos y la influencia política que tanto necesitaba. El éxito del cartel de I. G. Farben había despertado el interés de otros industriales. Henry Ford quedó favorablemente impresionado y creó una sucursal alemana de la Ford Motor Company. El 40% de las acciones fueron adquiridas por I. G. Farben. I. G. Farben creó entonces una filial americana, llamada American I. G., en colaboración con Standard Oil de Nueva Jersey. Entre sus directores se encontraban Walter Teagle, presidente de Standard Oil, Paul Warburg de Kuhn, la compañía Loeb, y Edsel Ford, en representación de los intereses de Ford. John Foster Dulles, del bufete de abogados Sullivan and Cromwell, se convirtió en el abogado de I.G., viajando frecuentemente entre Nueva York y Berlín por asuntos relacionados con el cártel. Su socio, Arthur Dean, es ahora director de la Fundación Teagle, creada antes de la muerte de Teagle y dotada con 40 millones de dólares. Como otras fortunas, se había convertido en parte integrante de la red. Al igual que John Foster Dulles, Arthur Dean fue durante muchos años director de American Banknote, la empresa que proporciona el papel para nuestros billetes. Dean también fue un activo negociador gubernamental entre bastidores, actuando como negociador de armas en las conferencias de desarme. Dean también fue director de la empresa estadounidense Ag&Chem de Rockefeller. Ha sido director de la empresa estadounidense Solvay, la empresa estadounidense Metal y otras empresas. Como abogado de la acaudalada familia Hochschild, propietaria de Climax Molybdenum y American Metal, Dean se convirtió en director de su fundación familiar, la Hochschild Foundation. Dean es director emérito del Consejo de Relaciones Exteriores, la Fundación Asia, International House, la Fundación Carnegie y el Centro Oncológico Sloan Kettering.

En 1930, Standard Oil anunció que había comprado el monopolio del alcohol en Alemania, un acuerdo que había sido establecido por I. G. Farben. Tras la llegada de Hitler al poder, John D. Rockefeller nombró a su secretaria de prensa personal, Ivy Lee, como asesora a tiempo completo sobre el rearme de Alemania, un paso necesario para el establecimiento del EL de la Guerra Mundial. La Standard Oil construyó entonces grandes refinerías en Alemania para los nazis y siguió suministrándoles petróleo durante la Segunda Guerra Mundial. En la década de 1930, Standard Oil recibió grandes envíos de instrumentos musicales y barcos construidos en astilleros alemanes como pago de Alemania.

La temida Gestapo, el cuerpo de policía nazi, se construyó de hecho sobre la red mundial de inteligencia que I. G. Farben había mantenido desde su creación. Herman Schmitz, que había sucedido a Carl Bosch al frente del I. G., era el asesor personal del canciller Breuning; cuando Hitler tomó el poder, Schmitz se convirtió en su asesor secreto más fiable. La asociación estaba tan bien disimulada que la prensa tenía instrucciones de no fotografiarlos nunca juntos. Schmitz fue nombrado miembro honorario del Reichstag, mientras que su ayudante, Carl Krauch, se convirtió en el principal asesor de Goering en la ejecución del plan cuatrienal de los nazis. Un socio, Richard Krebs, declaró más tarde ante el Comité de Actividades Antiamericanas de la Cámara de Representantes: "La industria de I.G. Farben, lo sé por experiencia personal, ya estaba, en 1934, completamente en manos de la Gestapo". G. Farben simplemente se había aliado con la Gestapo.

En 1924, Krupp Industries tenía graves problemas financieros; la empresa fue rescatada con un préstamo en efectivo de 10 millones de dólares de Hallgarten & Company y Goldman Sachs, dos de las empresas más conocidas de Wall Street. El rearme planeado por Alemania sólo pudo llevarse a cabo después de que Dillon Read emitiera 100 millones de dólares en bonos alemanes a Wall Street con ese fin. No es de extrañar que, al final de la Segunda Guerra Mundial, el general William Draper fuera nombrado zar económico de Alemania, dirigiendo la división económica del gobierno militar aliado. Fue socio de Dillon Read.

En 1939, Frank Howard, vicepresidente de Standard Oil, viajó a Alemania. Más tarde dijo: "Hemos hecho todo lo posible para desarrollar planes integrales para un modus vivendi que funcione mientras dure la guerra, estemos o no involucrados. "En ese momento, el I.G. americano tenía en su consejo a Charles Mitchell, presidente del National City Bank, el Rockefeller Bank, Carl Bosch, Paul Warburg, Herman Schmitz y el sobrino de Schmitz, Max Ilgner.

Aunque su nombre es poco conocido, Frank Howard fue durante muchos años una figura clave en las operaciones de Standard Oil como Director de Investigación y sus acuerdos internacionales. También fue presidente del Comité de Investigación del Instituto Sloan Kettering en la década de 1930 y su representante en el Sloan Kettering, Dusty Rhoads, dirigió el desarrollo de la quimioterapia experimental. Durante la Segunda Guerra Mundial, Dusty Rhoads dirigió el servicio de guerra química en Washington, D.C., en el cuartel general del ejército estadounidense. Fue Frank Howard quien convenció a Alfred Sloan y Charles Kettering, de General Motors, en 1939, para que donaran sus fortunas al Centro del Cáncer, que entonces tomó su nombre. Miembro de la acaudalada familia Atherton, Frank Howard (1890-1964) se había casado por segunda vez, siendo su segunda esposa un destacado miembro de la aristocracia británica, la duquesa de Leeds. El primer duque de Leeds fue titulado en 1694, Sir Thomas Osborne, que fue uno de los principales conspiradores en el derrocamiento del rey Jacobo II y la toma del trono de Inglaterra por Guillermo III en 1688. Osborne había logrado la paz con Holanda durante el reinado de Carlos II, y promovió por sí solo el matrimonio de María, hija del duque de York, con Guillermo de Orange en 1677. El Dictionary of National Biography señala que Osborne "durante cinco años dirigió la Cámara de los Comunes a través de la corrupción y se enriqueció. Fue depuesto por el rey Carlos II por negociaciones traicioneras con el rey Luis XIV y encarcelado en la Torre de Londres de 1678 a 1684. Tras su liberación, volvió a participar en la conspiración para que Guillermo de Orange se convirtiera en rey de Inglaterra y le ganó la importantísima provincia de York. Guillermo lo nombró entonces Duque de Leeds. El ascenso de Guillermo al trono de Inglaterra permitió a los conspiradores poner en práctica la etapa crucial de sus planes al crear el Banco de Inglaterra en 1694. Los banqueros de Ámsterdam pudieron así hacerse con el control de la riqueza del Imperio Británico. La biografía de Osborne también señala que más tarde fue acusado de intriga jacobina y se le acusó de recibir un gran soborno para obtener la carta de la Compañía de las Indias Orientales en 1695, pero "el proceso no prosperó". También se señaló que "dejó una gran fortuna".

El undécimo duque de Leeds fue ministro en Washington de 1931 a 1935, y ministro de la Santa Sede de 1936 a 1947, es decir, mientras duró la Segunda Guerra Mundial. Una rama de la familia se casó con la familia Delano, convirtiéndose en pariente de Franklin Delano Roosevelt. Un primo suyo, el vizconde Chandos, fue un destacado funcionario británico, que sirvió en el Gabinete de Guerra bajo las órdenes de Churchill entre 1942 y 1945, y más tarde fue director de Rothschild, Alliance Assurance e Imperial Chemical Industries.

Frank Howard era el principal responsable de la relación entre Standard Oil y yo. G. Farben. Dirigió el desarrollo del caucho sintético, que fue crucial para Alemania durante la Segunda Guerra Mundial, y más tarde escribió un libro, *Buna Rubber*. También fue consultor de la empresa farmacéutica Rohm and Haas, representando la conexión de Rockefeller con dicha empresa. En sus últimos años, residió en París, pero siguió manteniendo su oficina en el 30 del Rockefeller Center de Nueva York.

Walter Teagle, el presidente de Standard Oil, poseía 500.000 acciones de American I. G., que posteriormente se convirtió en la base de la Fundación Teagle. Herman Metz, que también fue director de American I. G.. G., fue presidente de H. A. Metz Company, Nueva York, empresa farmacéutica propiedad al cien por cien de German I. G. Farben. Francis Garvan, que había servido como guardián de las propiedades de los extranjeros durante la Primera Guerra Mundial, conocía muchos secretos de las operaciones de I. G. Farben. Fue procesado en 1929 para obligarle a guardar silencio. La acción fue presentada por el Departamento de Justicia a través del Fiscal General Merton Lewis, antiguo abogado de Bosch. John Krim, antiguo asesor jurídico de la embajada alemana en Estados Unidos, dijo que el senador John King había sido contratado por la Hamburg American Line durante tres años con un salario de 15.000 dólares al año y nombró a Otto Kahn tesorero de su fondo electoral. Homer Cummings, que había sido fiscal general durante seis años, se convirtió entonces en abogado de General Aniline y Film con un salario de 100.000 dólares al año. Durante la Segunda Guerra Mundial, el GAF era supuestamente propiedad de una empresa suiza; se sospechaba fuertemente que era una empresa "enemiga" y finalmente fue adquirida por el gobierno estadounidense. John Foster Dulles había sido director de la GAF de 1927 a 1934; también era director de International Nickel, que formaba parte de la red de empresas I. G. Farben. Dulles estaba conectado con la familia Rockefeller a través de los Averys. Fue abogado de la organización de una nueva empresa de inversiones, creada por Avery Rockefeller en 1936, que se llamó Schroder-Rockefeller Company. Combinaba las operaciones del Banco Schroder, el banco personal de Hitler, y los intereses de los Rockefeller. El barón Kurt van Schroder era uno de los confidentes más cercanos de Hitler y uno de los principales oficiales de las SS. Era el jefe de Keppler Associates, que distribuía dinero a las SS de las principales empresas alemanas. Keppler fue responsable de las grasas industriales durante el plan cuatrienal de Goering, puesto en marcha en 1936.

La empresa americana I. G. cambió su nombre por el de General Aniline and Film durante la Segunda Guerra Mundial, pero seguía siendo propiedad al 100% de la empresa suiza I. G. Chemie, filial de la empresa alemana I. G. G. Farben. La dirigía Gadow, cuñado de Herman Schmitz. Los acuerdos internacionales de I. Los acuerdos internacionales de G. Farben afectaron directamente al esfuerzo bélico de Estados Unidos al establecer límites a los suministros estadounidenses de magnesio, caucho sintético y suministros médicos esenciales. El director de la división de colorantes de I. G. Farben... G. Farben, el barón George von Schnitzler, estaba emparentado con la poderosa familia von Rath, con el Bankhaus J. H. Stein que llevaba la cuenta de Hitler y con la familia von Mallinckrodt, fundadora de la empresa farmacéutica en Estados Unidos. Al igual que otros funcionarios de I.G., se había convertido en un entusiasta partidario del régimen de Hitler. En 1933, I.G. Farben donó cuatro millones y medio de Reichsmarks al partido nazi; en 1945, I.G. había dado al partido 40 millones de Reichsmarks, una suma equivalente a todas las contribuciones de I. G. G. a todos los demás destinatarios durante este periodo. Un académico de la época nazi, Anthony Sutton, se interesó mucho por los partidarios alemanes de Hitler, al tiempo que ignoraba el papel crucial desempeñado por el Banco de Inglaterra y su gobernador, Sir Montague Norman, en la financiación del régimen nazi. La posición de Sutton en este asunto puede estar influenciada por el hecho de ser británico. En vista de las francas declaraciones de Adolf Hitler sobre la influencia judía en Alemania, sería difícil explicar el papel de I. G. Farben durante la época nazi. El estudio definitivo de Peter Hayes sobre I. G. Farben. G. Farben muestra que en 1933 tenía diez judíos en sus consejos de administración. Ya hemos señalado que I. G., desde su inicio, fue un proyecto de los Rothschild, financiado por la Casa Rothschild y ejecutado por sus agentes, Max Warburg en Alemania y Standard Oil en Estados Unidos.

El príncipe Bernhard de los Países Bajos se unió a las SS a principios de los años 30. A continuación, se incorporó al consejo de administración de una filial de I.G., Farben Bilder, de donde tomó el nombre de su grupo político supersecreto de posguerra, los Bilderbergers. Los ejecutivos de Farben desempeñaron un papel importante en la organización del Círculo de Amigos de Heinrich Himmler, aunque originalmente se conocía como el Círculo de Amigos de Keppler, siendo éste el presidente de una filial de I.G. Su sobrino, Fritz J. Kranefuss, era el asistente personal de Heinrich Himmler. De los cuarenta miembros del Círculo de Amigos, que proporcionaba a Himmler importantes fondos, ocho eran ejecutivos de I. G. G. Farben o sus filiales.

A pesar de la increíble devastación de la mayoría de las ciudades alemanas por los bombardeos aéreos de la Segunda Guerra Mundial, el Edificio I. G. Farben en Frankfurt, uno de los edificios más grandes de la ciudad, sobrevivió milagrosamente intacto. Una gran mansión de los Rockefeller en Frankfurt también quedó intacta por la guerra, a pesar de la intensidad de los bombardeos aliados. Fráncfort es la cuna de la familia

Rothschild. No es casualidad que el gobierno alemán de la posguerra, el gobierno militar aliado, instalara sus oficinas en los magníficos locales de I. G. Farben. Este gobierno estaba encabezado por el general Lucius Clay, que más tarde se convertiría en socio de los banqueros de Lehman Brothers en Nueva York. La división política estaba dirigida por Robert Murphy, que presidiría los juicios de Nuremberg, donde consiguió que los funcionarios de I. G. Farben y el barón Kurt von Schroder olvidaran su participación. Schroder fue retenido durante un breve periodo en un campo de detención, y luego liberado para volver a sus actividades bancarias. La división económica estaba dirigida por Lewis Douglas, hijo del fundador del centro Memorial Cancer de Nueva York, presidente de Mutual Life y director de General Motors. Douglas iba a convertirse en el Alto Comisionado de Estados Unidos en Alemania, pero aceptó renunciar en favor de su cuñado, John J. McCloy. En una circunstancia interesante, Douglas, McCloy y el canciller alemán Konrad Adenauer se habían casado con hermanas, las hijas de John Zinsser, un socio de la empresa J. P. Morgan.

Como el mayor cártel del mundo, I. G. Farben y las empresas farmacéuticas que controlaba en Estados Unidos a través de los intereses de Rockefeller fueron responsables de muchos desarrollos inexplicables en la producción y distribución de medicamentos. De 1908 a 1936, I. G. retuvo su descubrimiento de la sulfanilamida, que se convertiría en una poderosa arma del arsenal médico. En 1920, I.G. había firmado acuerdos de cooperación con las principales empresas farmacéuticas suizas, Sandoz y Ciba-Geigy. En 1926, I. G. se fusionó con Dynamit-Nobel, la rama alemana de la empresa de dinamita, mientras que una empresa inglesa se hizo cargo de la división inglesa. Los funcionarios de I. G. iniciaron entonces negociaciones con los funcionarios de Standard Oil sobre la posible fabricación de carbón sintético, que supondría una grave amenaza para el monopolio de Standard Oil. Se llegó a un compromiso con la creación de la empresa americana I. G., en la que ambas empresas participarían activamente y se repartirían los beneficios.

El libro de Charles Higham, *Trading with the Enemy*, ofrece una amplia documentación sobre las actividades de los Rockefeller durante la Segunda Guerra Mundial. Mientras los bombarderos de Hitler lanzaban toneladas de explosivos sobre Londres, pagaban regalías por cada galón de gasolina que quemaban a la Standard Oil, en virtud de los acuerdos de patentes existentes. Después de la Segunda Guerra Mundial, cuando la reina Isabel visitó Estados Unidos, sólo se alojó en una casa privada durante su visita, la finca de William Farish de Standard Oil en Kentucky. Nelson Rockefeller se trasladó a Washington tras nuestra participación en la Segunda Guerra Mundial, donde Roosevelt le nombró coordinador de asuntos interamericanos. Al parecer, su principal tarea era coordinar el reabastecimiento de los barcos alemanes en Sudamérica desde los depósitos de la Standard Oil. También utilizó esta oficina para obtener importantes concesiones en Sudamérica para su empresa privada, International Basic Exonomy Corporation, incluyendo una esquina en el mercado del café colombiano. Rápidamente subió el precio, lo que le permitió comprar bienes inmuebles por valor de 7.000 millones de dólares en Sudamérica y también dio lugar al estereotipo del "imperialismo yanqui". El ataque al coche del vicepresidente Nixon durante su visita a Sudamérica fue explicado por los funcionarios estadounidenses como una consecuencia directa de las depredaciones de Rockefeller, que provocaron un malestar general contra los estadounidenses en Latinoamérica.

Después de la Segunda Guerra Mundial, veinticuatro cuadros alemanes fueron perseguidos por los vencedores, todos ellos vinculados a I. G. Farben, once de los cuales eran oficiales de I. Ocho fueron absueltos, entre ellos Max Ilgner, sobrino de Harman Schmitz. Schmitz recibió la sentencia más severa, ocho años. En realidad, Ilgner recibió tres años, pero este tiempo se descontó del tiempo que estuvo en prisión preventiva, y fue liberado inmediatamente. El juez era C. G. Shake y el fiscal era Al Minskoff.

El dinamismo de I. G. Farben llegó a la portada del *Wall Street Journal* el 3 de mayo de 1988: ALEMANIA SE DERROTA EN LAS VENTAS DE PRODUCTOS QUÍMICOS

EN TODO EL MUNDO. El periodista Thomas F. O'Boyle clasificó las cinco principales empresas químicas del mundo en 1987:

1. 25.800 millones de dólares de BASF

2. Bayer 23.600 millones de dólares.

3. Hoechst 23.500 millones de dólares.

4. ICI 20.000 millones de dólares.

5. DuPont 17.000 millones de dólares sólo en ventas de productos químicos.

Las tres primeras son las empresas resultantes del "desmantelamiento" de I. G. Farben de 1945 a 1952 por el gobierno militar aliado, en un proceso sospechosamente similar al "desmantelamiento" del imperio Standard Oil por orden judicial en 1911. La facturación total en dólares de los tres vástagos de I. G. Farben, unos 72.000 millones de dólares, superó a la de sus competidores más cercanos, ICI y DuPont, que juntos representaron cerca de la mitad de las ventas en dólares del imperio Farben en 1987. Hoechst compró Celanese corp. en 1987 por 2.720 millones de dólares.

O'Boyle señala que "los Tres Grandes (los vástagos de Farben) siempre se comportan como un cártel. Cada uno domina áreas específicas; la competencia directa es limitada. Los críticos sospechan de la colusión. Al menos disfrutan de un cartel que no existe en la industria química estadounidense. "

Después de la guerra, se les dijo a los estadounidenses que debían apoyar un plan "desinteresado" para reconstruir la Europa devastada, llamado "Plan Marshall", en honor al Jefe de Estado Mayor George Marshall, a quien el senador Joseph McCarthy calificó de "mentira viviente" en el Senado. El Plan Marshall resultó ser otro plan de Rockefeller para saquear al contribuyente estadounidense. El 13 de diciembre de 1948, el coronel Robert McCormick, redactor jefe del *Chicago Tribune,* denunció personalmente el saqueo del Plan Marshall por parte de Esso en un editorial firmado. El Plan Marshall había sido presentado al Congreso por un poderoso e influyente grupo dirigido por Winthrop Aldrich, presidente del Chase Manhattan Bank y cuñado de Nelson Rockefeller, hábilmente asistido por éste y por William Clayton, jefe de la Anderson Corporation. El Plan Marshall fue sólo una de las muchas estafas lucrativas de la posguerra, incluidos los acuerdos de Bretton Woods y las operaciones de ayuda y rehabilitación de las Naciones Unidas.

Después de la Segunda Guerra Mundial, los Rockefeller utilizaron sus beneficios de la guerra para comprar una gran parte de la Union Minière du Haut Katanga, una veta de cobre africana en manos de intereses belgas, entre ellos la Société Générale, un banco controlado por los jesuitas. Poco después de su inversión, los Rockefeller lanzaron un audaz intento de tomar el control total de las minas patrocinando una revolución local, utilizando la Operación Grangesberg como su agente. La empresa fue desarrollada originalmente por Sir Ernest Cassel, asesor financiero de la hija del rey Eduardo VII-Cassel, que más tarde se casó con Lord Mountbatten, miembro de la familia real británica, también relacionado con los Rothschild. Grangesberg estaba ahora dirigido por Bo Hammarskjold, cuyo hermano, Dag Hammarskjold, era entonces Secretario General de las Naciones Unidas - Bo Hammarskjold fue víctima de la revolución Rockefeller cuando su avión fue derribado durante las hostilidades en el Congo. Desde entonces han circulado diversas historias sobre la identidad de su asesino y los motivos de su muerte. La intervención de los Rockefeller en el Congo fue dirigida por sus capaces lugartenientes, Dean Rusk y George Ball, del Departamento de Estado, y por Fowler Hamilton.

En Estados Unidos, los intereses de los Rockefeller siguen desempeñando un importante papel político. Charles Pratt, tesorero del antiguo John D. Rockefeller en la Standard Oil, legó su mansión de Nueva York al Consejo de Relaciones Exteriores para que se convirtiera en su sede mundial. Su nieto, George Pratt Shultz, es ahora Secretario de Estado. Los Rockefeller también desempeñaron un papel crucial en la financiación del grupo comunista trotskista de Estados Unidos, la Liga para la Democracia Industrial, entre cuyos directores se encuentran "anticomunistas" como Jeane Kirkpatrick y Sidney Hook. Los Rockefeller también han estado activos en el frente de la "derecha" a través de su patrocinio de la Sociedad John Birch.

Para que Robert Welch, un albañil de grado 32, pudiera dedicar todo su tiempo a la Sociedad John Birch, Nelson Rockefeller le compró su empresa familiar, la Welch Candy Company, a un precio de ganga. Welch eligió a los principales líderes de la Sociedad John Birch a partir de su conocimiento del Consejo de Relaciones Exteriores. Durante años, los patriotas estadounidenses permanecieron perplejos ante la continua incapacidad de la Sociedad John Birch para perseguir sus conocidos objetivos "anticomunistas". El hecho de que la Sociedad se creara a petición de los partidarios de la revolución comunista mundial puede haber influido en esta evolución. Otros patriotas se han preguntado por qué la mayoría de los escritores conservadores estadounidenses, incluido el presente escritor, han estado regularmente en la lista negra de la John Birch Society durante unos treinta años. A pesar de las miles de peticiones de compradores de libros, la John Birch Society se negó a promocionar o comercializar mis libros. Tras varias décadas de inutilidad, la Sociedad quedó totalmente desacreditada por su propio historial. En un esfuerzo desesperado por restaurar su imagen, el propagandista de la CIA William Buckley lanzó un "feroz" ataque contra la Sociedad John Birch en las páginas de su revista, la *National Review*. Esta campaña publicitaria gratuita tampoco sirvió para reanimar a esta organización moribunda.

La influencia del monopolio de Rockefeller tuvo su efecto en algunas de las iglesias más grandes y ricas de Nueva York. La Iglesia de la Trinidad de Wall Street, cuyos recursos financieros han sido dirigidos nada menos que por J. P. Morgan, posee unas 40 propiedades comerciales en Manhattan y tiene una cartera de acciones de 50 millones de dólares, que, gracias a una inversión inteligente, ¡realmente aporta 25 millones de dólares al año! Sólo 2,6 millones de dólares de estos ingresos se dedican a la beneficencia. El rector, que gana un sueldo de 100.000 dólares al año, vive en el elegante Upper East Side. El Mausoleo de la Trinidad vende su espacio a precios que van desde los 1.250 dólares hasta los 20.000 dólares. Bartholomews en la Quinta Avenida tiene un presupuesto anual de 3,2 millones de dólares, de los cuales sólo 100.000 se destinan a obras de caridad. Su rector reside en un apartamento de trece habitaciones en Park Avenue.

En medicina, la influencia de Rockefeller sigue arraigada en su Monopolio Médico. Mencionamos su control de la industria del cáncer a través del Sloan Kettering Cancer Center. Hemos enumerado los directores de las principales empresas farmacéuticas, cada uno con su director del Chase Manhattan Bank, la Standard Oil Company u otras empresas de Rockefeller. El American College of Surgeons mantiene el control monopólico de los hospitales a través del poderoso Hospital Survey Committee, cuyos miembros Winthrop Aldrich y David McAlpine Pyle representan los intereses de Rockefeller.

La Academia Médica de Nueva York, una fraternidad médica conocida como el "club de los hombres ricos", ha recibido subvenciones para un nuevo edificio por parte de la Fundación Rockefeller y su grupo subsidiario, la Fundación Carnegie. Este "capital inicial" se utilizó para financiar una campaña pública que recaudó fondos para construir un nuevo edificio. Los Rockefeller eligieron al Dr. Lindsly Williams, yerno del socio gerente de Kidder, Peabody, una empresa fuertemente afiliada a los intereses de J. P. Morgan (la J. P. Morgan Company se llamaba originalmente Peabody Company), para dirigir la nueva sede. Williams estuvo casado con Grace Kidder Ford. Aunque el Dr. Williams era ampliamente conocido como un médico incompetente, sus relaciones familiares eran impecables. Se convirtió en un decisor en la campaña electoral de Franklin D. Roosevelt cuando certificó públicamente que Roosevelt, un lisiado en silla de ruedas que sufría una serie de dolencias agobiantes, estaba física y mentalmente capacitado para ser el Presidente de los Estados Unidos. La opinión del Dr. Williams, publicada en un artículo de gran difusión en *Collier's Magazine,* disipó las dudas del público sobre el estado de Roosevelt. *Como* resultado, a Williams se le iba a ofrecer un puesto de nueva creación en el gabinete de Roosevelt, el de secretario de Sanidad. Sin embargo, no fue hasta 30 años después que la sanidad se convirtió en un puesto de gabinete, debido a las políticas de Oscar Ewing.

Los Rockefeller habían ampliado considerablemente sus intereses comerciales en los estados pobres del Sur creando la Comisión de Salud Rockefeller. Estaba dirigida por el Dr.

Wickliffe Rose, un antiguo secuaz de los Rockefeller cuyo nombre aparece en la carta original de la Fundación Rockefeller. A pesar de sus objetivos filantrópicos, la Comisión de Salud Rockefeller exigía contribuciones financieras a cada uno de los once estados del sur en los que operaba, lo que llevó a la creación de ministerios de sanidad en estos estados y abrió nuevas e importantes esferas de influencia para su Monopolio Médico. En Tennessee, el representante de Rockefeller fue un tal Dr. Olin West, que viajó a Chicago para convertirse en el poder entre bastidores de la Asociación Médica Americana durante cuarenta años como secretario y director ejecutivo.

El Instituto Rockefeller de Investigación Médica acabó renunciando a la parte de "investigación médica" de su título; su presidente, el Dr. Detlev Bronk, residía en una mansión de 600.000 dólares proporcionada por la organización benéfica. El Consejo General de Educación de Rockefeller gastó más de 100 millones de dólares para hacerse con el control de las facultades de medicina del país y poner a nuestros médicos en manos de los científicos de la escuela alopática, dedicados a la cirugía y al alto consumo de medicamentos. El Consejo, que surgió de la Fundación Peabody original, también gastó unos 66 millones de dólares en la educación de los negros.

Una de las consecuencias más importantes de la filosofía política del Consejo General de Educación se consiguió con una subvención de 6 millones de dólares a la Universidad de Columbia en 1917 para establecer la "progresista" Escuela Lincoln. De esta escuela surgió la red nacional de educadores y científicos sociales progresistas, cuya perniciosa influencia estaba estrechamente vinculada a los objetivos del Partido Comunista, otro de los beneficiarios favoritos de los millones de Rockefeller. Desde su creación, la Escuela Lincoln fue descrita francamente como una escuela revolucionaria para las escuelas primarias y secundarias de todo Estados Unidos. Inmediatamente descartó todas las teorías de la educación que se basaban en disciplinas formales y bien establecidas, el tipo de educación del Lector McGuffey que funcionaba enseñando materias como el latín y el álgebra, enseñando a los niños a pensar lógicamente sobre los problemas. El biógrafo de Rockefeller, Jules Abel, elogió la Escuela Lincoln como "un faro de la educación progresista".

Los premios financieros del Instituto Rockefeller han producido muchos trabajadores distinguidos en nuestros programas atómicos, como J. Robert Oppenheimer, que posteriormente fue despedido de los laboratorios del gobierno por ser sospechoso de ser agente soviético. Aunque la mayoría de sus amigos y socios eran conocidos agentes soviéticos, esto se llamó "culpa por asociación". La Fundación Rockefeller creó una serie de grupos derivados, que hoy afligen al país con una gran cantidad de males, uno de ellos es el Consejo de Investigación de Ciencias Sociales, que por sí solo engendró la "industria de la pobreza" a nivel nacional, un negocio que gasta unos 130.000 millones de dólares al año del dinero de los contribuyentes, mientras que genera unos 6.000 millones de dólares en ingresos para sus practicantes. El dinero, que alimentaría y alojaría ampliamente a todos los "pobres" del país, es disipado por una extensa red administrativa que otorga generosas concesiones a una serie de "asesores" parasitarios.

A pesar de los años de investigación, el autor actual sólo ha podido arañar la superficie de la influencia de los Rockefeller que se menciona aquí. Por ejemplo, la enorme empresa farmacéutica Burroughs Wellcome es propiedad en su totalidad del Wellcome Trust, una organización "benéfica". Este fideicomiso está encabezado por Lord Oliver Franks, un miembro clave de la *Conexión de Londres* que mantiene a Estados Unidos bajo el yugo de la corona británica. Franks fue embajador en Estados Unidos de 1948 a 1952. Ahora es director de la Fundación Rockefeller, de la que es el principal representante en Inglaterra. También es director del Schroder Bank, que manejaba la cuenta bancaria personal de Hitler, director del Rhodes Trust, que aprueba las becas Rhodes, profesor visitante de la Universidad de Chicago y presidente del Lloyd's Bank, una de las cinco mayores instituciones financieras de Inglaterra.

Otras empresas derivadas de la Fundación Rockefeller son el influyente thinktank de Washington, la Brookings Institution; la National Bureau of Economic Research, cuyos análisis desempeñan un papel clave en la manipulación del mercado de valores; la Public Administration Clearing House, que adoctrina a los empleados municipales del país; el Council of State Governments, que controla las legislaturas estatales; y el Institute of Pacific Relations, la fachada más notoria de los intereses comunistas en Estados Unidos. Los Rockefeller aparecían como directores de este grupo, enviándole dinero a través de su asesor financiero, Lewis Lichtenstein Strauss, de la empresa Kuhn, Loeb.

Los Rockefeller han conservado su participación mayoritaria en el Chase Manhattan Bank, del que poseen el 5% de las acciones. Generalmente se considera que el uno por ciento da el control operativo de un banco. Sólo con este activo, controlan 42.500 millones de dólares en activos. Chase Manhattan está estrechamente relacionado con las cuatro principales compañías de seguros, tres de las cuales, Metropolitan, Equitable y New York Life, tenían 113.000 millones de dólares en activos en 1969.

Con la llegada de la administración Reagan en 1980, los intereses de los Rockefeller trataron de enmascarar su antiguo apoyo al comunismo mundial llevando a Washington una administración abiertamente "anticomunista". Reagan no tardó en recibir a los primeros ministros soviéticos con tanto entusiasmo como su predecesor Jimmy Carter. La campaña de Reagan había sido gestionada por dos ejecutivos de Bechtel, su presidente, George Pratt Schultz, heredero de Standard Oil, y su asesor, Casper Weinberger. Shultz fue nombrado Secretario de Estado, Weinberger fue nombrado Secretario de Defensa, Bechtel había sido financiado por la Schroder-Rockefeller Company, la alianza de 1936 entre el Banco Schroder y los herederos de Rockefeller.

La influencia de Rockefeller también sigue siendo preponderante en el ámbito monetario. Desde noviembre de 1910, cuando el senador Nelson Aldrich presidió la conferencia secreta de Jekyl Island que nos dio la Ley de la Reserva Federal, los Rockefeller nos han mantenido en la esfera de la[25]*Conexión de Londres*. Bajo la administración Carter, David Rockefeller envió generosamente a su asistente personal, Paul Volcker, a Washington para dirigir la Junta de la Reserva Federal. Finalmente, Reagan le sustituyó en 1987 por Alan Greenspan, socio de la empresa J. P. Morgan. Su influencia en nuestro sistema bancario se ha mantenido constante gracias a numerosos golpes financieros por su parte, siendo uno de los más provechosos la confiscación del oro privado de los ciudadanos estadounidenses por decreto de Roosevelt. Nuestros ciudadanos fueron obligados a entregar su oro al sistema privado de la Reserva Federal. La Constitución permite la confiscación para el bien público, pero prohíbe la confiscación para el beneficio privado. Los nuevos propietarios del oro hicieron entonces que el oro se revalorizara de 20 dólares la onza a 35 dólares la onza, lo que les permitió obtener un enorme beneficio.

Al examinar la omnipresente influencia de los Rockefeller y sus controladores extranjeros, los Rothschild, en todos los aspectos de la vida estadounidense, el ciudadano debe preguntarse: "¿Qué se puede hacer? La ley sólo puede prevalecer cuando el ciudadano busca activamente la justicia."

La justicia sólo puede prevalecer cuando cada ciudadano se da cuenta de que es su deber luchar por la justicia. La historia ha documentado todos los crímenes de los usurpadores de nuestra Constitución. Hemos aprendido la dolorosa lección de que los Monopolistas Rockefeller ejercen su malvado poder casi exclusivamente a través de agentes federales y estatales. Mientras escribimos esto, el ex congresista Ron Paul se presenta como candidato a la presidencia de Estados Unidos con una campaña que tiene un sentido eminentemente práctico y sensato: abolir el Sistema de la Reserva Federal, abolir el FBI, abolir el Servicio de Impuestos Internos y abolir la CIA. Desde hace años se sabe que el 90% de la Oficina Federal de Investigación, creada

---

[25] Véase *Los secretos de la Reserva Federal*, Eustace Mullins, Retour aux Sources, www.leretourauxsources.com.

aparentemente para "luchar contra el crimen", se ha encargado de acosar y aislar a los disidentes políticos (incluido el presente autor, durante un periodo de unos treinta y tres años).

Los sindicalistas criminales saquean ahora a la nación estadounidense en un billón de dólares cada año, de los cuales alrededor de un tercio, o más de trescientos mil millones de dólares al año, son las depredaciones lucrativas del Monopolio Médico y de sus desbordantes filiales farmacéuticas. Antes de poner en marcha un esfuerzo sostenido para combatir esta depredación, los estadounidenses deben hacer todo lo posible por recuperar su salud. Como preguntó Ezra Pound en uno de sus famosos programas de radio: "¡Salud, maldita sea! "Estados Unidos se convirtió en la nación más grande y productiva del mundo porque teníamos los ciudadanos más sanos del mundo.

Cuando el Sindicato Rockefeller comenzó a tomar el control de nuestra profesión médica en 1910, nuestros ciudadanos experimentaron un fuerte declive. Hoy en día, sufrimos una serie de enfermedades debilitantes, tanto mentales como físicas, casi todas ellas directamente relacionadas con las actividades del monopolio químico y farmacéutico, la mayor amenaza para la supervivencia de nuestra nación. Unámonos ahora para restablecer nuestra salud nacional: el resultado será la restauración de nuestro orgullo nacional, la reanudación de nuestro papel como inventores y productores del mundo moderno, y guardianes de las esperanzas y los sueños de libertad del mundo.

PUBLICADO ANTERIORMENTE

A lo largo de la historia de la civilización, un problema específico ha permanecido constante para la humanidad...

NUEVA HISTORIA DE LOS JUDÍOS

por EUSTACE MULLINS

Un pueblo irritó a las naciones que lo habían acogido en todas las partes del mundo civilizado

EUSTACE MULLINS

LA MALDICIÓN DE CANAÁN
Una demonología de la historia

El gran movimiento de la historia moderna ha sido ocultar la presencia del mal en la tierra

Omnia Veritas Ltd presenta:

EUSTACE MULLINS

EL ORDEN MUNDIAL
NUESTROS GOBERNANTES SECRETOS
Un estudio sobre la hegemonía del parasitismo

LA AGENDA DEL ORDEN MUNDIAL: DIVIDE Y VENCERÁS

www.ingramcontent.com/pod-product-compliance
Lightning Source LLC
Chambersburg PA
CBHW071640280326
41928CB00068B/1995